·中国传统医学独特疗法丛书·

中医手心疗法大全

ZHONGYISHOUXINLIAOFADAQUAN

高树中　张庆祥　张晓莲　主编

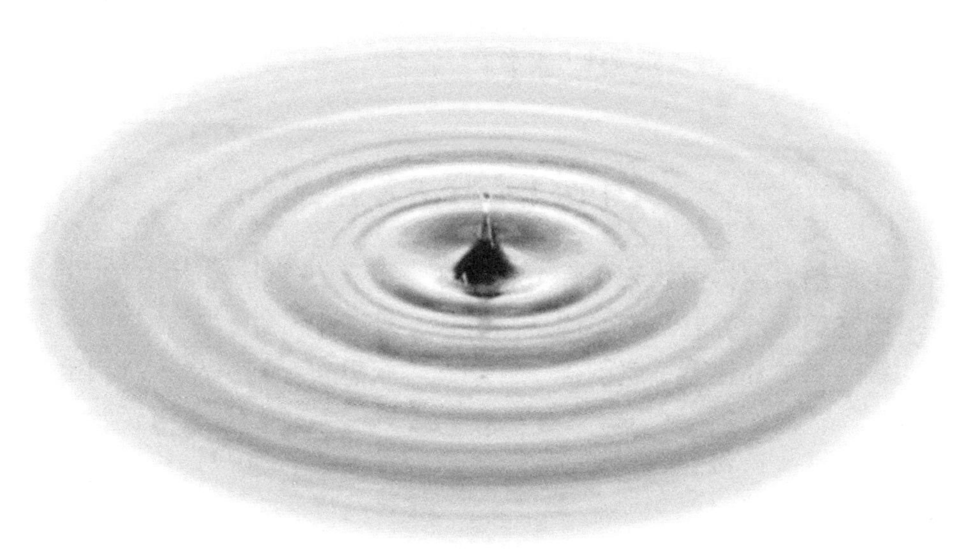

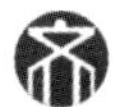

山东城市出版传媒集团·济南出版社

《中医手心疗法大全》

主　编　高树中　张庆祥　张晓莲

副主编　刘静君　刘　明　马玉侠　徐云生

编　委　孙建英　赵国栋　许学忍　张思新　刘　晶　刘　兵

序

在祖国医学这一伟大的宝库中,蕴藏着现代医学所没有的许许多多独特有效的治疗方法,这也正是中医学的独特优势所在。纵观历代名医,如扁鹊、华佗、张仲景、葛洪、孙思邈、张从正、李时珍、吴师机等莫不重视之。回首我从医至今,已近六十载,益信扁鹊所语"医之所病,病道少",诚为至理名言。但由于种种历史原因,这些独特的治疗方法一直没能得到应有的继承和发扬,殊为憾事。

1991 年夏,山东中医学院高树中硕士以其所著《中医脐疗大全》索序于我,并谈及他有全面系统地整理研究中医学中一些独特疗法的设想,我深以然之,并深为赞许,因为我知道这是一件很有意义的事情,也是一件工作量很大、难度很大的事情。没想到仅时隔二年余,他们十几位青年中医博士、硕士就以《中国传统医学独特疗法》丛书洋洋数百万言的近十本专著示余并即将陆续出版了。

该丛书是医学理论和临床实践相结合的重要研究成果,具有重要的历史价值,各分册大都分别为各治疗方法的第一部专著,填补了各治疗方法研究的空白。该丛书首次对各治疗方法的古今文献进行了全面系统的整理,并在此基础上对各治疗方法的理论进行了开创性的研究,探幽索奥,大胆阐微,新意迭出,发前人所未发,明前贤所未明,非思维深邃、学识渊博之士所不能为。相信该丛书的出版,将使各独特疗法的理论和临床研究提高到一个新的水平,为保持和发扬中医特色,为祖国医学走向世界做出贡献。

吾以为该丛书为巨著也,也可预卜为传世之作也,更感到了他们这些年轻人的志大谋远和蓬勃朝气,不禁喟然叹曰:"后生可畏也!"吾垂然老矣,力不从心,然窃思树中诸君,不正亦杏苑之希望乎? 爰不计工拙,欣然命笔而为之序。

周凤梧　时八十三岁

于泉城四乐斋

再版前言

桃李芳菲，杏林春暖。《中国传统医学独特疗法》丛书在经历了十多年的理论与临床检验后，又要陆续跟广大读者见面了。回首该套丛书初版时的彼情彼景，有几分苦涩与甘甜涌上心头。一方面，为编著这套书我废寝忘食，付出了很多心血，自幼虚弱多病的身体被严重透支。但令我感到欣慰的是，该丛书出版后受到了读者的欢迎与喜爱，不断有各级医师发邮件、打电话，告知其运用书中所载方法防治疾病获得良效的事情；一些患者也按照书中方法自行治病，疗效亦佳。此外，这套书还有幸获得了山东省教委科学技术进步理论成果奖。这些都给了我很大的鼓励。

在这套书即将再版之际，我仍感到一种沉甸甸的责任压在心头。毕竟编撰该套丛书，尤其是对各种疗法所进行的理论探讨都还处在探索阶段，没有系统的相关书籍可以借鉴学习，尽管再版时已增改了部分内容，自觉仍有很多不足之处。丛书中的一些观点作为一家之言，冀望可以抛砖引玉，并乐见各位同仁的批评与广大读者的检阅。对于书中所载诸法，大家可在医师指导下应用，亦可酌情选用。

50年前，毛泽东主席指出“中医药学是一个伟大的宝库，应当努力发掘，加以提高”。在当前形势下，中医药尤其是中国传统医学特色疗法，越来越受到党和国家的重视，国家出台了很多有利政策对其加以保护和挖掘。诸多中医界名老如邓铁涛、朱良春、吴震西等，也提出过许多重视中医传统独特疗法的建议。形势大好，前辈呵护，人民支持——天时、地利、人和皆备矣，就看我等中医同道者如何去做了。

丛书再版，根据我个人的意见，以及与济南出版社胡瑞成主任商量后决定，先将《中医手心疗法大全》《中医足心疗法大全》修改完善，进行再版。这两本书可以说是运用单穴（劳宫、涌泉）治病的“姊妹书”，本次再版，重点新增了近年来运用此二法治疗疾病的新进展与临床报道。同时，我的几位研究生，根据《中医眼疗法大全》《中医耳疗法大全》《中医肛肠疗法大全》《中医鼻疗法全书》等初版书籍，总结其共同特点，继承创新，也编撰完成了一本新的著作《中医官窍疗法》，我主审时，感觉其内容还不错，希望大家多批评指导。至于读者更广泛关注的《中医脐疗大全》一书也会在随后进行第四次再版。再版校订时，我的研究生狄忠、杜冬青、孙玉国、姜硕、安英、王志磊、韩兴军等人做了大量的工作，在此一并表示感谢。

写到这里，我不禁对为本丛书作序的已故名老中医周凤梧先生，产生了怀念与感激之情。老一辈中医工作者为我们树立了好的榜样，吾辈不应懈怠，继承发扬中医学术，是对他们最好的慰藉。

高树中

2008 年 4 月

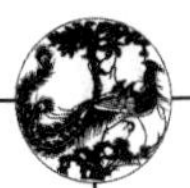

目　录

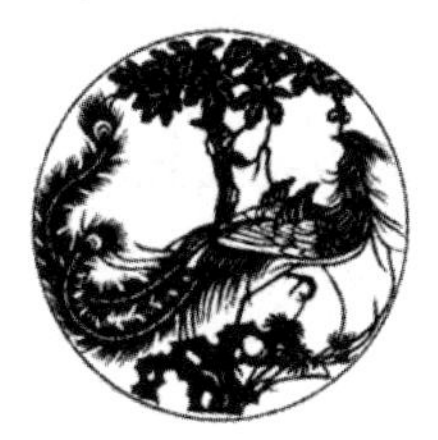

上　篇　手心疗法概论

中篇 手心疗法的临床应用

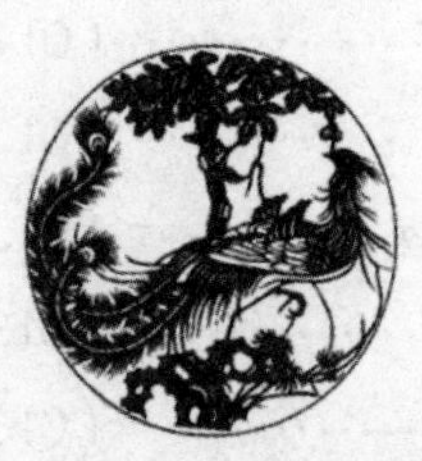

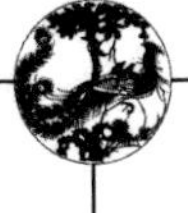

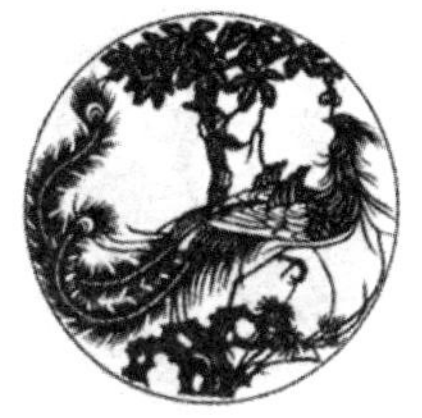

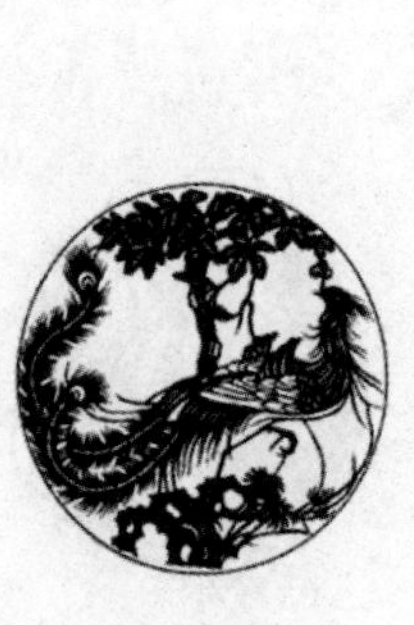

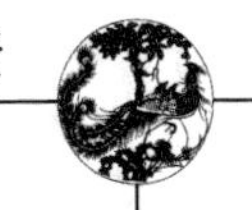

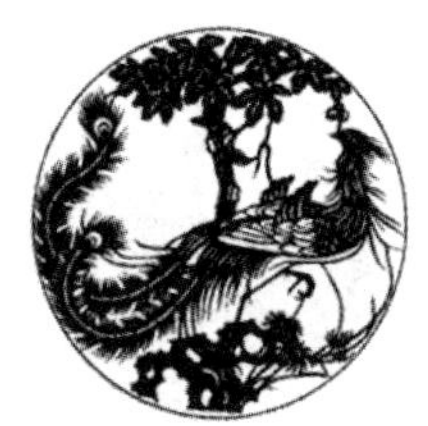

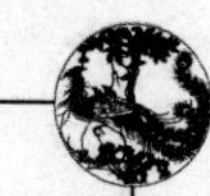

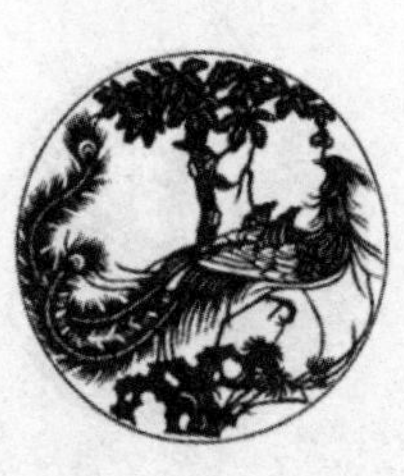

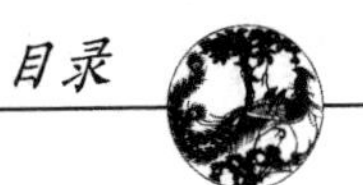

下篇 手心疗法古文献选编

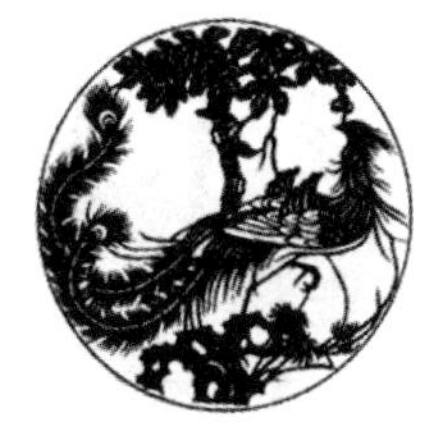

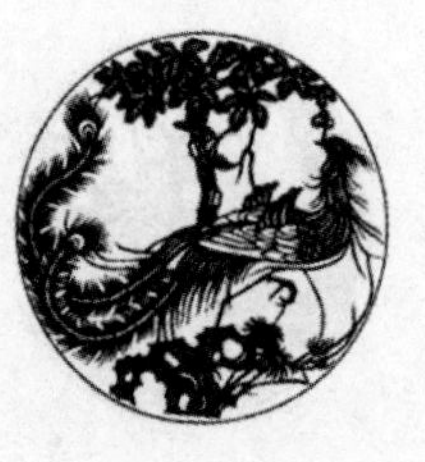

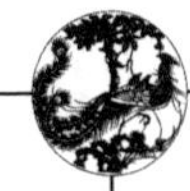

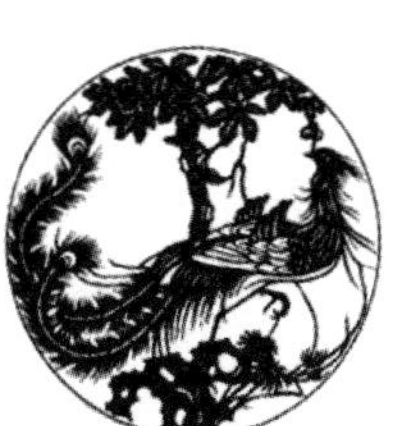

上 篇

手心疗法概论

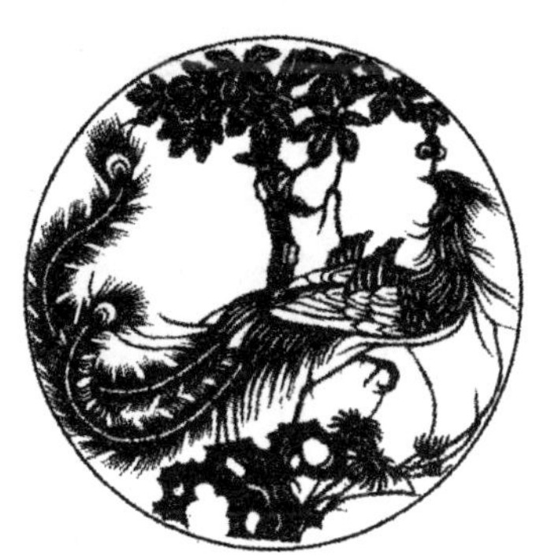

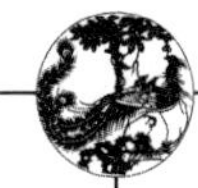

第一章　手心疗法简介

手心疗法是颇具中医特色的中医外治法之一。所谓手心疗法，是指将药物制成适当剂型（如丸、散、膏、糊等）敷于手心部位，或将药物煎汤熏洗手或采用手法（如针灸、推拿等）刺激手心以防治疾病的方法。换言之，手心疗法是以手心为作用部位，通过药物外敷、熏洗或手法刺激局部，以达到通经活络、激发经气、促进气血运行、协调阴阳平衡、调节脏腑功能、防治疾病之目的一种外治方法。

手心疗法同其他外治疗法一样，是中医学的瑰宝，其历史悠久，源远流长，在历代中医学文献中皆有大量散在记载，并在民间广为流传和应用。几千年来的临床实践和现代科技已证明，手心疗法可医治百余种疾病，且具有简、便、验、廉等诸多优点，是中医学的一个重要组成部分。

中医学认为，手为手三阴经与手三阳经经脉交会之处，手心为手的主要部分，故手心可通过经络直接或间接与十二经脉、五脏六腑相通。现代医学认为，手心部位结构精细，血管神经丰富，皮下脂肪较少，对外界刺激反应敏感，而且有利于药物的渗透与吸收。现代数学理论则证明，手心正好位于手部的黄金点上，是调节整体功能的最佳位置。全息生物学认为，手是一个发育程度较高的全息胚，内藏着整体的全部信息，故可以其诊治全身病证。

近代，随着高科技的飞速发展，现代诊疗设备日趋先进，诊断技术不断提高，但药物治疗的给药途径却主要沿用传统的口服给药和注射给药两种方法。临床实践证明，这两种给药方法日渐显示出其不利之处：口服给药或因药效持效时间较短，而致病人不得不每日多次服药；或因药物进入人体，其部分有效成分被破坏，而被迫加大药物剂量，甚至接近中毒剂量而危及患者安全；或因药物进入消化道，而引起诸多消化道反应。注射给药则既容易给患者带来痛苦，又会因技术要求较高，不利于方法普及，而呈现诸多缺陷。因此，寻找新的给药途径便成为有关医务工作者时刻关注和研究的重要课题。而中医的手心疗法，则是一种古老而新颖、安全而有效、便捷而理想的给药途径和治疗方法。

总之，随着中医外治法的不断发掘和广泛应用，手心疗法日渐显示出广阔的应用前景。对其进行系统发掘、全面整理、认真研讨、大力推广，使这一中医学宝贵遗产得以发扬光大，是医务工作者义不容辞的责任，是广大患者的迫切渴求，也是中医走向世界、为全人类健康服务的需要所在。

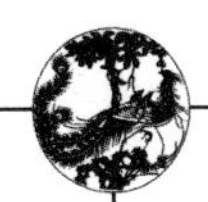

第二章　手心疗法的历史沿革

1973年在湖南长沙马王堆三号古墓出土了一批古代医书。一般认为,这些古医书大多成书于春秋战国时期,其中《五十二病方》为现存最早的古代医籍。在该书中有治痈以"白芷、白衡、菌桂、枯姜、新雉五物……布杼取汁,即取水银磨掌中,以和药,傅"。这或许是手心疗法的最早记载。书中还有以雄黄、水银、头脂等,在手心中磨热敷于局部,以治干瘙症,以及用腐殖土、盐等,和匀蒸热,以遍熨手足及全身筋肉关节治疗婴儿索痉等手心用药疗法的记载。此外,同时出土的《足臂十一脉灸经》还记述了有关手与经脉的联系等内容。

从战国至秦汉时期,手心疗法开始从初步应用逐渐转向理论上的初步探索。成书于战国时期的中医经典著作《黄帝内经》,对手及手心的论述较多,其中有手与十二经脉、五脏六腑的联系,以及手的生理、病理、诊断、治疗等。如指出"手之三阴,从脏走手;手之三阳,从手走头";"气从太阴出……出两筋之间,入掌中";"掌中热者,腹中热;掌中寒者,腹中寒"等等,为手心疗法初步奠定了理论基础。另外,继《内经》之后的《难经》也对手与全身经脉、手与内脏的相互关系,以及手心的生理、病理、诊治等做了论述。

晋代,手心疗法开始被用于治疗急证。如葛洪在《肘后备急方》中载有"产难,蓖麻子十四枚,每手各把七枚,须臾立下也",即是运用手心握药法治疗急证之先例。书中还载有以生椒末、盐、醋外敷手心,治疗手心风毒肿,以及用莽草、乌头、附子、踯躅等熬膏,以手摩病处,治疗贼风肿痹等外治方法。

隋唐时期,孙思邈《千金要方》《千金翼方》,王焘《外治秘要》等医籍,较多地载录了手心疗法。如《千金要方》治疗横生及足先出者"取车毂中脂,书儿脚下及掌中",治小儿客忤"灶中黄土、蚯蚓屎等份,捣,合水和如鸡子黄大,涂儿头上及五心良"等以手心疗法救治危急病证。此外,孙氏还将手心疗法用于预防疾病,如"小儿虽无病,早起常以膏摩囟上及手足心,甚辟寒风”。隋唐时期,还发明了一些手心用药的膏药,如至今尚沿用的“五物甘草生摩膏”,即是孙思邈创制的,用治新生儿中风邪或中大风而至身体壮热、手足抽掣的常用、效验之方。

宋及金元时期,手心疗法得到更为广泛的应用。如《太平圣惠方》治中风口偏,以蓖麻子研碎,涂手心,上用热水一碗助之,良久便正;《儒门事亲》用握宣丸热握手心治疗便秘;《世医得效方》治口疮以“生硫磺为末,新汲水调贴手心、脚心,效即洗去”,治初生儿大小便不通“急令妇人以温水漱口了,以吸咂儿前后心并脐下、手足心,共七处……须臾自通”;等等。说明宋代及金元时期,手心疗法已得到较为普遍的应用。

明代,手心疗法的应用更为普遍,主治病证也更为广泛。如方贤《奇效良方》以蓖麻膏、回生神膏、神效手把丸、掌中金等敷贴于手心内,治疗中风口祸、阴毒伤寒、鬼疟及吐血等病证,多有良效。李时珍在其《本草纲目》中,载有大量手心疗法方药,并用于治疗内、外、儿、妇等多种病证。杨继洲的《针灸大成》、张景岳的《类经图翼》等皆对手的生理、病理,劳宫穴的位置、作用、主治、用法等做了较为详尽的论述。另外,朱橚等的《普济方》、胡正心的《万病验方》、王肯堂的《证治准绳》、龚廷贤的《万病回春》《寿世保元》等医籍对于手心疗法均做了论述或记载。

清代,手心疗法不仅得到了普遍而广泛的应用,而且开始注重理论的探讨。如赵学敏的《串雅内编》和《串雅外编》、鲍相璈的《验方新编》等皆收集了大量民间单方、验方,其中不少手心疗法方剂具有简、便、廉、捷的特点,至今一直在民间广为应用和流传,且为行之有效之良方。

由程鹏程编辑,刊行于1805年的《急救广生集》,是我国第一部外治法专著。该书内容丰富,载方众多,基本汇总了清代嘉庆前千余年的外治经验和方法,其中手心疗法的方剂颇多。如以蓖麻子研敷产妇手足心催生,用皂角末醋和涂手心治中风口祸;老生姜捣碎炒热擦手足心等处可速解伤寒等,皆具有简、便、验、廉之特点。另外,吴师机的《理瀹骈文》、陆晋笙的《鲟溪外治方选》、邹存淦的《外治寿世方》等,皆为论述外治法理、法、方、药的专著。其中,尤须重点提及的是《理瀹骈文》一书。该书由清代著名医家吴师机(又名吴尚先)所编著,刊行于1864年。书中不仅记载了大量的手心疗法专用方剂,而且论述了手心疗法的理论及方法,因而使手心疗法更臻完善。如在手心疗法理论方面,吴师机对手的生理、病理,手与脏腑经脉的联系,手心疗法的作用机理、临床论治、药物选择、主治功效、适应病证、使用方法、注意事项等皆做了较为系统而全面的阐述。他认为“外治之理,即内治之理;外治之药,即内治之药”,故治疗时“上用嚏,中用填,下用坐,尤捷于内服”,并认为“至上焦之病……又有扎指、握掌、敷手腕、涂臂之法”,即手心握药可治疗上焦病证。他还指出“三阳皆起于手指……掌心属心包络,掌心热则腹中热,掌心寒

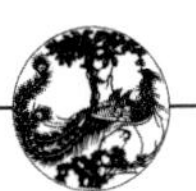

则腹中寒”,“掌亦属心,心主汗,故握药能发汗”,亦可以“下焦之症上治,中焦之症上下分治”。故手心疗法可治疗内、外、儿、妇、五官科等多种病证。书中还记载了掌心握药、擦涂手心、吸咂手心、敷贴手心等手心疗法方剂数十首。吴氏对手心疗法的精辟阐述和宝贵经验,使手心疗法从单纯的临床应用上升至理论高度,至今对临床实践仍有很大的指导意义。所以,对于学习、研究手心疗法者,《理瀹骈文》乃为第一必读之书。

近代,尤其是新中国成立以来,在党的中医政策的指导下,中医事业得到大力发展:全国中医院校迅速兴起、蓬勃发展,为国家培养了大批中医药人才;全国各地的中医医院全心全意防病治病,为维护全国人民的健康做出了不可磨灭的业绩。但纵观这几十年的中医教育和临床,我们不难发现,与内治法具有同等重要地位的中医外治法,除针灸、按摩外,大多受到了不公正的冷遇,大量有效的外治方法被无情地排斥在中医教学、临床、科研之外。手心疗法同其他外治疗法一样,在70年代前,很少有人问津,仅以其自身顽强的生命力在民间生存。在80年代后,这一疗法才逐渐重新被发现和重视,手心疗法的文献逐渐增多,手心疗法逐渐得以发展。

纵观手心疗法的发展简史,手心疗法起源甚早,近年来发展较快,而且呈现出广阔的发展前景。但仍存在下列问题亟待解决:一是任何一门学科的发展都必须在充分继承的基础上进行,而手心疗法古今文献的全面发掘、系统整理目前尚属空白(本书便是针对此而作);二是手心疗法的理论研究多限于中西医理论的一般解说,而缺乏全面、深入的研究;三是在临床应用方面,手心疗法多在民间流传或在基层应用,而在正规的医疗单位应用甚少,还需一个推广和普及的过程;四是手心疗法的实验研究,目前近乎空白。上述种种问题一旦得以解决,手心疗法将会飞速发展、全面普及,发挥其应有的社会效益,为人类的健康事业做出更大的贡献。

第三章 手心疗法的理论基础

几千年来中医大量的临床实践证明，手心疗法不仅可以治疗手部疾患，而且可以医治全身百余种病证，并具有较好的疗效。这一事实足以说明手心疗法应该具有充分的理论基础。

一、经络理论

经络是经脉和络脉的统称，是生命体特有的结构，是人体有机整体的一个重要组成部分。它内属脏腑、外络肢节，在人体内纵横交错，形成一个巨大的经络系统，是通行全身气血，沟通人体表里、上下，调节机体生理机能的通道。它将人体的脏腑、组织、器官联结成一个以五脏为中心的有机整体，如《灵枢·海论》说："夫十二经脉者，内属于腑脏、外络于肢节。"又《灵枢·本脏》云："经脉者，所以行血气而营阴阳，濡筋骨，利关节者也。"经络系统包括十二正经、奇经八脉、十二别经、十五别络及其连属的十二经筋、十二皮部。其中，十二经脉是主体，是经络系统的重要组成部分；奇经八脉具有联系和调节十二经脉的作用。

手是人体的重要器官之一，具有摄握外物、感应刺激等作用，是人体最为灵巧的器官。手通过经络与人体十二经脉、五脏六腑相通联，而发挥其重要作用。

1. 手与十二经脉相联

十二经脉是经络系统的主体，是通行气血、联络脏腑、调整机体功能的主要通道。其中，手三阴经与手三阳经直接与手相连。如《灵枢·逆顺肥瘦》说："手之三阴，从脏走手；手之三阳，从手走头。"而手三阴经又在胸腹中与足三阴经相联结，手三阳经在头面部交会于足三阳经，故手与十二经脉相通。气血可通过十二经脉通达于手，濡养滋润之，使之发挥其重要作用。气血循经脉运行至手掌，故《素问·五

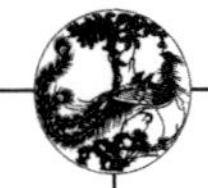

脏生成篇》说:“掌受血而能握,指受血而能摄。”

2. 手与五脏六腑及其经脉相通

手与肺相通:《灵枢·经脉》曰:“肺手太阴之脉,起于中焦……上膈属肺……出大指之端;其支者,从腕后直出次指内廉,出其端。”并说“手太阴之别,名列缺,起于腕上分肉,并太阴经直入掌中”。故手与肺脏及肺经相通。

手与心相通:《阴阳十一脉灸经》曰:“臂巨阴之脉,起于手掌中……入心中。”《灵枢·经脉》曰:“心手少阴之脉,起于心中,出属心系……入掌后廉,循小指之内出其端。”心包为心之外围,具有保护心脏的作用,心亦可通过心包经与手心相联。《灵枢·经脉》曰:“心主手厥阴心包络之脉,起于胸中,出属心包络……入掌中……”《灵枢·邪客》曰:“心主之脉,出于中指之端……留于掌中……故邪之在于心者,皆在于心之包络。”故手与心脏及心经相通。

手与肝相通:《灵枢·经脉》:“肝足厥阴之脉……属肝络胆……其支者,复以肝,别贯膈,上注肺。”即肝经与肺经相联,肝脏及肝经可通过肺的经脉与手相通。

手与肾相通:《灵枢·经脉》:“肾足少阴之脉……属肾,络膀胱……其支者,从肺出络心,注胸中。”肾之经气抵达胸中,贯注于手厥阴心包经,而劳宫穴为手厥阴心包经之荥穴,故肾脏及肾经通过心包经与手心相通。

手与脾相通:《灵枢·经脉》:“脾足太阴之脉……属脾,络胃……注心中。”脾之经气在心中贯注于心脉,通过心经与手相联。可见脾脏及脾经与手相通。

手与三焦相通:《灵枢·经脉》:“三焦手少阳之脉,起于小指次指之端……下膈,循属三焦。”《灵枢·经别》:“手心主之正,别下渊腋三寸……出耳后,合少阳完骨之下。”三焦通过别络及经别与心包相联,构成表里关系,故手与三焦腑及其经脉相通。

手与大肠相通:《灵枢·经脉》:“大肠手阳明之脉,起于大指次指之端,循指上廉……下膈,属大肠。”《灵枢·经筋》:“手阳明之筋,起于大指次指之端,结于腕……”可见,手与大肠腑及其经脉相通。

手与小肠相通:《灵枢·经脉》:“小肠手太阳之脉,起于小指之端……下膈,抵胃,属小肠。”《灵枢·经筋》:“手太阳之筋,起于小指之上,结于腕。”故手与小肠腑及小肠经相通。

手与胃相通:《灵枢·经脉》:“肺手太阴之脉,起于中焦,下络大肠,还循胃口……”而“手太阴之别……直入掌中”,“小肠手太阳之脉,起于小指之端……下膈,抵胃……”胃虽无经脉直接与手相联,但可以通过肺经及小肠经与手相通。

手与胆相通:《灵枢·经脉》:“胆足少阳之脉,起于目锐眦……贯膈,属肝、络胆。”胆经上接于心包经之表里经——手少阳三焦经,而“手少阳三焦经,起于小指次指之端……交颊,至目锐眦”,交会于足少阳胆经。所以胆腑及胆经通过三焦经与手相通。

手与膀胱相通:《灵枢·经脉》:"膀胱足太阳之脉,起于目内眦……络肾,属膀胱。"膀胱经经气上接小肠经之经气,而"小肠手太阳之脉,起于小指点之端……抵鼻,至目内眦",交会于足太阳膀胱经。可见,膀胱腑及其经脉通过小肠经与手相通。

总而言之,由于经络系统上下、内外贯穿,脏腑表里相联,手通过经络的沟通而与全身十二经脉、五脏六腑相通联,而手心又是手的主要构成部分,根据"经脉所通,主治所及"的原则,手心疗法可治疗五脏六腑及十二经脉所过之处的局部及全身病证。

二、现代医学理论

现代医学认为,手心部位主要由掌骨构成,其间由短小的运动肌群联结,其内部血管丰富,血液供应主要由桡动脉终支和尺动脉掌深支所构成的掌深弓以及桡动脉掌浅支和尺动脉终支所构成的掌浅弓供应。掌浅弓和掌深弓有重要的功能,当手紧握物体时,血管受压,掌浅弓血流受阻,血液仍能经掌深弓流通,使血的循环不受影响。手心部位的肌肉由正中神经肌支和尺神经肌支支配,而其皮肤则受正中神经皮支和尺神经皮支控制。

现代研究表明,手心部位皮肤较薄,神经丰富,感觉灵敏;其间动脉、静脉、毛细血管非常丰富,形成密闭的毛细血管网;其渗透力强、吸收力快,而且皮下脂肪较少,故药物分子较易透过手心部位皮肤角质层,进入细胞间隙,渗入血管,而迅速布散全身,发挥其治疗作用。

三、气功理论

众所周知,劳宫穴所在的手心部位是气功修炼者采取自然之气,排出体内病气,从而与天地、自然交换物质、能量的重要通道,也是气功师发放外气的主要出处。

修炼气功者,即是通过意守手心部位,练功导气,与天地交通,以达调整机体、祛病强身之目的。气功师运用外气治病,也正是通过手心部位,将体内能量发放而出,以激发患者经气,帮助患者排出病气,以祛除疾病、恢复健康。由此可见,手心部位是体内经气集中到达之处。

以手心为作用部位,外敷药物或施加某些刺激(如按摩、针刺等)而治疗疾病的手心疗法,实际上部分起到了意守手心而调整机体、防治疾病的作用。

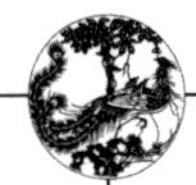

四、数学理论(黄金分割定律)

谈到黄金分割,人们不禁想到0.618这个神奇的数字。在自然界和人类社会,它无处不在,远及古埃及的金字塔、古希腊的帕特农神庙、印度的泰姬陵、巴黎的埃菲尔铁塔,近至身边的每一片树叶、身体的每一部位……处处都存在着这个比数。

事实证明,在自然界任何一个独立或相对独立的部分,在其纵行干线上,都存在0.618的位置点,即黄金点。数学理论已证明,"黄金点"是调整整体的最佳作用点(《中医脐疗大全》曾对此做出证明)。在人体,神阙、印堂、涌泉等皆处于人体相应部位的"黄金点"上,故而能治疗全身疾病。据测量,人体劳宫穴亦位于手部自手指端至掌跟部的"黄金点"上。因此,以劳宫穴为作用部位的手心疗法同脐疗、足心疗法一样,具有调整全身机能,治疗全身疾病的作用。

五、全息生物学

全息生物学是20世纪70年代由山东大学张颖清教授创立的一门新兴边缘学科,其核心内容是全息胚学说。

"全息",是指生物体部分与整体、部分与部分之间信息全等的一种自然属性,而包含有整体全部信息的"相对独立部分",称之为"全息胚"或"全息元"。全息胚学说认为,生物体由处于不同发育阶段,具有不同特化程度的全息胚组成,其中发育程度较高的全息胚由发育程度较低的全息胚组成,在多细胞生物体中,细胞是发育程度最低的全息胚。全息胚在不同程度上是整体的缩影。在人体,眼、耳、鼻、舌等部分都是全息胚,在不同程度上反映着整体的信息,是整体的缩影。故通过眼、耳、鼻、舌的信息变化可以察知整体的信息而诊断疾病,通过眼针、耳针、鼻针、舌针等也同样可以治疗全身的疾患。

手是人体的运动器官,是机体生活、劳动的必不可少的器官。它结构精细、运动灵巧、感觉灵敏,是一个与整体密切相联,发育程度较高的全息胚。实际上,中医学早已发现手是一个典型的"全息胚",如中医的手诊法及手针术,便是很好的例证。中医学认为,手部与人体五脏六腑广泛联系,手部不同部位的颜色变化及特殊反应,能够反应出全身的病变的信息,而推拿或针刺手部则可以治疗全身疾病。以手心为作用部位,采取手法或药物刺激局部的手心疗法,正是通过全息胚理论,以局部作用而调整整体机能,而达到祛病健身之目的的。

六、系统论

系统论是20世纪四大科学成就的主要内容之一。运用系统论理论和方法来研究中医，是80年代以来开辟的新的研究领域。这一研究对中医学的发展具有非常重要的意义，正如当代著名科学家钱学森所说："把中医固有理论和现代医学研究与系统论结合起来，那么，在马克思主义哲学指导下，(中医)一定能实现一次扬弃，搞一次科学革命。"

系统论认为，人体是一个有机的自然系统，是由脏腑、肢体、官窍等子系统通过密切联系、相互作用而构成的巨系统，是与外界环境密切相关，与环境之间不断进行着物质、能量和信息交换的开放系统。人体这一巨系统具有"整体最佳"的功能特点。人体系统有序稳定的建立、维持和破坏，是系统(人)在内外涨落的推动下，"自己运动"的表现和结果。所以，"中医治疗的一个首要特点，是重视和依靠机体的自主性，在发病过程中，一切外来致病作用都要经过机体自组织过程的主体性加工，才反应出病、不病、何病；同样，一切外来的治疗手段，也要通过机体自组织过程的主体性加工，才反应出效、不效、何效。故治疗的中心环节，应是如何调动、增强机体的自组织能力，通过其主体性有目的地恢复有序稳定的活动，达到愈病的目的。"(祝世讷《中医系统学导论》)

手是人体巨系统的一个子系统，在整体功能中具有重要作用，以手心为作用部位的手心疗法实质上是一种外加的人工涨落。通过药物或手法刺激手心，以触发、推动机体的自主性的自组织活动，促进其"自己运动"，对机体进行自我调节，而达到祛病健身之目的。由于手与十二经脉、五脏六腑相通，手心是手部的黄金点，与整个机体有十分密切的联系，故而手心疗法可以治疗疾病，且具有较好的疗效。

综上所述，手心疗法具有充实的理论基础。但遗憾的是，目前这方面的研究甚少，远没有达到指导临床应用的完整而系统的理论高度，尤其是运用现代科技新理论、新方法与中国传统文化相结合进行全面、细致的研究，涉猎者甚少。

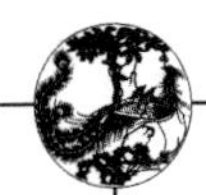

第四章　手心疗法的作用机理

手心疗法的作用机理大致可概括为三个方面：一是穴位的理化刺激及穴位通过经络对机体的调节作用，简称穴位作用；二是药物通过皮肤吸收后，药物本身的治疗作用，简称药物作用；三是两者的综合作用。

一、穴位作用

现代研究表明，穴位是微循环密集开放的集中点，经络现象是人体微循环系统与包围微血管的肌肉、支配微循环的神经系统相互作用的功能表现（王海泉《山东中医学院学报》1990 年第 4 期）。而且，穴位具有高敏感、低阻抗、电容大、电位高、穴位相对特异性、双相调节性、整体效应及开放性等特性。劳宫穴位于掌心第三、四掌骨之间，内有掌腱膜、蚓状肌、骨间肌等，有桡动脉和尺动脉相互吻合而成的掌浅弓与掌深弓，分布有正中神经和尺神经，血管神经十分丰富。因此，在手心部位敷贴药物或进行手法刺激，可对局部产生温热刺激、化学刺激、机械物理刺激等。这种刺激，可以起到类似针灸，但比针灸更持久的刺激作用，通过经络系统反射性地调节内脏机能，而达到祛病健身之目的。如针刺手心可治疗昏迷、晕厥、休克、中暑等，说明针刺手心有兴奋中枢神经、改善微循环的作用；手心疗法能够治疗失眠、虚汗等症，说明刺激手心有调节植物神经的作用；药物贴敷手心可以治疗便秘、腹胀、食不消化、疳证等，说明刺激手心有调节肠胃功能的作用；手心疗法可治疗阳强、月经不调、闭经等，说明刺激手心有调节内分泌的作用。

二、药物作用

1. 药物局部作用：用药物敷贴或熏洗手心，可以治疗局部病变，如以鲜桑叶捣烂治疗穿掌肿毒或手足心忽肿，以明矾、皂矾、儿茶、侧柏叶煎汤熏洗患处治疗鹅掌风等。其药物直接作用于病变局部，通过皮肤吸入，以较高浓度直接作用于病患部位，而发挥比内服药更直接、更有效的治疗作用，尤其是配合新型高效渗透剂应用，可使局部给药疗效更为显著、迅速而理想。

2. 皮肤吸收，全身作用：手心疗法属皮肤给药，其给药方式包括敷贴、涂抹、擦扑、熏洗等。药物外用后，经表皮透入，通过真皮吸收，进入穴位深部，在局部组织器官内形成较高的药物浓度，并随经络及血循环到达全身各部，而发挥治疗作用。现代研究表明，表皮有90%是血运丰富的结缔组织，活跃的血液循环能很快地运转药物到达全身。而穴位是微循环密集的集中点，药物在穴位的吸收效能高于其他皮肤部位，故穴位周围更有利于药物的透皮吸收，又由于药物透皮吸收，不同于内服吸收，没有胃肠及肝脏对药物的分解和破坏作用，而是经表皮各层，通过药物释放、穿透及吸收在局部形成较高浓度，并随血循环到达全身各部，可起到类似内服药的调节功能，但没有内服药的副作用。

三、综合作用

一般情况下，内服某药能治疗某病，手心外敷此药也可治疗某病。但也有例外，即外用某药敷手心能治某病，而内服某药则不能治某病。如用蓖麻子研饼敷手心，可治口眼歪斜；而蓖麻子口服却不能治疗口眼歪斜。另外，我们还发现，治疗同一种病证，手心用药不同，疗效不同；同时，不用任何药物，仅在手心部位针刺或按摩，同样可取得较好的效果。这一事实证明，手心疗法防治疾病，其治病机理，既有经皮肤吸收后药物本身的治疗作用，又有手法或药物刺激穴位而产生的穴位经络的调节作用。而一般情况下，常常是两种作用的综合作用。这种综合作用能触发、调动、增强机体的自组织能力，因而实质上是一种综合的调节作用。

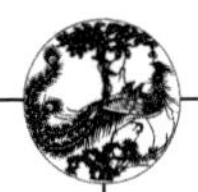

第五章　手心疗法的常用方法

手心疗法方法众多,古今的名称很多,分类也很不一致。如按是否使用药物可分为药物手心疗法和非药物手心疗法两类。药物疗法可分为手心贴敷法、手心握药法、手心熏洗法等;非药物疗法又可分为针刺手心法、灸疗手心法、按摩手心法等。综合而言,手心疗法常用方法大致可分为以下几种。

一、手心贴敷法

手心贴敷法是指将药物制成一定剂型(如散、膏等)外敷于手心部位,以治疗疾病的方法,是手心疗法最主要、最常用的方法。具体又可分为:

1. 敷法:指将鲜药(多为植物药或虫类药)捣烂敷于手心部位,或干药末用水或酒、醋、唾液等调成膏状敷于手心部位的方法。如《急救广生集》用蓖麻子研,敷产妇手足心以催生;又如《本草纲目》用椒末、食盐、醋和涂手足心,治疗手足心毒。

2. 涂法:指将药汁或药膏、药稀糊等涂抹于手心部位的方法。如《太平圣惠方》用巴豆研烂涂手心,治疗中风口㖞;又《千金要方》以桂枝汤浓煎去滓,涂儿五心,治疗小儿中客忤。

3. 擦法:指以纱布沾药汁或直接将鲜药捣烂成团,以药团擦摩手心的方法。如《理瀹骈文》以姜渣擦手足心、前后心等,治疗伤寒感冒,得汗解。

4. 贴法:指将药物制成膏药贴于手心部位的方法。如《外治寿世方》用南星、川乌同黄蜡融化,摊贴两手足心,治疗中风逆冷及惊悸。

二、手心握药法

手心握药法是指将药物放于手心握之以治疗疾病的外治方法,又称握法。根

据需要分为分握和合握两种,根据所握药物的剂型不同又分为:

1. 丸握法:指将药物研细末制为丸,放于手心握之的方法。如《儒门事亲》以握宣丸握手心,治疗大小便不通;又如《理瀹骈文》以健阳丹握手心,治疗伤寒阴证。

2. 包握法:指将药物制为散或调膏,帛纱包裹,手握药包的方法。如《串雅外编》以姜黄、红枣、巴豆捣泥,口津和丸,绢布包,男左女右握手中,治疗单蛾;又如《手到病除》用大黄、牵牛子、莱菔子研碎,纱布包,握手中,治疗小儿痞积。

3. 直握法:指用原药形态,不做任何加工,直接取握的方法。如《鲟溪外治方选》:"治横生以产,两手各握滇南槟榔二枚,恶水自下。"又如《外治寿世方》以皮硝适量,分放在两手劳宫穴上,合掌,治疗阳强。

三、熏洗手心法

熏洗手心法是指用火烧药物熏烤手心或将药物煎汤熏蒸温洗手心以治疗局部或全身性疾病的外治方法。具体而言,又分为:

1. 熏烤手心法:指火烧药物熏烤手心的方法,多用于治疗鹅掌风、手癣等局部病变。如《鲟溪外治方选》以雄黄等火烧熏手心治疗鹅掌风癣。

2. 熏洗手心法:指将药物煎汤乘热先熏后洗手心部位以治疗局部及全身病变的方法。如《本草纲目》以蕲艾煮滚,入大口瓶盛之,熏洗手心,治疗鹅掌风。再如《串雅外编》治手汗以黄芪、葛根、荆芥,煎汤,热熏而温洗,三次即无汗。

四、针刺手心法

手心部位为劳宫穴所在之处。劳宫,又名五里、掌中,为手厥阴心包经荥穴,具有开窍醒神,清热止呕,行气止痛的作用。《千金要方》云:"心中懊侬痛,刺入五分补之。"《类经图翼》云劳宫"在掌中央动脉,屈无名指取之。手厥阴所流为荥,刺二分,灸三壮"。《针灸大成》认为劳宫"主中风,善怒,悲笑不休,手痹,热病数日汗不出,怵惕,胁痛不可转侧,大小便血,衄血不止,气逆呕哕,烦渴食饮不下,大小人口中腥臭,口疮,胸胁支满,黄疸目赤,小儿龈烂"。

现在临床上,多以直刺劳宫穴0.3~0.5寸,强刺激,配合针刺人中、涌泉、十宣等穴,用于急救醒神,主治中风晕厥、中暑、虚脱等急证。

五、推拿手心法

推拿手心法是指在手心部位推、按、运、摩等,以治疗疾病的方法。多用于小儿

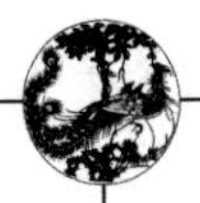

疾病及保健。

小儿手心部位，除劳宫穴外，尚有内八卦、阴阳等小儿推拿穴位。故推拿手心可治疗小儿发热、呕吐腹泻、咳嗽痰喘、纳呆腹胀，以及惊风、癫痫、痢疾等证。《针灸大成》云："运劳宫，屈中指运儿劳宫也。右运惊，左运汗。"如《中国医疗秘方》以揉内劳宫、运八卦、分阴阳、推三关、退六腑等治疗小儿痰迷。又《中国医学疗法大全》以"水底捞月，配掐少商、人中，清心经、肝经等治疗小儿惊风；以水底捞月，配清胃经、清肺经、补肾水等治疗小儿暑热证"。

六、灸疗手心法

灸疗手心法是指利用燃烧某些材料产生温热，或将某些材料直接刺激手心而防治疾病的方法。根据所用材料不同，可分为艾灸法和非艾灸法。临床上，灸疗手心法常用的有以下几种：

1. 悬起灸：是指点燃艾条手持之在手心上方悬起灸之的方法。根据手法不同，又分为温和灸、雀啄灸和回旋灸三种，艾条与手心的距离以手心觉温热，但又能耐受为度。

2. 直接灸：是指将艾柱放于手心部位，然后点燃艾柱直接灸烤手心部位的方法。一般应用无瘢痕灸，每次 1～3 壮。

3. 隔物灸：指先在手心部位放置药物，再放上艾柱或灸条灸之的方法。如隔姜灸、隔蒜灸、隔葱灸、隔附子饼灸等。

4. 爆火灸：指运用灯心或灯火爆灸手心的方法。

第六章 手心疗法的用药特点及剂型

一、手心疗法的用药特点

手心疗法是常用的外治疗法之一，其用药与内服药基本一致，即外用方药，一般情况下内服亦可发挥同样作用。如吴尚先在《理瀹骈文》中所说："外治之理，即内治之理；外治之药，即内治之药。"但由于手心部位结构、生理特点独特，药物吸收、作用机理不同，故手心疗法用药具有别于内服药的独特之处，现总结如下：

1. 多配以走窜经络、开窍透达、拔毒外出之品为引。如临床常用的有：生姜、大葱、大蒜、川椒、胡椒、薤白、冰片、麝香、蓖麻子等。具体应用时，可根据情况选择1～3味，以引药直达病所而发挥治疗作用。

2. 多选用生鲜药及猛峻之品。如鲜生姜、鲜大葱、鲜大蒜、鲜橘皮、生半夏、巴豆仁、蓖麻仁、大黄、皮硝、川乌、甘遂等。其目的，一则为了用时取药方便，二是为了加强药物对局部的刺激作用，促进药物的吸收。

3. 多用气味俱厚或温通芳香之品。如厚朴、苍术、丁香、木香、乳香、藿香、薄荷等，以温通经络，行气活血，促进药物吸收及扩散，使之迅速发挥治疗作用。

4. 多选用温化、宣散、通经、活血、清热、泄下之药，较少应用补益之品。

二、手心疗法的用药剂型

1. 丸剂：将药物研细末，用水或姜、葱等鲜药调匀，制成核桃大小的药丸，用时取药丸握于手心中。

2. 饼剂：将药物研细末，以水或醋等为溶剂调成饼状，或将药末与葱、姜等鲜药捣在一起，制成药饼，然后直接或布包握于手中或外敷手心。

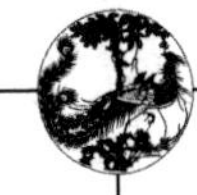

3. 散剂:将药物加工成细末,用时,取适量置于手心中,以纱布、胶布包扎固定。

4. 擦剂:将药物研细与鲜药(如鲜生姜、鲜葱等)捣在一起。用时包于纱布中或直接擦摩手心及其相应部位。

5. 汤剂:将药物煎汤,放入一容器中,趁热熏洗或加温熏洗手心部位。

6. 烟熏剂:用一些容易燃烧的药物制成烟熏剂,用时点燃,以其烟雾熏烤手心。

7. 膏剂:将药物研成细末,以香油、黄丹等炼制成膏,用时烘热烊化贴手心。

第七章　手心疗法的功用与适应证

手心疗法的临床应用及适应病证十分广泛，根据古今中医文献以及我们的临床体会，手心疗法对神经、内分泌、呼吸、消化、泌尿、生殖、心脑血管以及免疫等系统疾病，皆有较好的治疗效果，可广泛地用于治疗内、外、妇、儿、皮肤、五官、传染等科百余种病证，并可用于预防保健，为中医常用的、行之有效的外治法。其功用及适应病证可概括如下：

1. 开窍醒神、急救固脱：劳宫为手厥阴心包经之荥穴，心包为心之外围，具有代君受邪作用，而且劳宫穴周围血管神经丰富，对外界刺激敏感。所以刺激手心（劳宫穴）对中暑、昏厥、虚脱、中风神昏等窍闭神昏之证，常有醒神开窍、急救固脱之功。故此，针刺手心法常可用于急救。

2. 解肌散寒、发汗解表：风寒之邪多从肌表而入，影响肺卫功能，而致恶寒无汗、咳嗽头痛等证，手心疗法，可调动机体卫阳之气，使其驱邪从肌表而出，而呈现发汗解肌、散寒祛邪之功。如《理瀹骈文》所说："掌亦属心，心主汗，故握药能发汗。"临床常用于风寒感冒、伤寒阴证、伤寒遗毒等，证尤宜于小儿及年老体弱、不宜内服发汗药解表者。

3. 健脾和胃、下气通便：手心用药或推拿手心能调整脾胃功能，促进胃肠蠕动，而有健脾开胃、泻下通便之效。临床常用于治疗胃痛、腹胀、积聚、小儿疳积以及大便秘结等病证。

4. 温经通络、活血止痛：手部与全身经脉相通，手心疗法可促进气血运行，维持经络通畅，"通则不痛"。故临床可用于治疗中风口㖞、半身不遂，阴冷、逆冷，以及胃痛、腹痛、心痛、痛经、月经不调等病证。

5. 安神镇惊、敛汗固精：心主神志，在液为汗，心的功能失常多致惊悸、多汗等。心包为心之臣使，具有代君受邪之职，故刺激心包经之荥穴可起到安神镇惊、敛汗

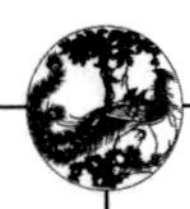

固精的作用。临床常用于治疗小儿惊风、小儿客忤、惊痫、失眠，以及自汗、盗汗、遗精、滑精等病证。

6. 养生防病、延年益寿：手部结构精细、活动灵巧，内通五脏六腑、十二经脉，为保健要穴。经常推拿手心，可起到增强机体免疫机能，祛病延年之功。如《千金要方》所说："小儿虽无病，早起常以膏（五物甘草生摩膏）摩囟上及手足心，甚辟寒风。"

第八章 手心疗法的优点和注意事项

一、手心疗法的优点

1. 方法简便、利于普及。手心疗法用药部位明确,药味较小;可随时随地用药,不受时间、地点限制;不需煎药,患者无服药、打针之苦;操作方便、易于掌握,技术要求不高,便于推广普及。

2. 适应证广、疗效可靠。手心疗法可用于内、外、妇、儿及五官、皮肤、传染科等多种常见病、多发病、危重证等,疗效迅速可靠,有些病证治疗一两次即可见效;还可以用于强身健体,祛病延年,具有较高的保健价值。

3. 取材方便、经济价廉。手心疗法所用药物多为普通中药或家庭常用食物(如葱、姜、蒜等),可随地取材,及时施治,而且用药量少,或不用药物(如针刺、推拿等),价低药廉,深受广大群众喜爱。

4. 副作用小、使用安全。手心疗法主要通过穴位作用和药物作用而取效,所需药量远小于内服药量,药物在局部形成较高浓度,血中浓度较低。而针刺、推拿、灸疗手心等几乎无毒害作用,故使用更为安全可靠。

5. 不伤脾胃、老幼皆宜。手心疗法属外治法,其药物通过皮肤吸收,直接入血,而不经脾胃,故不伤脾胃,不致影响水谷精微输布。而且中病即止,不伐无过,不致引起阴阳偏颇、脏腑失调,故广为患者喜用,尤宜于老人、小儿、久病体虚或脾胃虚弱不宜内服药物者。

二、手心疗法的注意事项

1. 手心疗法施治时可坐、可卧,一般不受体位限制,但对于年老体弱者可采用

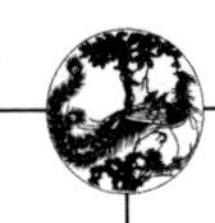

仰卧位。用药时间可根据病情而定，一般为10～30分钟，或以手微汗出为度；慢性疾病一般3～7天换药一次。

2. 治疗前应让患者用温水洗净双手，以增强疗效；中病去药后，也应让患者洗净双手。针刺手心时，应用75%酒精常规消毒，以免引起皮肤感染。

3. 辨证论治，严格选择适应证。《理瀹骈文》曰："外治之理，即内治之理；外治之药，即内治之药，所异者法耳。"同内治法一样，手心疗法也应辨证论治，评辨寒热、细分表里、谨察虚实，因人、因地、因时制宜，严格选择适应证，以提高治疗效果。

4. 具体应用时，可根据病情，适当配伍内服药或西药治疗，以增强疗效。

5. 儿童患者，因其皮肤娇嫩、脏腑未充，故应用手心疗法时手法要轻柔、药量应减少，且中病即止，避免不必要的皮肤及内脏损害。在药贴手心时，应用纱布、胶布或绷带固定，以免脱落。

6. 运用手心熏洗时应注意：①勿使汤液入口眼；②表皮破损者，不能使用毒性大的药物，如生川乌、生南星等，以防进入人体发生中毒；③熏洗时手心与药液的距离以感觉温热而又不致烫伤皮肤为度，一般先远后近，不断移动调节；④熏洗剂一般一剂可反复使用多次，夏季应放置于阴凉低温处，以免变质。

7. 掌心溃破者，一般不宜应用手心疗法。

8. 及时处理不良反应。对于皮肤有药物或胶布过敏者，如出现局部红赤、瘙痒、丘疹等表现，应暂停用药，外涂肤轻松软膏，待脱敏后，再用；胶布过敏者，可改用纱布包扎固定。

中篇

手心疗法的临床应用

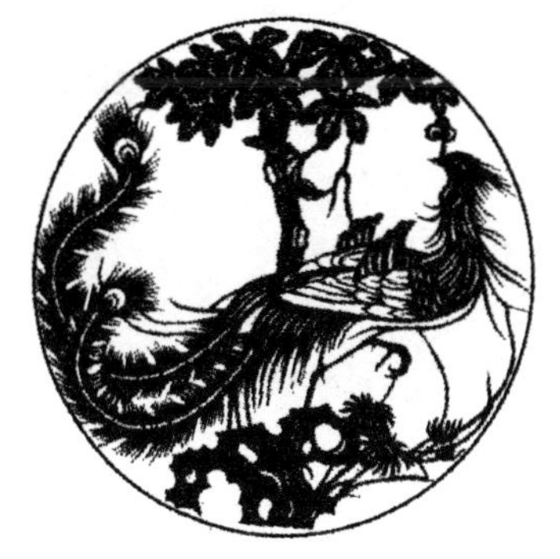

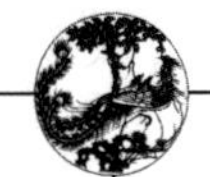

第一章　传染病

一、疟　疾

1 方(治疟方)

【药物】鳖甲 15 克,乌贼骨 30 克,附子 30 克,甘草 30 克,恒山 60 克。

【制法】上药共研末,以酒渍之,露一宿。

【用法】涂五心(两手心、两足心、胸心)。过发时疟即断。若不断,可饮一盏许,即愈。用于疟疾。

【出处】《千金要方》《圣济总录》《奇效良方》《奇治外用方》。

2 方(陵鲤汤)

【药物】陵鲤甲 14 枚,鳖甲 1 枚,乌贼鱼骨 30 克,附子 30 克,恒山 90 克。

【制法】陵鲤甲、鳖甲炙,乌贼鱼骨、附子炮制去皮,以酒渍一宿。

【用法】于疟疾未发前稍稍啜之,勿绝吐之,并涂五心。一日断食,过时久乃食。用于疟疾。

【出处】《千金翼方》。

3 方

【药物】常山 90 克,石膏 240 克,竹叶适量,糯米 100 粒。

【制法】上药切,明旦欲服,今晚以水八升渍于铜器中,露置星月下高净处,横刀其上,向明取药,于病人房门前于铜器裹缓火煎取三升。

【用法】分三服。日欲出一服,临发又一服,若即定,不须后服。取药渣石膏裹置心上,余四分置左右手心,勘验。用于疟疾。

【出处】《外台秘要》《医心方》《集验方》《奇效良方》。

【备注】忌生葱生菜。

4方

【药物】安息香30克,白芥子30克,道人头30克,桃仁14枚。

【制法】上药共研末,炼蜜和捣百余杵,丸如梧桐子大。

【用法】于疟发时男左女右手握一丸。用于疟疾累年不愈者。

【出处】《太平圣惠方》。

5方(拿疟方)

【药物】黄丹15克,白明矾9克,胡椒4.5克,麝香0.15克。

【制法】黄丹、白明矾生用,上药共为细末,临发时对太阳坐定,用好米醋调药。

【用法】男左女右将调好之药置于手掌心,外加绢帕紧扎,以汗出为度,如阴天以火炉烘脚。此药一料能治三人。年老身弱畏服药者尤佳。用于疟疾。

【出处】《理瀹骈文》《串雅内编》《外治寿世方》《万氏济世良方》《奇治外用方》。

6方(疟疾方)

【药物】常山60~90克,鸭蛋7枚。

【制法】常山为末,同鸭蛋入砂锅内煮极热。

【用法】病发时取煮热的鸭蛋握于手中,冷即更换,仍将握过的鸭蛋再煮再握,俟疟止方住。下次发时照前煮握二三次后,即可止矣。不伤元气,大可用也。用于疟疾。

【出处】《串雅内编》。

7方

【药物】赭石9克,朱砂1.5克,砒霜1豆大。

【制法】赭石烧红醋淬。各药用纸包七层,水浸湿,火中煨干研末,加麝香0.15克。

【用法】用香油调,搽手心、足心、鼻尖、眉心,神效。用于小儿久疟不愈。

【出处】《外治寿世方》《奇治外用方》。

8方

【药物】生姜适量。

【制法】将姜用火煨至热,置石臼和以白树油碎烂之。

【用法】用白布5条,每条包碎烂的姜,分布于左右手心及左右足心,其另一包包在头额上,待睡至汗出,醒来即除。用于疟疾。

【出处】《广东省中医验方交流汇编》。

9方

【药物】辣椒叶适量,或辣椒根9克。

【制法】上药加生盐少许捣烂备用。

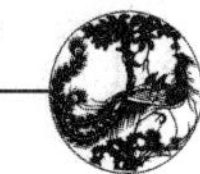

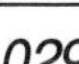

【用法】在疟发前二小时敷于手掌心。用于疟疾。

【出处】《常见病验方研究参考资料》。

10 方

【药物】葱头 5 只,辣椒叶适量。

【制法】上药加米饭共捣烂。

【用法】敷于掌心。用于疟疾。

【出处】《常见病验方研究参考资料》。

11 方

【药物】生姜 12 克,葱头 12 克,辣椒叶或根适量。

【制法】上药共捣烂。

【用法】敷手掌心。用于疟疾。

【出处】《常见病验方研究参考资料》。

12 方

【药物】桃叶 3 张,生姜 9 克,辣椒叶适量。

【制法】上药共捣烂。

【用法】敷手掌心。用于疟疾。

【出处】《常见病验方研究参考资料》《穴敷疗法聚方镜》。

13 方

【药物】秫米 100 粒,石膏 240 克,恒山 90 克,竹叶 90 克。

【制法】上四味,切,以水六升渍药,覆一宿,明旦煮取二升,分三服。

【用法】取未发前一食倾第一服,取临欲发第二服,当一时勿洗手、足、面及漱口,勿进食饮,取过时不发乃澡洗进食也。并用余药汁涂五心及胸前头面,药渣置头也。此方从来旧用,神验。用于疟疾或间日疟或夜发者。

【出处】《医心方》《圣济总录》。

【备注】《圣济总录》载:“常山,竹叶各三分,秫米(糯米亦可)55 粒,石膏 2 两。”

14 方

【药物】白芷 6 克,黄丹 24 克,白明矾 9 克,胡椒 1.5 克。

【制法】黄丹、白明矾生用。上药共为末,临发时对太阳坐定,用好米醋调药。

【用法】男左女右置于手掌心,外加绢帕紧扎,以汗出为度。如阴天以火炉烘脚。用于疟疾。

【出处】《串雅内编》。

15 方(截疟膏)

【药物】草果、山柰、胡椒、百草霜各等份。

【制法】共研细,贮瓶备用。

【用法】于疟发前4~6小时,取消凉膏(一种无药物的小膏药)2枚,入上述药末少许(如黄豆大),贴于手心(男左女右)、陶道穴,或外贴大椎、神阙穴,同样有效。无不良反应,局部也无发泡现象。对截止疟疾发作和抗复发均有一定效果。

【出处】《中医杂志》(11):30,1981。

【备注】不宜于但热无寒的瘅疟和温疟。

16方

【药物】辣椒叶30克,食盐适量。

【制法】上药共捣烂。

【用法】敷于劳宫穴(即手心)、神阙穴、中脘穴、大椎穴。用于寒疟。

【出处】《中华民间秘方大全》。

17方

【药物】藿香9克,蒲公英9克,荆芥9克,防风9克,青蒿9克。

【制法】研细末,用生姜汁或黄酒调和。

【用法】握手中,每日3次,每次15分钟。用于预防疟疾。

【出处】《手到病除》。

18方

【药物】白砒6克,明雄黄24克,朱砂少许。

【制法】研细末,端午午时,用七家粽尖为丸,绿豆大,朱砂为衣。

【用法】于发时早半日朝东,男左手,女右手把之。半日即愈,四日疟亦愈。用于疟疾。

【出处】《惠直堂经验方》。

【备注】忌茶水。

二、麻　疹

1方(麝香膏)

【药物】猪心血适量,麝香少许。

【制法】用猪心血调麝香。

【用法】涂两手心,并涂口唇上。用于麻疹不透。

【出处】《普济方》《幼幼新书》。

2方

【药物】大葱适量。

【制法】捣烂,纱布包裹。

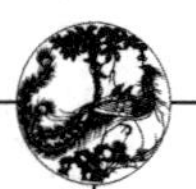

【用法】用纱布包捣烂的葱擦五心等（即手心劳宫穴、足心涌泉穴、肘窝尺泽穴、腘窝委中穴、前心从天突擦至剑突穴、后心从大椎擦至腰部），敷神阙穴。用于麻疹前驱期，麻疹应出不出或疹出不齐。

【验案】贾某，男，5 岁，1978 年 1 月 2 日就诊。家人代诉：发冷发热已五六天，咳嗽，打喷嚏，目赤流泪，倦怠，多睡。当时，正值麻疹流行。查体：心（－），肺：呼吸音粗糙，无干、湿罗音，体温 39℃。面部、项后、胸背部有许多红疹隐匿不出。诊断：麻疹。治疗：即用大葱一握，去粗皮，连须捣如泥，纱布包裹，擦五心，2 小时一次。4 小时后，疹点大出，12 小时后，麻疹密集全身，色鲜红。再未用任何药物，麻疹顺利消退。

【出处】《中医外治法集要》《俞穴敷药疗法》。

3 方

【药物】黑芝麻适量。

【制法】将黑芝麻炒热，用布包扎。

【用法】用布包轮熨手心、脚心、脚背。用于疹出不畅或收没过早。

【出处】《中医简便验方》。

【备注】如无黑芝麻，可用白芝麻代替。

4 方

【药物】红浮萍适量，白酒少许。

【制法】红浮萍炒热加白酒。

【用法】熨手心、脚心、胸背。用于疹出不畅或收没过早。

【出处】《中医简便验方》。

5 方

【药物】红麻子 12 个，萝卜叶适量。

【制法】将红麻子捣成糊状，萝卜叶如用鲜叶，以水洗净泥土；如用干叶，要用开水泡开并挤出水分。

【用法】用萝卜叶蘸红麻子糊搽擦患儿手心、足心、前后心。搽擦 1～2 次，其疹自出。用于小儿疹出不透，或受风冷外袭见点即回。

【验案】验案 1：邢某，女，5 岁。1958 年冬季患麻疹。因感寒疹出不利，用此法搽之即愈。验案 2：刘某，女，2 岁。1958 年冬季患麻疹，似出不出，高热神昏，用此法搽之疹出即愈。

【出处】《十万金方》。

6 方

【药物】芫荽 3 克，红麻子 12 个，萝卜叶适量。

【制法】上药共捣烂。

【用法】搽擦患儿手心、足心、前后心。用于小儿疹出不透。

【疗效】用此法治愈人数甚多。

【出处】《十万金方》。

7 方

【药物】蚯蚓 7 条,芫荽适量,白酒 200 克。

【制法】将活蚯蚓身上的泥土洗净,捣烂如泥。将芫荽水煎数滚兑入白酒。

【用法】用白开水调服蚯蚓;用芫荽水外搓手心、足心、前后心。用于疹出不透。

【验案】靖某,女,7 岁。1959 年 1 月 8 日麻疹出至胸背部即停止,喘息气粗,精神困倦,体温高,身面皮肤赤红。用上法治疗,第 2 天,疹子出齐,喘息减轻;第 5 天麻疹收,身热渐退,精神恢复正常,痊愈。

【出处】《十万金方》。

【备注】用药后患儿大小便量增加。

8 方

【药物】鲜大葱涎 200 克,香油 25 克。

【制法】大葱切开流出涎,放茶杯中,兑上香油。

【用法】用手蘸葱涎油,轻轻摩擦小儿手心、脚心、头面、项背诸处,每处轻擦 60 下。用于麻疹未出齐时。

【出处】《中医简易外治法》。

9 方

【药物】鲜香菜 250 克,黄酒 100 克。

【制法】将鲜香菜冲洗干净,放在干净的面臼里,连根带叶捣烂,用纱布包好拧出水,放在干净杯中,兑入热黄酒。

【用法】用新毛巾或消毒纱布蘸香菜汁轻擦小孩两手心、脚心、鼻翼(即鼻棱两旁)、两太阳穴、第七颈椎、两肘弯、两腿弯和尾椎骨两旁。每处搓擦 20 ~ 40 下,擦时力量要均匀,轻重要合适。用于儿童发疹较慢,疹出不透,或刚发出又不见。

【出处】《中医简易外治法》《验方精选》。

【备注】擦后,如果小儿退热,身上见汗,或者疹子已陆续出来,热退神爽,就是对证。如果在连续擦过两次后,疹子仍不见,应马上送医院诊治,防止发生肺炎等病。

10 方

【药物】鸡蛋 1 个。

【制法】将鸡蛋煮熟去皮。

【用法】将煮熟的鸡蛋趁热滚擦两手心、脚心、前后心、肝区和脾区、肚脐周围、两臂弯、两腿弯。用于小儿麻疹出得不透或闭汗不出者。

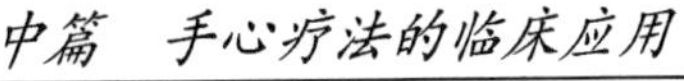

【出处】《中医简易外治法》。

11 方

【药物】紫背浮萍 1 握，糯稻草 1 束。

【制法】糯稻草未经过雨者为佳。上药共烧灰，放锅内炒热备用。

【用法】用手巾乘热包，熨手心、足心、前后心。然后移贴胸口及鸠尾穴，1 ~ 2 小时即透发。用于麻疹初期透发不快者。

【出处】《湖北验方集锦》。

12 方

【药物】生芫荽 1 握，酒适量。

【制法】将生芫荽捣烂，酒水和煎至沸。

【用法】搓擦手心、足心、头，覆被出汗，则必出齐。用于麻疹出不齐。

【出处】《广东省中医验方交流汇编》。

13 方

【药物】苏叶 30 克，浮萍 30 克，黄酒 300 克。

【制法】水煎，去渣，加黄酒。

【用法】外洗手心、足心、四肢。用于疹出不透者。

【出处】《河南省秘验单方集锦》。

【备注】注意室内保温，切忌受凉。

14 方

【药物】芫荽 120 克。

【制法】上药用 3 棵捣烂，余水煎。

【用法】将水煎芫荽服下。用捣烂的芫荽反复搓擦手心、足心、前后心。用于疹出不爽，烦躁不安。

【出处】《湖南省秘验单方集锦》。

15 方

【药物】葱白 400 克，芫荽菜 500 克。

【制法】水烧开后放入上二味药，煮 1 ~ 2 沸，将水置于小盆内。

【用法】先熏手心、足心，然后再用煮药之水洗手心、足心。麻疹自然透出。亦可用香菜子 9 克，水煎内服，以透发麻疹。用于麻疹应出不出或疹出不透者。

【出处】《常见病验方研究参考资料》。

【备注】此法各地应用甚广，煮时不必多煮，利用其气先熏患儿，然后用浸药液的湿毛巾敷擦手心、足心，使之微微出汗，疹即易透。

16 方

【药物】香椿叶适量，芫荽菜 500 克。

【制法】上药水煮1~2沸，将水置于小盆内。
【用法】同15方。
【出处】《常见病验方研究参考资料》。

17方

【药物】紫苏50克，芫荽菜500克。
【制法】上药水煮1~2沸。
【用法】同15方。
【出处】《常见病验方研究参考资料》。

18方

【药物】苎麻根50克，芫荽菜500克。
【制法】上药水煮。
【用法】同15方。
【出处】《常见病验方研究参考资料》。

19方

【药物】鲜西河柳100克，芫荽菜500克。
【制法】上药水煮1~2沸。
【用法】同15方。
【出处】《常见病验方研究参考资料》。

20方

【药物】荆芥穗9克，芫荽500克。
【制法】上药共煮1~2沸。
【用法】同15方。
【出处】《常见病验方研究参考资料》。

21方

【药物】大麻子仁适量，小蓟芽适量。
【制法】共捣如泥。
【用法】敷于手心，脚心。用于麻疹疹出不透者。
【出处】《常见病验方研究参考资料》。

22方

【药物】田螺菜适量，韭菜适量。
【制法】上二味共搓，分成两团，放火笼上烘软。
【用法】乘热擦手心、足心、胸心，使疹出为度。用于透发麻疹。
【出处】《常见病验方研究参考资料》。

23方

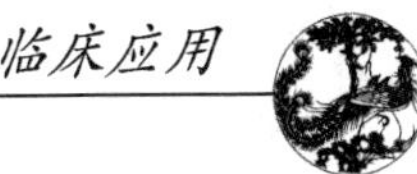

【药物】辣蓼草200克，鲜菖蒲50克，荆芥50克。

【制法】上药水煎汤。

【用法】用药汤揉擦手心、足心、前后心一遍，麻疹即出，若麻疹未出透，可每隔1至2小时，再揉擦一遍，至麻疹出透为止。用于麻疹。

【出处】《常见病验方研究参考资料》。

24方

【药物】芥面100克，鸡蛋清1个，香油少许。

【制法】将芥面、鸡蛋清调和一处，揉成面块，如核桃大，再加香油。

【用法】揉搓患儿手心、足心、前胸后背，胸背要多搓，以皮肤潮红为度，1日搓3次，每次30分钟。搓后患儿逐渐安静入睡，呼吸次数减少，喘减轻或消失。如搓后疹子当时出不齐，次日即可出齐。用于麻疹。

【出处】《常见病验方研究参考资料》。

25方

【药物】牵牛子15克，明矾30克，干石少许。

【制法】上药共研为末，醋调成糊。

【用法】敷两手心劳宫穴。用于麻疹并发肺炎者。

【出处】《山东省膏贴疗法学术经验交流会资料汇编》。

26方

【药物】胡椒3粒，葱根适量，红糖适量。

【制法】将葱根洗净，与胡椒末、红糖共捣烂，拌匀。

【用法】外敷于患儿手心、足心、胸部几分钟，麻疹即出。用于麻疹应出不出或出而不透。

【出处】《穴敷疗法聚方镜》《新编偏方秘方汇海》《贵州民间方药集》。

27方

【药物】烧酒30克，黄酒30克，芫荽1捏。

【制法】将芫荽放酒内泡。

【用法】用泡芫荽菜的酒洗手心、脚心、前心。再熬小碗芫荽汤，让孩子喝下。用于麻疹疹出不齐，或出来又消失。

【出处】《民间偏方秘方精选》。

28方

【药物】糯米稻草1束。

【制法】放锅内炒热，用布包好。

【用法】敷熨五心。用于麻疹前驱期，麻疹应出不出或疹出不齐、不透者。

【出处】《穴敷疗法聚方镜》。

29 方

【**药物**】葱白 240 克，芫荽菜 300 克。

【**制法**】煎煮沸。

【**用法**】连渣带水捞出，候稍凉后即敷患者五心，凉即易之。用于麻疹前驱期，麻疹应出不出，或疹出不齐、不透者。

【**出处**】《穴敷疗法聚方镜》。

30 方

【**药物**】香椿叶 1 把，紫苏 30 克，芫荽菜 300 克。

【**制法**】煎煮沸。

【**用法**】同 29 方。

【**出处**】《穴敷疗法聚方镜》。

31 方

【**药物**】苎麻根 30 克，芫荽菜 300 克，白酒 60 克。

【**制法**】煎煮沸。

【**用法**】同 29 方。

【**出处**】《穴敷疗法聚方镜》。

32 方

【**药物**】荆芥穗 9 克，芫荽菜 300 克，鲜西河柳 60 克。

【**制法**】煎煮沸。

【**用法**】同 29 方。

【**出处**】《穴敷疗法聚方镜》。

33 方

【**药物**】红苦麦叶 1 撮，酒少许。

【**制法**】用酒炒红苦麦叶。

【**用法**】热敷五心。用于麻疹。

【**出处**】《穴敷疗法聚方镜》。

34 方

【**药物**】葱头 3 个，胡椒 10 粒，红糖 10 克。

【**制法**】上药共捣烂，调成糊状。

【**用法**】敷患儿五心，数分钟麻疹即出。用于麻疹不出。

【**出处**】《穴敷疗法聚方镜》。

35 方

【**药物**】大葱 16 克，生姜 16 克，红浮萍 16 克，酒适量。

【**制法**】前三味共捣烂，用酒炒热，布包。

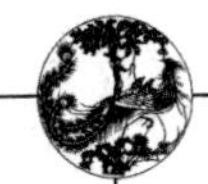

【用法】趁热擦敷患儿五心。用于麻疹下陷。

【出处】《贵州民间方药集》《穴敷疗法聚方镜》。

36 方

【药物】芫荽子 12 克，樱桃核 12 克，棉纱线 12 克，西河柳 12 克。

【制法】同包，浓煎汤。

【用法】用毛巾二块，入汤中浸透，绞起，乘热轮流敷手心、手背、脚心、脚背、面额、口鼻，多敷几次，不可着风。用于痘疹痧子透不出。

【出处】《中草药验方选集》。

37 方

【药物】面粉适量。

【制法】用井水调面粉。

【用法】涂擦小儿手心、脚心。其儿即刻回生，其痘即出。用于小儿出痘时昼夜喊叫，临危可救。

【出处】《集验良方》。

38 方（蒜葱椒糊天灸法）

【药物】大蒜头 10 粒，大葱白 10 根，胡椒 10 粒，红糖少量。

【制法】先将胡椒研为细末，与葱、蒜、糖共捣烂，调如糊状。

【用法】敷于劳宫、膻中、涌泉、委中、尺泽穴上，除膻中单穴外，其余均取双侧穴位。一般敷药 5 ~ 30 分钟后，疹子即出。疹出后用温水浸毛巾拭净敷穴皮肤。若局部皮肤起多个小如芝麻样的小水泡，涂以龙胆紫，3 ~ 5 天可自然吸收。用于麻疹。

【验案】肖某，男，3 岁 2 个月。患儿发烧 3 天，误作感冒，不以为然。第 4 天高热，咳嗽，烦躁不安，啼哭不休，随之于耳后、脖及面部隐现皮疹，疹子稀疏且少，疹色不鲜红。诊断为小儿麻疹，疹出不透。遂予上方涂五心，连续如法涂药治疗 3 天，全身皮疹透发，继之热退身凉，咳嗽亦减少，再涂药 3 天，患儿病愈。

【出处】《中医天灸疗法》。

39 方（蓖麻子膏天灸法）

【药物】蓖麻仁 18 粒，白萝卜叶 18 克，葱白 18 根。

【制法】将蓖麻仁先捣烂如泥，加白萝卜叶、葱白共捣烂如糊状。

【用法】取糊膏适量，分别涂于劳宫、曲池、委中、膻中、涌泉穴上，外加纱布扎好，每 2 小时涂 1 次，以疹子出透为度。用于麻疹前期过后，疹子应出而出不透。涂糊膏后，局部皮肤可出现小如芝麻状的小水泡，不必挑破，涂以龙胆紫，任其自行吸收，一般 5 ~7 天后可消失，无遗留疤痕。

【出处】《中医天灸疗法》。

【备注】贴药期间忌食红糖或酱油。

40 方

【药物】鸭蛋。

【制法】鸭蛋煮熟去皮。

【用法】趁热滚擦前后肋骨间隙、第七颈椎周围、肝区和脾区、脐周、上肢内侧和肘窝、下肢内侧和腘窝、手心、足心等。用于伤寒发斑、小儿麻疹出不透。

【出处】《民间治病绝招大全》。

三、流行性脑脊髓膜炎

1 方

【药物】吴茱萸 9 ~ 15 克,烧酒少许。

【制法】将吴茱萸研末,用烧酒调和成膏。

【用法】敷于病人双手心劳宫穴、双足涌泉穴,用布包好,约敷 1 ~ 2 小时,每日 1 ~ 2 次,7 日为一疗程。用于流行性脑脊髓膜炎。

【出处】《穴敷疗法聚方镜》《当代中外治临床大全》《小儿常见病外治偏方验方》。

2 方

【药物】燕窝泥 2 个,栀子 60 克,雄黄 10 克,鸡蛋清适量。

【制法】将燕窝泥、栀子、雄黄共捣末,用鸡蛋清调成糊状涂纱布上。

【用法】敷在手心、足心、前额及脐约 60 分钟。用于流脑引起的痉证。

【出处】《家用鸡蛋治病小窍门》。

【备注】痉证是以项背强急,四肢抽搐,甚至角弓反张为主要表现的病证。

四、结核病

1 方

【药物】砒石适量,红矾粉 2 ~ 3 克。

【制法】将砒石研成极细末,装瓶内备用,每次用红矾粉 2 ~ 3 克,加白开水 60 ~ 80毫升,放入小烧瓶或特制的小铁桶内,点燃酒精灯,灯上放一铁架,架上放烧瓶或铁桶,煮沸。

【用法】待瓶口冒出蒸气时,将手平放,手心向下,高瓶口 5 厘米处,能耐受热量为宜,用蒸气熏蒸手心劳宫穴。先熏蒸患侧,如两侧共患,先熏重侧,就是结核大的一侧,每手心熏蒸 20 ~ 30 分钟,每日 1 次,10 日为一疗程。同时加服猫爪草或结合

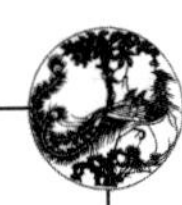

用链霉素效果更佳，一般2～3个疗程，顽固者4～5个疗程。治疗1个疗程后，应停止用药3～5天，再继续第2个疗程。用于颈淋巴腺结核。

【疗效】151例患者治愈90例，显效58例，在治疗中发现淋巴腺癌3例，后死亡，据初步观察，年龄小，病程短，肺核小，疗效高，一般1～2个疗程能获愈。

【出处】《中医外治杂志》。

【备注】1. 因此药有剧毒，故在临床应用时千万谨慎，千万不要大意，要严密妥善管理。2. 每次用完的红砒液，扔掉时，要深埋，防止人畜中毒现象发生。3. 妇女孕期禁用此法。4. 少数患者有头晕恶心感觉，10分钟后症状消失，熏蒸时间不宜过长，防止中毒。

2方（加减健阳丹）

【药物】胡椒30克，明矾9克，火硝9克，黄丹9克，麝香3克。

【制法】上药共为细末，以蜜调做2丸。

【用法】病在左握左手，病在右握右手。腰以下则敷足心，以布扎之，不可移动，6小时换一次。用于淋巴结核。

【出处】《中国医学疗法大全》。

【备注】忌茶水及房事。

五、流行性乙型脑炎

1方

【药物】桃仁6克，杏仁6克，枣仁6克，生栀仁6克。

【制法】上药共研细末，加面粉少许用鸡蛋清调匀，分成4份。

【用法】敷双手心、双足心，包扎6～8小时取下。如皮肤呈紫蓝色为有效，可继续换药敷贴。用于乙脑身热头痛而下肢厥冷者。

【出处】《中医外治法》。

【备注】四肢厥冷者忌用。

2方

【药物】燕窝泥2个，栀子60克，雄黄10克，鸡蛋清1枚。

【制法】将燕窝泥、栀子、雄黄共捣末，用鸡蛋清调成糊状涂纱布上备用。

【用法】敷在手足心、前额、脐约60分钟。用于流行性乙型脑炎之痉证。

【出处】《家用鸡蛋治病小窍门》。

3方

【药物】生石膏30克，绿豆30克，生栀子仁30克。

【制法】上药研细末，用鸡蛋清调匀成糊状，分4份备用。

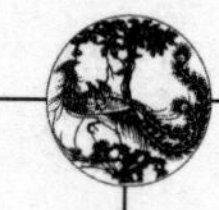

【用法】分敷于手心、足心，包扎固定，热退后洗去。用于乙脑高热烦渴，神昏谵语者。

【出处】《中国神奇外治法》。

4方

【用法】用电针刺双劳宫穴、双涌泉穴。用于乙脑。

【验案】孙某，女，23岁，民办教师。代诉头痛发热呕吐3天，以乙型脑炎收住入院。入院7天后进入深昏迷，第9天上午为其翻身时突然呼吸自动停止，经抢救后迅速恢复。当天下午5时呼吸再次自动停止，心音极低弱，经过1个小时的人工呼吸和积极抢救未出现正常呼吸。遂使用人工呼吸机及定时给予脱颅压和呼吸兴奋药，至次日仍无自主呼吸，心率160次/分，血压100～120/80～90mmHg。前使用上海产6805型治疗机以针刺双侧劳宫穴和涌泉穴，用输出为"3"的直流电进行强刺激试图恢复自动呼吸，未开电源前先停用呼吸机以观察有无呼吸动作，停机约半分钟未见呼吸出现，口唇立即出现紫绀。而后随即启动开关通电刺激，只见同时有手足不自主的刺激性节律抽动，胸部出现极微弱的自动呼吸动作，平视其胸部及听诊，果然听到呼吸音，约5钟后自动呼吸幅度越来越大，缺氧情况随之消失。在出现呼吸30分钟后，关闭机器，自动呼吸良好，电针使停止21.5小时的呼吸复苏。此后病情慢慢好转，智力、四肢活动功能方面均无明显后遗症，治愈出院。半年后随访，病人已恢复健康。

【出处】《新中医》(10):28,1985。

六、流行性腮腺炎

1方

【药物】吴茱萸4.5克，生大黄3克，制胆星1.5克。

【制法】上药共为末，醋调成糊。

【用法】以酒精棉球擦净两掌心，把药糊敷上，纱布包扎，24小时取下，再换贴新药。用于流行性腮腺炎。

【疗效】连用3～4天可愈。

【出处】《山东省膏贴疗法学术经验交流会资料汇编》。

2方

【药物】吴茱萸12克，浙贝母9克，大黄9克，胆南星3克。

【制法】上药共研细末，醋调成糊。

【用法】敷掌心，每日换药一次。用于流行性腮腺炎。

【出处】《山东省膏贴疗法学术经验交流会资料汇编》。

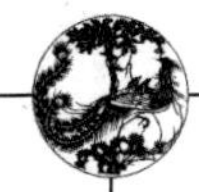

3 方(艾灸法)

【穴位】劳宫、合谷、翳风、颊车、百会、大敦、曲泉。

【用法】艾条悬灸,每穴 5 ~ 10 分钟。睾丸肿痛,温灸大敦穴、曲泉穴 20 ~ 30 分钟,使灸感传至睾丸。神昏、惊厥,灸劳宫、百会穴 5 ~ 10 分钟。用于流行腮腺炎。

【出处】《民间敷灸》。

4 方

【药物】1 号药:芥末 10 克,高度白酒少许。

2 号药:珍珠粉 3 克,磁石 10 克,生石膏 20 克,小米适量。

【制法】1 号药研为细末,每取 5 克,以冷水拌为稀糊,蒸 3 ~ 5 分钟,加白酒几滴调匀。2 号药研细,小米煎汤调拌药末。

【用法】1. 将 1 号药涂抹患处,任其散热和脱落,脱落后如法再涂,至痊愈。2. 取 2 号药糊分敷于两手心、两足心,每次 4 ~ 8 小时,每剂贴 2 天。用于小儿流行性腮腺炎。

【出处】张晓莲祖传秘方。

【备注】忌食鸡蛋及其他大热食物,应食清淡之物,多饮小米汤。

七、急性肠炎

1 方

【药物】鸡桐木 30 克,番薯藤干 60 克。

【制法】二味共煮水。

【用法】煮药水饮,药渣擦手心、足心。用于忽然泄泻肚痛抽筋。

【出处】《广东省中医验方交流汇编》。

2 方(针刺方)

【用法】先以粗毫针直刺劳宫、大陵各五分,用泻法,留针 10 分钟出针;再直刺内关一寸,用补法,留针 10 分钟。用于胃肠炎。

【出处】《十万金方》。

八、脊髓灰质炎及其后遗症

1 方

【药物】荆芥、陈艾、石菖蒲、生姜、葱白各等份。

【制法】将药放入酒中火上加热后,布包。

【用法】轻轻揉擦手心、足心、头顶囟门、脊背等,擦数次。用于小儿麻痹症。

【出处】《常见病验方研究参考资料》。

2 方

【药物】羌活、独活、麻黄、桂枝、蔓荆子、蜂巢(炒黄)、当归、烟叶、绿豆、赤小豆、冰片、苏合香油、生葱汁、生姜汁、黄酒各适量。

【制法】先将前11味粉碎,过100目筛混匀,置于密闭容器中,随用随配。配时将后四味取汁,加入药末中调和为丸,每丸重10克。

【用法】将药丸用黑棉布一层包裹,握于双手中,按每公斤体重1克计量,根据病情搦30~180分钟不等,至全身漐漐汗出(尤其是手脚心,鼻尖部汗出),将药丸取下,避风7天,第10天进行下一疗程。10天为一个疗程。加减:夏季及体虚多汗者去麻黄、生姜汁,冬季去冰片。用于小儿麻痹症。

【疗效】治疗302例,痊愈2677例,占88.4%;显效20例,占6.6%;好转9例,占3.0%;无效6例,占2%。

【验案】验案1:某,男,14个月。患儿于1988年5月27日出现发热、哭闹不安、咳嗽,在当地用解热镇痛药及抗菌素治疗后发热咳嗽减轻,于5月31日出现右下肢软弱,不能站立,在当地卫生院治疗症状无好转,于6月12日入我院治疗。查体:体温37℃,心肺(-)。右下肢肌张力低,肌力0级,右膝腱反射及右跟腱反射消失,全身皮肤感觉正常。周围血红细胞410万/mm^3,白细胞9000/mm^3,嗜中性粒细胞45%,淋巴细胞55%。脑脊液外观清晰透明,潘氏试验(+),白细胞计数72/mm^3,嗜中性细胞62%,淋巴细胞38%,氯110mEQ/L,糖50mg。中医诊断:痿证(邪注经络型)。西医诊断:脊髓灰质炎(瘫痪期)。用搦药治疗四个疗程。第一疗程后为Ⅳ级,人扶能行十余步,跛行,第四疗程后肌力Ⅴ级,自己能走50米以上无明显跛行。一年后随访,行走一切正常。

验案2:薛某,男,6岁。患儿3个月前曾患感冒发热,经用解热镇痛药热退后出现左下肢软弱无力。曾作血清标本补体结合抗体检查,诊断为脊髓灰质炎。发病后曾经多方治疗,未见减轻,于1988年6月14日入院治疗。入院查体:体温36.7℃,心肺腹(-),左下肢肌张力低,肌力1级,左膝腱反射减弱。左下肢肌肉萎缩,左侧大腿周径(膑上6cm)及左侧小腿周径(膑下8cm)分别较右腿小3cm及2cm。中医诊断:痿证(肝肾亏损型)。西医诊断:脊髓灰质炎(恢复期)。给予搦药治疗四个疗程。第一疗程后左下肢肌力为Ⅱ级,第三疗程后左下肢肌力为Ⅲ级,第四疗程后左下肢肌力达Ⅳ级强,能自行步行100米左右,有轻微跛行。左侧大腿周径及左侧小腿周径分别较左腿小2cm和1.5cm。一年后随访,左下肢肌力达Ⅴ级,无跛行,左下肢大腿周径及小腿周径分别较右下肢差1cm和0.5cm。

【出处】《中医外治杂志》(1):34,1992。

3 方

【药物】川芎12克，羌活10克，独活10克，防风12克，黄芩12克，当归20克，赤芍12克，红花12克，冰片3克，乳香10克，牛膝20克，鸡血藤30克，青木香6克，丝瓜络20克。

【制法】将上药物研成细末，调拌凡士林成膏状。

【用法】贴敷于劳宫、神阙、八髎、委中、足三里、涌泉、肩髎、曲池等穴，覆盖纱布，胶布固定，每2天更换1次。用于小儿麻痹症。

【出处】《民间敷灸》。

九、瘟　疫

（一）预防方剂

1方（雄黄散）

【药物】雄黄150克，朱砂60克，菖蒲60克，鬼臼60克。

【制法】上四味，捣筛末。

【用法】涂五心、额上、鼻人中及耳门。用于预防瘟疫。

【出处】《圣济总录》《外治寿世方》。

2方

【药物】苍术、良姜、枯矾各等份，葱白适量。

【制法】为末，共捣匀。

【用法】涂手心，将手掩肚脐，手须窝起，勿使药着脐，又以一手兜住外肾前阴，女子亦如之。煎绿豆汤一碗饮之，点线香半炷久，可得汗。如无汗，再饮绿豆汤催之，汗出即愈。用于预防瘟疫。

【出处】《吴都堂传》。

（二）治瘟方

1方

【药物】苍术、良姜、枯矾各等份。

【制法】上药为末，用葱白一大个，捣匀。

【用法】涂手心，男左女右，掩肚脐，手须高起，勿使药着脐。用于瘟疫。并治大头瘟。

【出处】《外治寿世方》。

【备注】《万应经验良方》也载此方。另煎绿豆汤一碗饮之，点线香半炷久，可得汗。如无汗饮绿豆汤催之，汗出即愈。又刺少商穴，即愈。

十、霍 乱

1方

【药物】辣椒适量，酒适量。

【制法】将辣椒用酒浸泡。

【用法】放入双手掌内，在正头心用针挑破出血，用此酒淋头心破处。用于霍乱肚子疼痛难忍，立时止痛。

【出处】《民间偏方秘方精选》。

2方

【药物】大蒜适量。

【制法】捣烂。

【用法】涂两手心及心上。用于霍乱转筋，痛不可忍者。

【出处】《万病验方》。

3方

【药物】蒜、黄蜡、南星各适量，朱砂6克。

【制法】蒜捣泥，南星醋调。

【用法】蒜泥加黄蜡涂足心，南星醋调涂足心。如转筋已死，心下尚温者，用朱砂6克、黄蜡90克烧烟熏口鼻并脐，更贴手心、足心取汗。用于霍乱转筋。

【出处】《理瀹骈文》《中医外治法简编》。

4方

【药物】朱砂6克，黄蜡90克。

【用法】贴手足心取汗。用于霍乱转筋，如转筋已死，心下尚温者，烧烟熏口鼻并脐。

【出处】《理瀹骈文》。

十一、流 感

1方

【药物】葱白头30克，生姜30克，食盐6克。

【制法】共捣成糊状，加白酒一盅调匀，纱布包裹。

【用法】涂擦手心、脚心、前胸、后背及腘窝。涂擦后，让患者平卧，半小时可见出汗，热亦见退。用于流感，以恶寒发热、无汗、鼻塞严重、喷嚏、流清涕、头痛、身痛为特征。

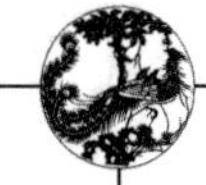

【**出处**】《中医治疗学》。

2 方

【**药物**】胡椒 15 克，丁香 9 克，葱白适量。

【**制法**】先将前二味药粉碎过筛，加入葱白，混合捣匀如膏状。

【**用法**】取药膏适量，先贴于颈后大椎穴，胶布固定，再取药膏涂于两手内劳宫，合掌放于两大腿内侧，夹定，覆被蜷卧，得汗出即愈。用于流感，以恶寒发热、无汗、鼻塞声重、喷嚏、流清涕、头痛、身痛为特征。

【**出处**】《中医治疗学》。

3 方

【**药物**】大葱白 125 克，薄荷叶 6 克，黄酒 125 克。

【**制法**】将大葱放碗内，加入温开水半茶杯捣汁，再将黄酒炖开，冲薄荷叶 1 ~ 2 分钟，倒出黄酒（薄荷叶不用），连同葱汁和匀。

【**用法**】取毛巾蘸汁，擦两手心、两脚心、两太阳、两肘窝、两腘窝、尾闾两旁及前后胸肋骨间，擦时用力均匀，轻重适度。用于流感身热恶风，头胀痛，咽喉疼痛，鼻塞流黄浊涕。

【**出处**】《中医治疗学》。

4 方

【**药物**】藿香 9 克，蒲公英 9 克，荆芥 9 克，防风 9 克，青蒿 9 克。

【**制法**】研碎末，用生姜汁或黄酒调和。

【**用法**】握手中。或取新鲜药捣烂，加葱白共捣，握手中，每日 3 次，每次 15 分钟。用于流感的预防。

【**出处**】《手到病除》。

5 方（椒豉膏敷灸）

【**药物**】胡椒 15 克，淡豆豉 30 克，丁香 10 克，葱白适量。

【**制法**】先将前三味药研为细末，然后再加入葱白捣烂，调匀成膏。

【**用法**】敷灸时，每穴用药膏约 5 克，先贴大椎、神阙穴，用纱布覆盖，胶布固定，令患者脱衣而卧，再取药膏 10 克敷于手心劳宫穴处，两手合掌放于大腿内侧，侧位曲腿夹好，蜷卧将被盖严，取其汗出。用于流行性感冒。

【**出处**】《中国灸法集粹》。

十二、细菌性痢疾

1 方（蚺蛇胆方）

【**药物**】蚺蛇胆 2 枚，通草适量。

【制法】煮通草汁研胆。

【用法】以意多少饮之,涂五心并下部。用于湿痢久不断,体瘦多昏,坐则闭目,食不下。

【出处】《奇效良方》《普济方》。

十三、肝 炎

1方

【药物】藿香9克,蒲公英9克,荆芥9克,防风9克,青蒿9克。

【制法】研细末,用生姜汁或黄酒调和。

【用法】握手中,每日3次,每次15分钟。用于预防肝炎。

【出处】《手到病除》。

2方

【药物】土荆芥30克,食盐适量。

【制法】混合捣烂。

【用法】敷手掌,男左女右,待局部皮肤起泡发热时把药取掉,但勿使水泡里的液体流出。用于传染性肝炎。

【出处】《民间偏方秘方精选》。

十四、百日咳

1方

【药物】大蒜6克,鸡苦胆1个,枇杷叶6克,萝卜子6克。

【制法】将药物捣烂炒热,包扎纱布。

【用法】外熨烫手心、足心、胸背。用于小儿百日咳后期。

【出处】《中国民间草药方》。

2方

【药物】百部6克,黄连6克,连翘6克,新鲜鸡胆1~2个(或用羊、猪胆适量代之)。

【制法】将百部、黄连、连翘共研细末,过120目筛,加冰硼散。

【用法】2岁以下1.5克,2岁以上3克,用新鲜鸡蛋汁、醋调搅如糊状,每晚敷于患儿双手心,上盖油纸或塑料薄膜,外用纱布包裹固定,第二天早晨取下。若病情严重者可于第二天早上用醋湿润药剂,继敷。用于百日咳。

【疗效】用此法治疗百日咳痉咳期72例,基本治愈50例,缓解13例,无效9

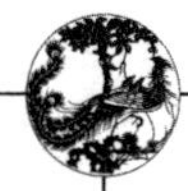

例，临床有效率为87.5%。

【出处】《全国第二届中医外治学术交流会论文选编》。

3方（针刺方）

【用法】劳宫穴针刺2～3分，得气时痛酸麻胀感觉至指尖。灸3～7壮。用于百日咳。

【出处】《中国针灸大辞典》。

第二章　内科病证

一、感　冒

1 方

【药方】胡椒 7 粒，丁香 7 粒。

【制法】上药碾碎，以葱白捣膏。

【用法】涂两手心，合掌握定，夹于大腿内侧，温覆取汗则愈，可发散寒邪。用于治疗风寒感冒。

【出处】《本草纲目》《外治寿世方》。

2 方（体虚伤寒方）

【药物】老姜 250 克。

【制法】姜切碎炒热。以绵裹之。

【用法】先擦患者的手足心，次擦前后心。冷则换之，擦至病人身上发热、微热为度。若病人擦后发细红疹，是病将愈之表现。用于体虚之人患感冒。

【出处】《奇效简易良方》《古代验方大全》《家用良方》《秘方集验》。

3 方（椒杏丸）

【药物】杏仁 31 粒，白胡椒 31 粒。

【制法】上二味药共捣为末，生姜汁为丸。

【用法】将药丸握手心中。用于虚损之人患风寒感冒。

【出处】《串雅内编》《寿世编》《古代验方大全》《古今名医名方秘方大典》。

4 方

【药物】代赭石、干姜等份。

【制法】为末，以热醋调。

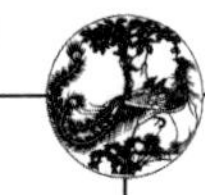

【用法】涂掌心，合掌握定，暖卧取汗。用于伤寒无汗。

【出处】《本草纲目》《外治寿世方》。

5 方(回春散)

【药物】白矾 3 克，黄丹 2.4 克，胡椒 0.6 克，焰硝 0.3 克。

【制法】上药酽醋调和。

【用法】摊手心内，男左女右合阴处，浑身是汗湿衣衫。用于寒证。

【疗效】治冷阴如神，此方屡用神效。

【出处】《云林医彀》《古代验方大全》。

【备注】酽醋即好醋。

6 方(固阳膏)

【药物】生白矾 9 克，黄丹 6 克，干姜 15 克，母丁香 10 个，胡椒 15 粒。

【制法】上药共为末，用醋调和。

【用法】以男左女右手握药，搭脐上，被盖少顷，汗出即愈。用于因女色致成阴证。

【出处】《古今医鉴》《古代验方大全》。

7 方

【药物】冰片 3 克，潮脑 3 克，薄荷霜 3 克。

【制法】上药用白酒泡开。

【用法】以药棉蘸酒擦手心、太阳穴、头顶、风池穴、风府穴、尺泽穴、前后心。用于感冒，或小儿感冒不能服药，外治验方。擦后避风。此方亦能擦羊毛疹，屡用屡效。

【出处】《中医验方汇编》。

8 方(苍术握法)

【药物】苍术 30 克，羌活 30 克，白矾 9 克，生姜 30 克。

【制法】将前三味药研末装瓶，生姜捣粒成泥，先将姜装入搪瓷缸，置于热水盆内间接加温，然后把药末、姜泥和匀。

【用法】用时取药，分握两手掌心 20 分钟，卧床盖被取暖，汗出则病解。严寒甚，可加喝生姜汤(生姜 9 克、白糖 2 勺)以促汗出。用于外感风寒表实证。

【出处】《中医外治法简编》《中国医学疗法大全》《奇治外用方》。

9 方(温阳丸)

【药物】胡椒 3 克，天麻 9 克，银珠 1.5 克。

【制法】上药共研细末，枣肉捣烂，和匀为丸。

【用法】分握两手心。用于治疗风寒感冒，并治内寒证，伤寒无汗。

【出处】《外治寿世方》《中医简易外治法》《中国医学疗法大全》《奇治外用方》。

10 方(祛寒丸)

【**药物**】苍术 6 克,羌活 6 克,明矾 6 克。

【**制法**】共研末,捣姜汁适量,和匀为丸。

【**用法**】分握两手心中取汗,不汗则可饮热汤催之。用于外感风寒湿证。

【**出处**】《理瀹骈文》《外治寿世方》《中国民间疗法》《中国医学疗法大全》。

11 方(菊花葱豉饼)

【**药物**】菊花 20 克,葱白 20 克,荆芥 12 克,淡豆豉 20 克,连翘 12 克,防风 10 克,柴胡 6 克。

【**制法**】上药捣烂,加适量水捏成饼。

【**用法**】贴敷劳宫、涌泉、太阳、大椎、合谷等穴位。用于感冒。

【**出处**】《中国民间敷药疗法》。

12 方

【**药物**】胡椒 2.5 克,丁香 6 克,葱白 60 克。

【**制法**】上药共捣成泥状。

【**用法**】涂两掌心,夹腿内侧取汗。用于伤寒不汗及阴寒证。

【**出处**】《理瀹骈文》《外治寿世方》。

13 方(苍矾散)

【**药物**】苍术粉 6 克,枯矾粉 3 克,良姜粉 1.5 克,葱白 60 克。

【**制法**】上药炒热捣碎。

【**用法**】涂手心。一手掩脐静卧,手须窝起,勿使药着脐,并服绿豆汤催汗。用于风寒汗不出及头瘟。

【**出处**】《理瀹骈文》。

14 方(温阳丸)

【**药物**】胡椒 3 克,天麻 9 克,银珠 2.5 克,枣肉适量。

【**制法**】捣烂为丸。

【**用法**】握掌心。用于伤寒不汗及寒证。

【**出处**】《理瀹骈文》《同寿录》。

15 方

【**药物**】葱白 20 克,荆芥 12 克,防风 10 克,菊花 20 克,连翘 12 克,柴胡 6 克。

【**制法**】将药物捣汁或煎水,或捣烂捏成饼。

【**用法**】外敷在手心、足心、太阳、大椎、合谷穴上。用于感冒。

【**出处**】《中国民间敷药疗法》。

16 方

【**药物**】桂枝 8 克,艾叶 20 克,葱白 20 克,荆芥 12 克,防风 10 克,菊花 20 克,

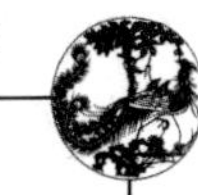

连翘 12 克,柴胡 6 克。

【制法】将药物捣烂捏成饼。

【用法】外敷在手心、足心、太阳、大椎、合谷穴上。用于风寒感冒。

【出处】《中国民间敷药疗法》。

17 方

【药物】薄荷 6 克,藿香 12 克,葱白 20 克,荆芥 12 克,防风 10 克,菊花 20 克,连翘 12 克,柴胡 6 克。

【制法】将药物捣烂捏成饼。

【用法】外敷在手心、足心、太阳、大椎、合谷穴上。用于风热感冒。

【出处】《中国民间敷药疗法》。

【备注】忌油腻辛辣燥热之物。多饮开水或清淡食物。

18 方

【药物】葱白头 30 克,生姜 20 克,食盐少许。

【制法】共捣成糊状。

【用法】涂擦手心、足心、胸背部。用于风寒证。

【出处】《中国民间敷药疗法》。

19 方

【药物】代赭石、干姜各等份。

【制法】上药为末,热醋调。

【用法】涂两手心,合掌握定,夹于大腿内侧,温覆汗出乃愈。用于伤寒无汗。

【出处】《外治寿世方》。

20 方

【药物】蜡适量。

【制法】蜡熔化摊旧绢上,绸布均可。

【用法】随患大小贴之,并裹手足心,冷则随换,甚效。用于暴寒身如水冷。

【出处】《外治寿世方》。

21 方

【药物】生姜 30 克,葱白头 30 克,食盐少许,白酒 1 盅。

【制法】前三味共捣烂呈糊状,入酒调匀,用纱布包紧备用。

【用法】涂擦手心、足心、前胸、后背及肘窝、腘窝。涂擦一遍后,让患者安卧,一般 30 分钟后即有汗出。本方主要适用于风寒证。如高热持续不退者,可 2 ~ 3 小时擦一次,至病愈为止。

【出处】《内病外治》《当代中药外治临床大全》《百病中医熏洗熨擦疗法》。

22 方(椒香祛风膏)

【药物】胡椒15克,丁香9克,葱白适量。

【制法】前二味研末,入葱白混捣如膏状。

【用法】取药膏涂于双劳宫穴,合掌放于大腿内侧,夹定,屈膝侧卧,盖被取汗。另取适量敷于大椎穴,胶布固定。早晚各1次,每次45~60分钟,连用2~3日或病愈为止。用于风寒型感冒。证见:头痛、发热、恶寒、身痛、无汗、舌苔薄白,脉浮或紧。

【出处】《中医外治法集要》《穴位贴药疗法》《伤寒蕴要》。

【备注】《伤寒蕴要》载:涂两手心。

23方

【药物】贝叶棕、壁钱、蜘蛛网各适量。

【制法】上药研粉。

【用法】搽手心、足心。用于感冒。

【出处】《西双版纳傣药志》。

24方

【药物】苍术30克,羌活3克,白矾9克,生姜30克。

【制法】前三味研细末装瓶,后一味生姜用时捣烂成泥,先将生姜泥装入搪瓷缸内,放在开水盆中,间接加热。再将苍术粉末和姜泥和匀。

【用法】分握两掌心20分钟,在暖屋子里卧床盖被取汗,如感觉寒冷特甚,丝毫无汗意,可速喝生姜汤或被子里放暖水袋,以促使发汗。用于刚受风寒,头痛身痛,四肢发冷而无汗者。

【出处】《中医简易外治法》。

25方

【药物】薄荷叶6克,大葱白200克,黄酒200毫升。

【制法】将黄酒炖热,将大葱白放在干净的石臼里,兑温开水2大勺,捣取汁,倒入干净大茶杯中,加入薄荷叶,用炖好的热黄酒冲入搅匀,用干净纱布或柔软绸布包。

【用法】擦两手心、两脚心、太阳穴、大椎穴、肘窝、腘窝、前后胸肋骨间隙。用于感冒、流感、着凉闭住汗和发热者。

【出处】《中医简易外治法》。

26方

【药物】吴茱萸6克,明矾6克。

【制法】共研细末,以鸡蛋清调匀。

【用法】敷两手心、足心。用于感冒。

【出处】《常见病验方研究参考资料》。

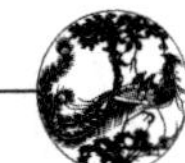

27 方

【药物】鲜黄蒿7个，生姜3片，食盐少许。

【制法】将黄蒿尖放手心揉搓后，与食盐、姜片共捣如泥，用布包。

【用法】擦患者手心、脚心、印堂穴、太阳穴及脑后，盖被发汗即可获效。用于感冒初起、发热、头痛、恶寒、鼻塞、喷嚏、咳嗽等。

【出处】《河南省秘验单方集锦》。

28 方

【药物】鲜大葱心4根，香油适量。

【制法】将葱切开流出葱涎，放在杯中，兑香油调匀。

【用法】蘸汁轻抹手心、足心、头面颈。轻者1次愈，重者2~3次愈。用于感冒。

【出处】《验方精选》。

29 方

【药物】香薷12克，葎草60克，夏枯草30克，柴胡10克，苏叶12克，菊花30克，薄荷3克，银花30克。

【制法】将药物捣烂或取汁，用鸡蛋清或白酒调拌。

【用法】外敷贴手心、足心。用于感冒。

【出处】《中国民间敷药疗法》。

30 方

【药物】大蒜6克，大青叶20克，板蓝根12克，薄荷6克。

【制法】将上药捣烂。

【用法】敷手心、足心、大椎穴。用于感冒。

【出处】《中国民间草药方》。

31 方

【药物】葱适量。

【制法】捣烂。

【用法】擦手心、脚心、背中心。用于感冒。

【出处】《民间偏方秘方精选》。

32 方

【药物】大葱白15克，生姜15克，食盐3克，白酒适量。

【制法】上药共捣烂，加入白酒调成糊状，用纱布包裹。

【用法】擦手心、足心、前胸、后背、肘窝、腘窝，每2小时擦1次，1日数次。用于感冒。

【疗效】河南鹤山医院用此法治疗感冒107例，均在1~2天内热退病愈。

【出处】《俞穴敷药疗法》。

33 方

【药物】胡椒 15 克，淡豆豉 30 克，丁香 10 克，葱白 20 克。

【制法】将前三味药物研细末，用时加捣烂葱白调匀如糊。

【用法】敷贴于劳宫、大椎、神阙穴。每穴用药 5 克，先贴大椎、神阙，纱布覆盖，橡皮膏固定，令患者脱衣而卧，再取药糊 10 克，涂于两手心劳宫穴，两手合掌放于两腿内侧，侧位屈腿夹好，蜷卧将被盖严，取其汗出，每天 2 次，每次 4～6 小时。用于感冒。

【出处】《民间敷灸》。

34 方

【药物】吴茱萸 9～15 克，烧酒少许。

【制法】将吴茱萸用烧酒调和成软膏。

【用法】敷于病人手心与足心，用布包扎好，约敷 1～2 小时。用于风热感冒。

【出处】《新编偏方秘方汇海》。

35 方

【药物】葱白 30 克，生姜 30 克，胡荽 30 克，食盐 6 克。

【制法】捣成糊状，加白酒 30 毫升调匀，用纱布包之。

【用法】涂擦手心、脚心、前胸、后背、腘窝、肘窝处。涂擦一遍后，盖被安卧，半小时左右汗出，即可明显好转，发热渐退，头痛、周身酸痛等症状渐轻，一般次日可完全消失。如不愈，第二次再涂擦一次。用于感冒。

【出处】《中国民间疗法》《手到病除》。

36 方

【药物】生姜适量。

【制法】捣烂。

【用法】令两人各持姜一团，擦两手心、足心、两臂弯、前胸、后背，得汗解。用于伤寒感冒。

【出处】《外治寿世方》。

37 方（葱姜盐酒合剂）

【药物】葱白 50 克，生姜 50 克，食盐 6 克，白酒适量。

【制法】将葱白、生姜、食盐共捣如糊状，再把酒加入调匀，然后用纱布包之。

【用法】涂擦手心、脚心、前胸、后背、腘窝、肘窝，涂擦一遍后，嘱患者安卧。用于感冒。

【疗效】涂擦后约半小时许即有汗出，热渐退，全身自觉症状也随之减轻，次日可完全消失。曾用此法治疗感冒 32 例，均在 1～2 日内治愈。

【出处】《新中医》(1):15,1990。

38 方(掌中金散)

【药物】苍术、干姜、飞白矾各等份。

【制法】为细末。

【用法】每服用1.5克。先吃绿豆汤一小盅,次将药男左女右摊手心内,搦紧,夹腿弯里,侧卧,盖被出汗,即愈。用于伤寒并伤风。

【出处】《万病验方》。

39 方

【药物】飞白矾适量。

【制法】以水调。

【用法】涂两手心,相合,大腿内夹住,良久汗出而愈。用于治中寒阴证,口噤失音,四肢强直,并兼治胃病脘寒痰冷气,及小腹疼痛。

【出处】《万病验方》。

40 方

【药物】胡椒49粒,黄丹9克,枯白矾9克,干姜3克,丁香3克,酒适量。

【制法】共为细末,酒调。

【用法】男放左手心,合龟头上;女放右手心,合阴户上。仍炒黑豆、葱头,煎滚酒一茶盅,热服。盖被曲腿卧,汗出即愈。用于伤寒阴证。

【出处】《万病验方》。

41 方

【药物】贯众、五倍子、大椒、火硝各等份。

【制法】共为细末,用热醋为丸。

【用法】男左女右握手中取汗。用于伤寒虚损不能发汗。

【出处】《丛桂草堂医案》。

42 方(熨法)

【药物】吴茱萸适量。

【制法】吴茱萸以酒略浸湿,用绢袋盛,蒸令极热。

【用法】熨手脚心及心腹,候气通畅匀暖,即停止,累用有效。用于中寒。

【出处】《医书大全》《杂病广要》。

43 方

【药物】羌活10克,苍术6克,白矾6克。

【制法】研为细末,过筛,鲜姜汁调膏。

【用法】敷劳宫穴和涌泉穴,取汗即效。用于风寒感冒。

【出处】《中华民间秘方大全》。

44 方

【药物】栀子 3 个，桃仁 7 个。

【制法】研末，炒麦面，以水调。

【用法】包手心。用于风热感冒。

【出处】《家庭中药外治疗方》。

45 方

【药物】葱白 20 克，荆芥 12 克，防风 10 克，菊花 20 克，连翘 12 克，柴胡 6 克，藿香 12 克，薄荷 6 克。

【制法】共捣烂捏成饼。

【用法】外敷贴在劳宫、太阳、合谷、足心穴。用于风热感冒。

【出处】《家庭中药外治疗方》。

46 方（伤寒七十二症出汗法）

【药物】红枣 7 个，胡椒 7 粒，天麻子 7 粒，银珠 3 克。

【制法】上药捣碎。

【用法】男左手放右腿弯内，女右手放左腿弯内，将药放手心，盖被即有汗出如雨。用于伤寒。

【出处】《同寿录》。

47 方（感冒膏天灸法）

【药物】大蒜、生姜、薄荷各等份，细辛少许。

【制法】上药共捣融如厚膏状。

【用法】取药膏如蚕豆大，贴敷于大椎、太阳穴，以纱布覆盖，胶布固定；贴两手心劳宫穴，合裳而坐或夹于两腿间，约 30 分钟，局部有烧灼、发赤，随之微汗出，可除去。用于风寒感冒：恶寒、发热、头痛、无汗、鼻流清涕、全身酸痛、喉痒、舌苔薄白、脉浮紧。贴药后嘱患者啜热粥 1 碗，以助发汗，奏效更捷；局部起水泡，可按常规处理。

【出处】《中医天灸疗法》。

48 方

【药物】巴豆仁 49 粒。

【制法】上药研烂如泥，分做成 3 个药饼。

【用法】让病人坐在密闭的房间中，右侧放一盆炭火，左侧放一盆滚开水，前面放一张书桌，上放一本书。病在左侧，令病人将右手仰放在书上；病在右侧，令病人将左手仰放在书上。然后取药饼一块放于手心，再在药饼上放一只碗，碗里倒入热水，水冷后再换，直至病人出汗为止。用于感冒风湿。证见恶寒发热、身热不高、头痛如裹、周身骨节疼痛，或某一处骨节痛。

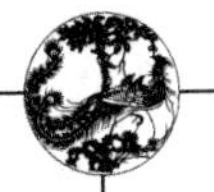

【出处】《奇治外用方》。

49 方

【用法】两手掌心相对而合，然后一侧向下滑行，同时另一侧手指弯曲，以覆盖下降之手的指尖，这个动作必须做到向下滑行的手指伸直，而且滑行中两手掌心要用力摩擦。如此交替连续1分钟。用于预防感冒。

【出处】《中国自然疗法大全》。

二、中　暑

1 方

【药物】食盐50克。

【用法】用食盐擦揉患者手心、足心、胁胸背处，擦出红点为度，觉轻松即愈。用于感受暑邪而突然发生的急性病证。证见昏迷不醒、四肢抽搐。

【出处】《中国民间小单方》《贵州民间方药集》。

【备注】1.《理瀹骈文》："食盐擦胸背，手足心，见斑点则缓解。"2. 首先将患者移至凉爽通风处。

2 方

【药物】黍子50克。

【制法】将黍子炒黄，加水2杯，煎取一杯，1次温服。再加水4碗，煎，取汁备用。

【用法】乘热熏洗手足心及全身。用于中暑。

【出处】《验方精选》。

3 方

【药物】白蔻仁3克，杏仁3克，栀仁3克，枣仁3克。

【制法】上药焙干研细末，加面粉5克，鸡蛋清调匀，分成2个饼。

【用法】敷两手心劳宫穴，布包固定。用于暑热证。

【出处】《小儿疾病外治疗法》。

4 方

【药物】生栀仁30克，生石膏10克，绿豆30克。

【制法】将上药研细末，用鸡蛋清调匀，做成药饼备用。

【用法】将药饼分别敷于手心、足心。用于暑热证。

【出处】《小儿疾病治疗法》。

5 方

【用法】揉五心。用手指揉动手心、足心、背心处，以肤热润为度。用于因外界

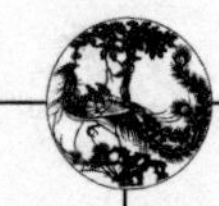

高温，人体内脏阴气虚脱而造成的中暑。症见：头晕、头痛、恶心、呕吐，身软无力，严重者昏迷不醒。

【出处】《中国民间推拿术》。

【备注】迅速将患者移至阴凉通风处，并解开胸衣；给患者喝一些淡盐水或清凉饮料；苏醒后不宜再做高温劳动，应适当休息。

6 方（惊法）

【用法】1. 惊手足：术者口含冷水喷在患者手足心内。2. 惊背腹。3. 惊头面部：术者口含冷水，乘患者不备，突然把水喷到患者上述部位，患者顿感受惊不小，神志清醒。用于中暑、昏迷不醒。

【出处】《中国民间推拿术》。

7 方（油针点刺法）

【用法】取劳宫穴、涌泉穴、曲泽穴、委中穴、中冲穴、少冲穴。施术前将油灯或酒精灯点燃。根据病情需要，选用鞋底针或细缝衣针，尖端蘸油或涂擦酒精，在灯火上烧红，趁针红向油针点迅速刺入，立即退出。用于暑厥。

【出处】《全国首届内病外治学术研讨会论文集》。

8 方（针刺手心法）

【用法】取双手劳宫穴，常规消毒，毫针直刺 3 ~5 分，留针 3 ~5 分钟。用于中暑休克。

【出处】《气功针刺·功点穴按跻》。

9 方

【用法】凡人热急心慌，即将头发打开，浸凉水内即解，并扇两手心。用于中暑。

【出处】《万病验方》。

10 方

【药物】艾条 1 条，盐少许。

【用法】劳宫、百会、涌泉穴，隔盐灸法灸之，壮数不限。每日灸治 1 ~2 次，每穴灸 3 ~5 壮，也可用艾条悬灸。灸至病人苏醒厥复，症状减轻为止。用于中暑昏厥。

【出处】《中国灸疗学》。

11 方

【药物】艾柱或艾条、姜适量。

【制法】将姜切片。

【用法】劳宫、百会、涌泉穴，隔姜片灸法灸之，每日灸治 1 ~2 次，每穴灸 3 ~5 壮，也可用艾条悬灸。灸至病人苏醒厥复，症状减轻为止。用于中暑昏厥。

【出处】《中国灸疗学》。

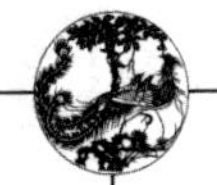

三、支气管炎

1 方(①桃杏膏　②臭蒲膏)

【药物】①生石膏、生桃仁、生杏仁各等份。②臭蒲根粉 125 克,干姜粉 12 克,松香 300 克,樟脑 90 克。

【制法】(桃杏膏)研粉,加鸡蛋清适量制成药膏。(臭蒲膏)将松香熔化,依次加樟脑、臭蒲根及干姜粉,搅拌均匀制成膏药。

【用法】臭蒲膏贴于前心、后心(即鸠尾至中脘,双侧肝俞至胃俞)。贴前先把贴处皮肤用生姜擦红,夜贴昼揭,每晚换贴膏药后,在前后心的膏药上热敷一次,以加速药物的渗透吸收。10 次为 1 疗程。在臭蒲膏贴前后心的同时,用桃杏膏敷一侧手心和脚心,两侧交替使用。以增强臭蒲膏的平喘、消炎、镇咳作用。用于支气管炎。

【疗效】经治 670 例,有效率为 90.1%。个别病例出现局部皮疹,轻度腹痛,头晕等副作用,停药后即自行消失。

【出处】《中草药验方选集》。

【备注】臭蒲系天南星科植物,又名白菖蒲、泥蒲、水菖蒲。

2 方

【药物】葱白头 30 克,生姜 30 克,食盐 6 克。

【制法】共捣成糊状,加白酒一盅调匀,纱布包裹。

【用法】涂擦手心、脚心、前胸、后背及腘窝。涂擦后,让患者平卧,半小时可见出汗,热亦渐退。用于急性支气管炎、慢性支气管炎、肺炎等风寒犯肺之证。

【出处】《中医治疗学》。

3 方

【药物】胡椒 15 克,丁香 9 克,葱白适量。

【制法】先将前二味药粉碎过筛,加入葱白,混合捣匀如膏状。

【用法】取药适量先贴于大椎穴,胶布固定,再取药膏涂于两手内劳宫(即手心),合掌放于两大腿内侧,夹定覆被蜷卧,得汗出即愈。用于急、慢性支气管炎,支气管扩张,肺炎等风寒犯肺之证。

【出处】《中医治疗学》。

4 方

【药物】大葱白 125 克,薄荷叶 6 克,黄酒 125 克。

【制法】将大葱放碗内,加入温开水半茶杯捣汁,再将黄酒炖开,冲薄荷叶 1 ~ 2 分钟,倒出黄酒(薄荷叶不用),连同葱汁和匀。

【用法】取毛巾蘸汁,擦两手心、两脚心、两太阳、两肘窝、两腘窝、尾闾两旁及前后胸肋骨间,擦时用力均匀,轻重适度。用于急、慢性支气管炎等风热犯肺之证。

【出处】《中医治疗学》。

四、支气管哮喘

1 方

【药物】桃仁 6 克,杏仁 6 克,生糯米 6 粒,白胡椒 6 克。

【制法】上药共研细末,用鸡蛋清调匀备用。

【用法】外敷双手心及脚心。用于支气管哮喘。

【验案】康某,男,成年。患慢性喘息型支气管炎数年,入院前因受凉,气喘、咳嗽加剧,听诊可闻哮鸣音及干性罗音。经服中药煎剂效果不显。用上方外敷,当晚哮喘明显好转,症状缓解,能入睡,第 3 天症状消失出院。

【出处】《中草药验方选集》。

2 方

【药物】长皂荚 3 条,巴豆 10 粒,半夏适量,杏仁 10 粒。

【制法】长皂荚去皮子,一荚入巴豆 10 粒,一荚入半夏适量,一荚入杏仁 10 粒。用姜汁制杏仁,麻油制巴豆,蜜制半夏。一处火炙黄色为末。

【用法】每用少许安手心。临卧以姜汁调之,吃下,神效。用于痰喘咳嗽。

【出处】《选奇方》。

3 方

【药物】桃仁 6 克,杏仁 6 克,白胡椒 6 克,生糯米 10 粒。

【制法】上药共为细末,用鸡蛋清调匀。

【用法】敷贴双侧手心劳宫穴。适用于寒性哮喘。

【出处】《中国常用民间疗法》。

五、肺　炎

1 方

【药物】红葱、生蜂蜜各适量。

【制法】将红葱捣烂与蜂蜜和匀。

【用法】敷小儿手心、前胸、两乳下及两肺俞,且轻按摩之,1 日 2 次。用于小儿肺炎。

【出处】《中国民间灵验偏方》。

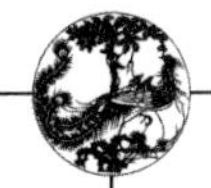

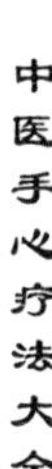

2 方

【药物】葱白头 30 克,生姜 30 克,食盐 6 克。

【制法】共捣成糊状,加白酒一盅调匀,纱布包。

【用法】涂擦手心、脚心、前胸、后背及腘窝。涂擦后,让患者平卧,半小时可见出汗。用于风寒犯肺之肺炎。

【出处】《中医治疗学》。

3 方

【药物】胡椒 15 克,丁香 9 克,葱白适量。

【制法】先将前二味药粉碎过筛,加放葱白,混合捣匀如膏状。

【用法】取药适量涂于两手内劳宫,合掌放于两大腿之侧,夹定覆被蜷卧。另取药膏适量贴于颈后大椎穴,胶布固定,待汗出即愈。用于风寒犯肺之肺炎。

【出处】《中医治疗学》。

4 方

【药物】大葱白 125 克,薄荷叶 6 克,黄酒 125 克。

【制法】将大葱放碗内,加入温开水半茶杯捣汁,再将黄酒炖开,冲薄荷叶 1 ~2 分钟,倒出黄酒(薄荷叶不用),连同葱汁和匀。

【用法】取毛巾蘸汁,擦两手心、两脚心、两太阳、两肘窝、两腘窝、尾闾两旁及前后胸肋骨间,擦时用力均匀,轻重适度。用于风热犯肺之肺炎。

【出处】《中医治疗学》。

六、呕　吐

1 方

【药物】桃仁 7 粒,杏仁 7 粒,栀仁 7 粒,白胡椒 7 粒,糯米 7 粒。

【制法】共为末,加面粉一茶杯和匀,用鸡蛋清调。

【用法】贴手心、足心。用于呕吐。

【出处】《家庭中药外治疗方》。

2 方(止吐糊天灸法)

【药物】吴茱萸 15 ~30 克,生姜汁 15 ~30 克。

【制法】将吴茱萸研为细末,并贮备用。

【用法】使用时取药末 3 克加姜汁调如稠糊,以药糊如蚕豆大贴敷劳宫、中脘、足三里、神阙穴,每次取 1 ~2 个穴位。局部出现小泡无妨碍治疗。用于神经性呕吐,吞食自觉食道不舒,食时有气从胸部往上冲,食后即吐,或食后 1 ~2 小时发生呕吐,饮食减少,厌食,消瘦。

【验案】方某,女,42岁,机关干部。主诉:因丧偶后精神怫郁,半月来饮食不香,食之呃逆上气,遂呕吐频作,反胃吐清涎,两周体重明显下降,形体消瘦,舌淡苔白,脉细弱无力。余授予止吐糊天灸法,其依嘱按方制药糊,自行敷药3天即见效。敷药1周后,呕吐完全消失,饮食倍增,精神转佳,遂获病愈。

【出处】《中医天灸疗法》。

【备注】敷药后6~12小时局部出现烧灼、辣痛时,务必忍耐,不要除去药糊,以免影响治疗效果。

3方

【药物】半夏9克,陈皮9克,葱白6克,鲜生姜10克。

【制法】共捣成泥,制成丸剂。

【用法】握手中。如呕吐较甚,可配用生姜片9克,煎汤口服(少量频服)。用于呕吐、呃逆。

【出处】《手到病除》。

4方

【药物】桂心90克。

【制法】上一味,浓煎,去渣。

【用法】以棉球蘸药汁涂于手心、足心及心窝部。用于寒性呕吐。

【出处】《奇治外用方》。

5方

【用法】用手指垂直点按劳宫穴,以出现酸胀感为度。用于呕吐。

【出处】《实用经穴按摩》。

6方

【用法】用砭木轻揉擦劳宫、中脘等穴,使之产生热感。用于寒吐。

【出处】《中国医学疗法大全》。

七、吐血、衄血

1方

【药物】艾条。

【制法】灸手心50壮。用于吐血、衄血。

【出处】《千金要方》。

2方(掌中金)

【药物】真蒲黄、黄药子各等份。

【用法】用生麻油于手心内调,以舌舐之。用于吐血、衄血。

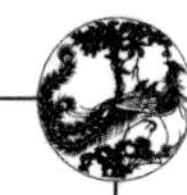

【出处】《医方类聚》《经验良方》。

3 方

【药物】蒜 2 个。

【制法】煨熟捶扁。

【用法】敷手心。用于吐血、衄血。治下部出血尤佳。

【出处】《直指方》。

4 方(一金散)

【药物】大蒜 1 枚。

【制法】去皮研细,摊做饼子,如钱大,厚一寸许。

【用法】摩手心。用于鼻衄不止,诸药不验。

【出处】《肘后方》。

5 方

【用法】劳宫穴。用于唾血、吐血。

【出处】《备急千金要方》。

【备注】原方:“劳宫,主唾血、吐血。”。

八、呃　逆

1 方

【用法】掐点手掌的劳宫,背侧的前谷、中魁、后头痛点、膈点,揉全息胃穴。用于呃逆。

【出处】《实用临床按摩手册》。

2 方

【药物】半夏 9 克,陈皮 9 克,葱白 6 克,鲜生姜 10 克。

【制法】共捣成泥,制成丸剂。

【用法】握手中。用于呃逆。

【出处】《手到病除》。

九、胃　痛

1 方(回春散)

【药物】白矾 3 克,黄丹 2.4 克,胡椒 0.6 克,芒硝 0.3 克。

【制法】上药共研细末,用陈醋调和。

【用法】摊于手心,紧合阴处,男左女右,盖暖出汗自愈。用于阴证引起的胃脘痛。

【出处】《春脚集》《古代验方大全》。

2 方

【用法】劳宫穴常规消毒，针刺5分~1寸深，行平补平泻法，留针40分钟，再隔10分钟行针1次。用于胃痉挛。

【疗效】30例胃痉挛患者均经劳宫穴针刺治疗一次而愈，未用任何药物。

【验案】苏某，女，32岁。主诉：因食生冷，感到上腹部有凉感，胃脘部剧烈疼痛，速来我科治疗。检查：患者面色苍白，烦燥不安，出冷汗，剑突下明显压痛，脉沉迟，舌淡，苔薄白。诊断为急性胃痉挛。针刺劳宫穴，行针时患者感到有一股热流到达胃脘部，疼痛立止，留针40分钟。

【出处】《新疆中医药》(1)：53，1987。

3 方

【用法】推掌心。用补法，向上推是补，推7次。用于胃病。

【出处】《四川省医方采风录》。

4 方

【用法】劳宫穴与大陵穴连线中点取胃肠痛穴。进行按压点穴，力度逐渐增加，直至患者胃痛消失为止。然后再压穴3~5分钟以巩固疗效。

【典型病例】周某某，女，64岁，患胃痛多年，于1992年2月24日胃痛复发，疼痛胀难忍，遂来求治，按上法操作3分钟症状即明显缓解，又点穴15分钟，痛胀全部消失。

【出处】《手穴点穴去病术》。

十、腹　痛

1 方

【药物】露蜂房9克，葱白5寸。

【制法】同研为丸。

【用法】男左女右握手中，握阴卧之，汗出即愈。用于腹痛。

【出处】《本草纲目》。

2 方

【药物】盐适量。

【用法】擦手心、足心。用于腹痛。

【出处】《理瀹骈文》。

3 方

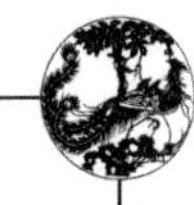

【药物】枯矾 3 克，胡椒 3 克，黄丹 3 克，丁香 1.5 克。

【制法】上药共为细末，陈醋调。

【用法】团握在手心，男左女右，以帛绢扎紧手，久之，汗出而愈。用于阴证腹痛欲死，立刻见效，并治伤寒夹阴。

【出处】《万应经验良方》。

4 方

【药物】朱砂 6 克，黄蜡 90 克。

【制法】和匀。

【用法】烧烟熏口鼻并脐，更贴手足心取汗。用于霍乱引起的腹痛，两腿转筋，心下尚温者。

【出处】《外治寿世方》。

5 方

【药物】白明矾 0.3 克，胡椒 0.6 克，芒硝 0.3 克。

【制法】共为细末，用盐醋调和。

【用法】摊男左女右手心，紧合阴处，盖暖出汗即愈，其效如神。用于阴证小腹痛。

【出处】《春脚集》。

6 方

【药物】胡椒 6 粒，丁香 6 粒，广木香 6 克，黄丹 6 克，明矾 25 克，食盐 5 克。

【制法】上药共研为细末，过筛，外盖铝纸，纱布、胶布固定。用于虚寒腹痛。

【出处】《中医外治法集要》《家庭中药外治疗方》。

【备注】虚寒腹痛，以腹中时痛，喜温按面色无华，畏寒，舌淡苔白为特征。

7 方

【药物】明矾 3 克，火硝 3 克，胡椒 3 克，黄丹 2.4 克。

【制法】共为细末，陈醋为丸。

【用法】男左女右，握在手心，以帛缚之，汗出而愈。用于阴证腹痛。

【出处】《奇方类编》《男女奇效良方》。

8 方

【药物】枯矾 3 克，火硝 3 克，胡椒 3 克，黄丹 3 克，丁香 1.5 克。

【制法】共研细末，用老醋调成团。

【用法】握在手心，男左女右，以帛绢扎紧手，久之出汗而愈。用于阴证腹痛欲死，并治阴证伤寒。

【出处】《验方新编》。

9 方

【药物】肉苁蓉 15 克，硫磺 6 克。

【制法】上药共研细末。

【用法】将药末一半贴敷神阙穴上，一半令患者握手心，每日 1 次。用于肠腑虚寒。

【出处】《古今外治灵验单方全书》。

10 方

【用法】推掌心，用泻法，向下推是泻。用于腹痛。

【出处】《四川省医方采风录》。

11 方

【用法】用砭木推擦劳宫、三关，揉滚神阙、中脘、关元等穴。用于寒性腹痛。

【出处】《中国医学疗法大全》。

12 方

【用法】用砭木推三关，揉劳宫、中脘、三阴交、足三里等穴。用于虚寒性腹痛。

【出处】《中国医学疗法大全》。

13 方（醋熨法）

【药物】香附 30 克，食盐 500 克，陈醋 100 毫升。

【用法】将食盐炒热后，加入事先已研细粉末状的香附 30 克，然后洒陈醋均匀炒，装入布袋，热熨手心、足心、腹部等处，每处 10～20 分钟。

【出处】《生活科技》。

【备注】本方法适用于寒凝气滞型腹痛。

十一、腹　泻

1 方（三仁贴法）

【药物】桃仁 7 粒，杏仁 7 粒，栀仁 7 粒，糯米 7 粒。

【制法】共为末，加面粉一茶杯和匀，用鸡蛋清调制。

【用法】贴手心、足心。用于热泻及小儿吐泻，惊风转筋。

【出处】《中医外治法》《家庭虫药外治疗方》。

【备注】热泻，以粪便黄褐、味臭，肛门灼热，泻下急迫，口渴喜冷饮为特征。

2 方

【药物】附子 9 克，肉桂 9 克。

【制法】附子盐水炒；上药共研细末，用醋调糊。

【用法】敷手心、足心，以肢暖为度。用于泄泻。

【出处】《中医外治法》。

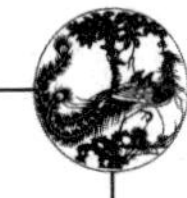

3 方

【药物】白胡椒 7 粒，桃仁 7 粒，杏仁 7 粒，生栀子 7 粒，糯米 7 粒。

【制法】面粉一茶杯，共研细末和匀，用鸡蛋清调。

【用法】敷手心、足心。用于腹泻，每日 1 次。

【出处】《小儿疾病外治疗法》。

4 方（推拿法）

【用法】推掌心。用补法，向上推是补。用于腹泻。

【出处】《四川省医方采风录》。

5 方（旋球法）

【用法】用手掌握两铁球在手心内旋转，每日 1 次，每次 30 分钟，每分钟 100 次左右。用于慢性腹泻。

【出处】《中国自然疗法大全》。

十二、便　秘

1 方

【药物】巴豆霜、干姜、良姜、白芥子、硫磺、甘遂、槟榔各等份。

【制法】上药共研末，加水做成饭丸。

【用法】清早花椒汤洗手，麻油涂掌心，握药一丸。少时即泻，欲止泻用冷水洗手。用于老人虚寒性便秘及积聚。

【出处】《理瀹骈文》《外治寿世方》《中医外治法集要》。

2 方（攻积丸）

【药物】川乌 30 克，吴茱萸 30 克，桂皮 30 克，干姜 30 克，黄连 24 克，桔红 24 克，槟榔 24 克，茯苓 24 克，枳实 24 克，菖蒲 24 克，桔梗 24 克，元胡 24 克，半夏 24 克，巴豆 15 克，皂角 15 克。

【制法】共研细末为丸。开水调成膏，纱布包裹。

【用法】清早花椒汤洗手，麻油涂掌心，握药一丸。用于便秘。

【出处】《理瀹骈文》《中医外治法集要》。

3 方（大芸通便膏）

【药物】肉苁蓉 15 克，硫磺 6 克，火麻仁 30 克。

【制法】上药共捣如泥状。

【用法】一半握手心，一半敷脐。用于阳虚便秘。

【出处】《民间治病小绝招》。

4 方

【药物】杏仁、葱白、盐各适量。

【制法】研末调膏。

【用法】涂手心,脐上。用于大便不通,质硬难排者。

【出处】《穴敷疗法聚方镜》《中国常见民间疗法》。

5 方

【药物】巴豆、干姜各适量。

【制法】上药为末,研饭为丸,如梧桐子大。

【用法】用花椒汤洗手,麻油涂手掌,握药一粒,移时便泻出,即以冷水洗手。用于大便不通。

【出处】《穴敷疗法聚方镜》。

6 方

【药物】硫磺 6 克,肉苁蓉 15 克。

【制法】上药共捣烂。

【用法】一半握手心,一半敷脐。用于阳虚便秘。

【出处】《中国民间疗法》《手到病除》。

7 方

【药物】巴豆仁 1.5 克,干姜 1.5 克,良姜 1.5 克,韭子 1.5 克,硫磺 1.5 克,甘遂 1.5 克,白槟榔 1.5 克。

【制法】上药研极细末和匀,用米汤调分成 2 丸。

【用法】先以花椒汤洗双手,然后用麻油涂手心握药,俟大便得下,则以冷水洗手去药。用于虚寒性便性。

【出处】《家庭中药外治疗法》。

【备注】虚寒便秘,以腹中冷痛,喜热怕冷,小便清长,舌淡苔白为特征。

8 方(握宣丸)

【药物】槟榔、肉桂、干姜、附子、甘遂、良姜、韭子、巴豆各等份,硫磺 3 克。

【制法】上药共为细末,米饭和丸,如桐子大。

【用法】早晨先用花椒汤洗手,揩干,用生油少许涂手心,男左女右,磨合热,握一丸,宣一二行。用于便秘。

【出处】《儒门事亲》。

9 方

【用法】用左手拇指搓右手手心,右手拇指搓左手手心,方向是由手指根搓向手心,以发热和能够耐受为度,每次 15 分钟左右,每日 3 次为宜。

【出处】《民间疗法》。

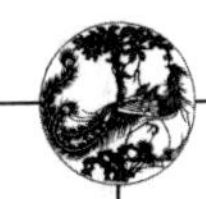

十三、积　聚

1 方（温中丸）

【药物】巴豆霜、干姜、良姜、白芥子、槟榔、硫磺、甘遂各等份。

【制法】共为细末，做成饭丸，如弹子大。

【用法】早晨用花椒汤洗手，将麻油涂手掌心，一手握药一丸，少顷即泻。欲止泻，以冷水净手即止。用于腹中症块、胀闷。

【出处】《中医简易外治法》《中国医学疗法大全》。

2 方

【药物】甘遂、巴豆、干姜、韭子、槟榔各等份。

【制法】上药共研细末，用米饭为丸，如弹子大。

【用法】用时，早晨花椒汤净手，将香油涂掌中，次用药擦，反复搓擦5分钟。用于腹内积聚症，用后当有便泻。

【出处】《串雅外编》《穴敷疗法聚方镜》。

3 方（攻积丸）

【药物】川乌30克，吴茱萸20克，桂皮30克，干姜30克，黄连24克，桔红24克，槟榔24克，茯苓24克，枳实24克，菖蒲24克，桔梗24克，元胡24克，半夏24克，巴豆1.5克，皂角15克。

【制法】熬膏做丸。

【用法】清早花椒汤洗手，麻油涂掌心，握药一丸。用于积聚。

【出处】《理瀹骈文》。

4 方（握药宣积）

【药物】巴豆、干姜、韭子、良姜、硫磺、甘遂、白槟榔各等份。

【制法】上药为末，研饭为丸，如中指头大。

【用法】早晨，用花椒汤洗手，麻油涂手掌中，男左女右，握药一丸。移时便泻，欲得泻止，即以冷水洗手。用于积聚。

【出处】《普济方》。

5 方

【药物】肉桂、附子、巴豆、干姜、韭子、良姜、硫磺、甘遂、白槟榔各等份。

【制法】上药为末，研饭为丸。

【用法】早晨，用花椒汤洗手，麻油涂手掌中，男左女右，手心握药一丸。移时便泻，欲得泻止，即以冷水洗手。用于积聚。

【出处】《本事方》。

十四、大小便不通

1 方

【药物】巴豆仁 1.5 克，干姜 1.5 克，良姜 1.5 克，硫磺 1.5 克，甘遂 1.5 克，槟榔 1.5 克，韭子 1.5 克。

【制法】将上药研细和匀，同米饭少许，合为二粒。

【用法】以花椒水洗手，麻油涂手心，握药。移时便利下，欲止之，用冷水洗手即可。用于大便不通。

【出处】《中医验方秘方汇集》。

2 方

【药物】水仙头 1 个，蓖麻子 30 粒。

【制法】蓖麻子去壳，共捣烂。

【用法】贴手心、足心。一夜换贴二三次。用于小便不通，少腹胀急。

【出处】《常见病验方研究参考资料》《穴敷疗法聚方镜》。

3 方（握宣丸）

【药物】白槟榔、肉桂、干姜、附子、甘遂、良姜、韭子、巴豆各等份，硫磺 3 克。

【制法】上药为细末，软米和丸桐子大。

【用法】早晨先用花椒汤洗手，用布揩干。用生油少许涂手心，男左女右，磨令热，握一丸，宣一二行。用于伤寒大小便不通。

【出处】《儒门事亲》《普济方》。

4 方

【药物】杏仁、葱白、盐各适量。

【制法】研成膏状。

【用法】涂手心、脐上。用于大便不通。

【出处】《药治通义》。

5 方

【药物】葱白适量。

【用法】葱白细切炒热，包熨小腹，冷即易，仍以手擦掌心、足心。用于小便不通。

【出处】《万病单方大全》。

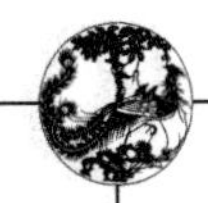

十五、便　血

1 方

【药物】土荆芥 50 克，食盐适量。

【制法】上药混合捣烂。

【用法】敷在手掌处，男左女右，待皮肤局部起泡发热，就把药取掉，但勿使水泡里的液体流出。此药功效大，屡试屡验。用于便血。

【出处】《中医验方》。

十六、消化不良

1 方

【药物】萝卜末 90 克，生姜 15 克，香附 9 克。

【制法】上药共捣烂成泥。

【用法】患者分握双手心 20 分钟。用于消化不良。

【出处】《中医外治法简编》《中国简易外治法》《经验方》《民间治病小绝招》。

2 方（旋球法）

【用法】用手掌握两铁球在手心内旋转。每日 1 次，每次 30 分钟，每分钟 100 次左右。用于消化不良，食欲不振。

【出处】《中国自然疗法大全》。

十七、胆道蛔虫症

1 方（针刺手心法）

【用法】取手掌心（男左女右），常规消毒，进针深度约 1.0～1.5 厘米（注意不要穿透），捻转针柄，用泻法，不提插，一般留针 15 分钟。用于胆道蛔虫症。

【验案】张某，女，26 岁，1982 年 5 月 12 日诊。上腹部突然发生剧痛，经服止痛药无效，而来我院就诊，经西医诊断为“胆道蛔虫症”住院。该患者已怀孕 8 个多月，发病急骤，上腹剑突下右侧呈阵发性“钻”“顶”样疼痛，发作间歇症状消失。病人面赤烦躁，呕吐 2 次，汗出，舌微红，苔黄腻，脉弦数。既往有大便排蛔虫史。经用针刺右手掌心后剧痛缓解，但仍蜷伏，呻吟。当留针 10 分钟后，病人自觉咽喉部位有物向上蠕动，结果从口中吐出一条蛔虫，疼痛减轻，最后消失。以为虫出病愈，可是到当天晚上，又一次发作，仍用上方，留针 15 分钟，愈，出院。

【出处】《河北中医》(4):39,1989。

十八、脱　肛

1 方

【药物】蛱蝶。

【制法】研末。

【用法】涂手心。用于脱肛。

【出处】《本草纲目》。

十九、冠心病

1 方(护心垫)

【药物】(1)大蒜 30 克,葱白 30 克,冰片 10 克(如以麝香 1 克,代替冰片更好)。(2)大蒜 30 克,冰片 10 克,生巴豆 10 克,桃仁 15 克,鸡蛋 1 个。

【制法】(1)方取 4 剂,每剂捣烂装入油纱布袋内;(2)方取 2 剂,捣烂,鸡蛋清调成膏,装入油纱布袋内备用。

【用法】(1)方取两袋,火上烘热,敷于双手掌心(劳宫穴)约 5 分钟,外戴手套。剩下两袋,密封贮存,准备第二天再用。本垫是病人感觉有胸闷时敷之。病情较重,病人有胸闷胸痛时,取上药再做 4 个垫子,敷劳宫(双)、神道穴及心脏部。将(2)方取 2 袋,烘热,敷双足涌泉穴,约 5 分钟。本垫是病人微觉心跳不舒时敷之。

【疗效】袁海云报道,治疗冠心病 23 例,其中临床控制 15 例,无效 8 例。

【出处】《中医外治法集要》《民间秘方大全》。

【备注】上述敷药时间,可以适当延长。一般敷 1～2 小时是不会起泡的。敷药时间的长短标准,以自觉症状消失为止。

2 方(健身球疗法)

【用法】手握两铁球旋转,每日 1 次,每次 30 分钟,每分钟 100 次左右。用于冠心病。

【出处】《中国自然疗法大全》。

3 方

【用法】用手指点压手心、心血管 1、心血管 2 等手部穴位。60～80 次/分,每穴每次点压 20 分钟,每日 3 次。用于心绞痛、冠心病。

【备注】上方亦可用于窦性心动过速、窦性心动过缓、二联律、早搏等。用于心绞痛、冠心病 1 疗程 1 个月,老年人 1 疗程要 2 个月。

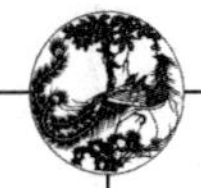

4 方(九龙丹)

【药物】枳壳 30 克,红花、五灵脂各 9 克,良姜、木香、巴豆、母丁香、胡椒、雄黄各 15 克。

【制法】上药共为细末,烧酒丸如芥子大,每服 0.21 克。

【用法】男则将药放左手心,女则放右手心,舌舐咽下,空心服更妙。服药后不可即服汤,少刻其痛立止。如远年久病,表服永不再以矣。用于九种心痛,五月五日、七月七日修合。

【出处】《惠直堂经验方》。

二十、心　悸

1 方

【药物】南星、川乌等份。

【制法】共为细末,用黄醋融化备用。

【用法】摊于手心、足心,每日一次,晚敷晨取,10 次为一疗程。用于心悸怔忡,夜寐不安。

【出处】《中医外治法简编》。

2 方

【用法】按揉劳宫穴。用于心悸、颤抖。

【出处】《实用临床按摩手册》。

3 方

【用法】用手指按揉手心、神门、大陵、心悸点、中冲、少冲等手部穴位,1 日按揉数次,每次约 20 分钟。用于心悸。

【出处】《手掌按摩健身法》。

4 方

【用法】点按掌心,按心区、肾区,摩手掌,擦小指各侧至温热。点揉手掌侧神门、少府、大陵、健理三针区,手背侧少冲。掐揉掌侧心悸点。点揉足底涌泉穴,力达深部。掐点足跟部失眠穴。重擦足底,点揉足底心区、肾区、胸膈区。拔摇各趾,掐跖趾关节及趾腹。操作宜和缓持续,施术后可暖身安睡。用于心悸。

【出处】《精易手足按摩法》。

5 方(壮医疗法)

【用法】劳宫、中冲、内关、百会、膻中穴点灸,每日 1 次,10 次 1 疗程。用于心慌心悸者。

【出处】《中国医学疗法大全》。

二十一、高血压

1 方(针刺法)

【用法】劳宫穴针刺2~3分,得气时痛酸麻胀感觉至指尖。灸3~7壮。用于高血压。

【出处】《中国针灸大辞典》《针灸孔穴及其疗法便览》。

2 方

【用法】按揉手心、腕骨、合谷、阳溪穴,可促进全身血液循环,降低血压。用于高血压病。

【出处】《手掌按摩健身法》。

3 方

【用法】用手指点压劳宫穴,60~80次/分,每次点压20分钟,每日1次。用于高血压。

【出处】《点压手穴治病绝招》。

4 方(健身球疗法)

【用法】手握两铁球旋转。每3~5分钟左右手交换1次;旋转频率逐渐达到每分钟100次左右;初练时每天30分钟,以后逐渐达到60分钟。用于高血压。

【疗效】解放军总医院黄美光教授曾对15例病人(其中男性8例,女性7例;年龄在55~72岁;病史为2~10年)做测量观察,发现锻炼健身球之前收缩压在145~183毫米汞柱,平均153.4毫米汞柱;舒张压在90~105毫米汞柱,平均为92毫米汞柱。锻炼健身球3个月后,收缩压平均为133毫米汞柱,下降20.4毫米汞柱;舒张压平均为82.8毫米汞柱,下降9.8毫米汞柱。同时,头晕头痛等高血压常见症状也有明显减轻。15例中有10例自锻炼健身球后完全停服降压药物,有5例病人服药量减少。

【出处】《中国自然疗法大全》。

5 方

【用法】晚上睡前先用热水泡脚后,用双手劳宫穴分别与双脚涌泉穴对搓,约10分钟。每日搓1次。一般不用加服其他降压药物。

【疗效】共治疗20例患者,其中12例显效,能保持血压平稳,7例有效,仅1例无效。

【出处】《中国民间疗法》。

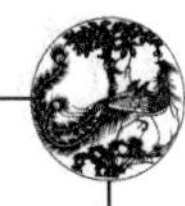

二十二、低血压

1 方

【用法】用手指点压手心、心血管 3、阳池穴、甲状腺区等手部穴位。60 ~ 80 次/分，每穴每次点压 10 分钟。用于低血压。

【出处】《点压手穴治病绝招》。

2 方

【用法】用手指长时间慢按揉手心、神门、大陵、中渚、阳池等手部穴位，一日按揉数次。用于低血压。

【出处】《手掌按摩健身法》。

二十三、贫　血

1 方

【用法】用手指轻轻按揉手心、神门、大陵、阳谷等手部穴位。1 日按揉数次，每次约 5 分钟。用于贫血。

【出处】《手掌按摩健身法》。

二十四、腰　痛

1 方

【药物】丁香、荜拨、干姜、牡蛎各适量。

【制法】烧灰。

【用法】放手心中，以唾液调泥，以手掩其阴，至暖汗出为度。用于腰痛。

【出处】《医学纲目》。

2 方

【药物】附子尖 7.5 克，乌头尖 7.5 克，天南星 7.5 克，朱砂 3 克，干姜 3 克，雄黄 4.5 克，樟脑 4.5 克，丁香 4.5 克，麝香 0.5 克。

【制法】上为末，蜜丸如龙眼大，每用一丸，生姜汁化开，如厚粥样。

【用法】烘热置掌心中，摩腰上，烘棉衣缚定，腰热如火，间三日用一丸妙。或加吴茱萸、桂皮。用于寒湿腰痛：以腰间觉冷，得温痛减，阴雨天剧痛，舌苔白为特征。

【出处】《家庭中药外治疗方》。

二十五、面神经麻痹

1方

【药物】巴豆7枚。

【制法】巴豆去皮研碎。

【用法】贴手掌心。左㖞涂右手心，右㖞涂左手心，仍以暖水一盏安药上，须臾即正，洗去。用于面神经麻痹。

【出处】《太平圣惠方》《本草纲目》《仁术便览》《万病验方》《中草药验方选集》。

2方

【药物】蓖麻子49粒。

【制法】研碎做饼。

【用法】贴手心。右㖞安在左手心，左㖞安在右手心，却以铜盂盛热水坐药上，冷即换，五六次即正也。用于中风之口眼㖞。

【出处】《本草纲目》《澹寮集验方》《万病验方》。

3方

【药物】蓖麻子仁49粒，巴豆19粒，麝香1.5克。

【制法】研末做饼。

【用法】贴手心。右㖞安在左手心，左㖞安在右手心，却以铜盂盛热水坐药上，冷即换，五六次即正也。用于口眼歪斜。

【出处】《本草纲目》。

4方

【药物】巴豆3粒，麝香0.9克。

【制法】共研，用热水两盅，药藏盅底。

【用法】放手心，右斜放在左手心，左斜放在右手心。用于口眼歪斜。

【出处】《串雅外编》《古代验方大全》。

5方

【药物】巴豆4~8粒，白酒250克。

【制法】巴豆与白酒共煮沸后，将白酒盛于小口瓶中。

【用法】乘热熏健侧劳宫穴（左病取右，右病治左），每次20分钟，每日1次，10次为1疗程。在治疗期间，一般有轻度腹泻，或局部脱皮现象，但无须做他处理。用于面神经麻痹。

【疗效】用此方治疗面神经麻痹42例，痊愈16例，好转10例，有效6例，10例

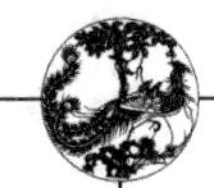

无效。通常治愈时间为6~25天，疗效与病情、病程有关。

【出处】《浙江中医杂志》(2):86,1986;《辽宁中医杂志》(10):18,1981;《常用中草药新用途手册》;《内病外治》;《常见病中草药外治疗法》。

6方

【药物】巴豆9克，白酒适量。

【制法】将巴豆去皮，焙黄去油。

【用法】放在手心。左斜放右手心，右斜放左手心，再将白酒灌入壶内炖沸后，趁酒壶热力，把壶底放在手心的巴豆上面，见头面有汗，用手揉患者两腮，推患者面唇，推正为止，或微推过一点即能痊愈。避风1~3天。如用此方无汗，可再用温酒熏蒸一次，总以发汗为要。用于面神经麻痹。

【疗效】此方治愈患者30余例，奇效。此系五世家传秘方。

【验案】潘某，女，43岁。患面神经麻痹经用上方一次即愈。

【出处】《中医验方秘方集锦》。

7方

【药物】桂枝6克，麻黄6克，川芎15克，防风12克，防己6克，附子4克，荆芥6克。

【制法】上药共为细末，葱白捣泥调和。

【用法】握手心，令微汗。1日1次。10次为1疗程。用于风寒为主的面神经炎。

【出处】《内病外治》《中国民间疗法》。

8方(蓖麻子膏)

【药物】蓖麻子仁30克，冰片2克(冬天加干姜、附子各3克)。

【制法】共捣如泥，或再加醋调成糊膏。

【同法】贴于劳宫穴、合谷穴、颊车穴、地仓穴、牵正穴、听宫穴、下关穴、太阳穴等穴。一次选2~3个穴位，1日换药1次。各穴轮流使用，直到贴完为1疗程。连用3~5个疗程。用于面神经麻痹。

【出处】《中医外治法集要》《俞穴敷药疗法》《穴敷疗法聚方镜》《中国民间疗法》。

【备注】上方也可单贴患侧的劳宫穴。

9方(熏法)

【药物】巴豆2~3粒。

【制法】巴豆放小口瓶中，加入好烧酒一斤炖热。

【用法】患者手掌心置于瓶口上熏，左口眼歪斜熏右手心，右口眼歪斜熏左手心。用于面神经麻痹。

【疗效】福建医科大学中医针灸教研室用此法曾治愈多例。

【出处】《万氏济世良方》《常见中草药外治疗法》。

10 方

【药物】蓖麻子 2 粒，面少许。

【制法】蓖麻子去壳研末，入面水调。

【用法】左㖞涂右手心，右㖞涂左手心。用于口眼㖞斜。

【出处】《魏氏家藏方》《穴敷疗法聚方镜》。

11 方

【药物】巴豆 9～12 克。

【制法】捣烂，纱布包裹。

【用法】敷掌心（劳宫穴），24 小时后取下，翻过来，再敷外劳宫穴 24 小时，两天后取下，再敷另一掌心，一般可敷 2～3 次。用于面神经麻痹。

【出处】《中医外治法集要》《民间敷灸》。

【备注】个别的局部发痒、发热，或起水泡、皮疹，甚至沿手臂内外侧到颈部，面间有麻辣火烧感，或脸部有反应是好现象，疗效可来得快一些。

12 方（药敷疗法）

【药物】鲜蓖麻叶 1 张。

【制法】捣烂。

【用法】敷患侧手心中间，每天换药 2 次。用于面神经麻痹。

【出处】《手到病除》《中国民间疗法》。

13 方

【药物】鲜鹅不食草 15 克。

【制法】捣泥。

【用法】敷患侧手心中间，每天换药 2 次。用于面瘫。

【出处】《手到病除》。

14 方

【药物】蓖麻子 50 粒，麝香 0.6 克。

【制法】上药捣烂做饼。

【用法】病在左者取右手劳宫，病在右者，取左手劳宫，将药饼敷于手心中，包上纱布，置于暖水袋上，每次 10 分钟，每日 3 次，每天敷药 1 次，连续治疗 3 次。用于面瘫。

【出处】《中国针灸奇术》。

15 方（外熏方）

【药物】巴豆 15 克，蝉蜕 10 克，银花 10 克，广木香 10 克，钩藤 15 克，威灵仙 15

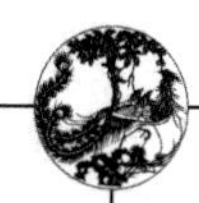

克,醋 50 克,茶叶 10 克,生姜 25 克。

【制法】将上药加水约 500 毫升,煮沸后把药液滤入器皿中,器皿口直径约 6 厘米。

【用法】患者口眼向左歪斜熏右手掌心部,口眼向右歪斜熏左手掌心部。熏蒸时,既要避免药水的蒸气走散,又要调节手掌心与器皿口的距离,防止烫伤。一般以手掌心潮红湿润,病人能够耐受蒸气热度为宜,每次外熏时间 20 ~ 30 分钟,早、中、晚各熏一次,第二、三次使用时,将器皿中的药液再倒入原方药中,加适量水煮沸即可,一般 10 天为 1 疗程,使用 2 个疗程左右可获痊愈。用于周围性面瘫。

【疗效】治疗 218 例,其中痊愈 182 例,占 83.5%;显效 23 例,占 10.5%;有效 8 例,占 3.7%;无效 5 例,占 2.3%,总有效率为 97.7%。

【验案】杨某,男,23 岁,工人。门诊日期:1987 年 3 月 15 日。主诉右侧面瘫 5 天。5 天前晨起涮牙漱口漏水,进食后食物容易潴留右侧腮内,耳后疼痛。检查:右侧额纹消失,蹙额与皱眉减弱,右侧眼裂增大,Bell 征阳性。闭目露出白色巩膜 3 毫米,口角向左侧歪斜,示齿尤为明显,右口角下垂 4 毫米,右侧鼻唇沟变浅及鼓腮减弱,舌淡苔白,脉缓。诊断:面神经麻痹(周围性)。用外熏方治疗 7 天后皱眉增强,漏口水及耳后疼痛减轻,治疗 12 天后,检查面部表情肌恢复正常。

【出处】《全国首届内病外治学术研讨会论文集》。

16 方

【药物】瓜蒌、大麦面各适量。

【制法】瓜蒌取汁与大麦面做饼。

【用法】贴手心,右灸左手,左灸右手。用于面瘫。

【出处】《万病验方》。

17 方

【药物】皂荚适量。

【制法】皂荚去皮研为末,陈醋和。

【用法】涂手心。再用新出炉石灰为末,水调或姜汁调,歪向左涂右边,歪向右涂左边,正即洗去。用于面瘫。

【出处】《万病验方》。

18 方

【药物】生鹿肉、生椒各适量。

【制法】生鹿肉并生椒同捣烂。

【用法】敷局部和手心,歪左涂右手心,歪右涂左手心。用于面瘫。

【出处】《万病验方》。

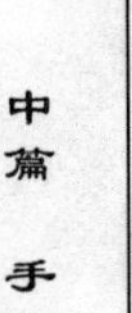

19 方

【**药物**】生南星适量。

【**制法**】研末,用青布包。

【**用法**】放手心。朝左歪者放右手心以熨斗熨之,朝右歪则熨左手心,熨斗用微火。用于口眼歪斜。

【**出处**】《集古良方》。

20 方(追风丸)

【**药物**】磁石 0.3 克,石硫磺 3 克,蓖麻子 15 枚,干萵苣根 9 克,靶薹子 15 克。

【**制法**】磁石煅,醋淬十遍研,石硫磺研,蓖麻子去皮研。上药为末,用醋面糊和,临时旋为丸。

【**用法**】手心内安之,用汤碗压,左㖞安右手,右㖞安左手,候口中正即去之。用于中风口㖞。

【**出处**】《普济方》。

21 方

【**药物**】鳖甲、乌头生用,各等份。

【**制法**】研末,以醋调。

【**用法**】涂手心。用于口眼㖞斜不正。

【**出处**】《太平圣惠方》《普济方》。

22 方

【**药物**】瓜蒌汁、大麦粉各适量。

【**制法**】瓜蒌汁和大麦粉做饼。

【**用法**】贴手心。右灸左手,左灸右手。用于中风口眼㖞斜。

【**出处**】《古今医统大全》。

23 方

【**药物**】桃仁 7 枚,栀仁 7 枚,麝香 0.3 克。

【**制法**】共研细末,白酒适量调膏。

【**用法**】男左女右涂于手心,外用胶布固定,7 日换药 1 次。用于中风口眼㖞斜。

【**出处**】《家庭中药外治疗方》。

24 方(三子膏天灸法)

【**药物**】白芥子 15 克,蓖麻仁 15 克,生附子 10 克(冬季加生姜 3 克)。

【**制法**】诸药共捣烂如泥,加醋适量调成糊膏。

【**用法**】取药膏如蚕豆大小,置于患侧面部,太阳、下关、听宫、颊车、地仓、牵正、合谷、劳宫穴,一次只贴 2~3 个穴位,每日换药 1 次,各穴轮流使用,直至贴完

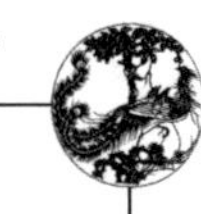

全部穴为1疗程，连贴3～5个疗程。贴药后面部出现灼热、辣痛时即去药膏。用于口眼㖞斜。

【出处】《中医天灸疗法》。

【备注】本法药物辛温有毒性，有较强的刺激皮肤发泡作用，故皮肤过敏者慎用。使用过程中，谨防入口、触目，以免引起损伤。

25方

【药物】陈巴豆10～13克(1～2年内药效最好)。

【制法】巴豆去壳，将巴豆肉捣烂如泥状(勿放水、油等物)，按患者手心大小捏成饼状。

【用法】置患侧手心处，外覆盖玻璃纸，或塑料纸亦可，纸上垫团棉球呈凸状，再用绷带固定，24小时后将巴豆饼取下捣烂，再做成饼，敷贴于患侧手心24小时，共三昼夜。敷后一般有反应，敷处发痒、发热、起小水泡，甚至沿手臂内侧或外侧到颈项，面部肿胀痛，或有麻辣火烧感，或眼睑浮肿等。这都是正常反应，无须处理。若反应太大，耐受不了，须取掉巴豆饼，反应很快减轻到消失。若无反应，病情又未好转，可按原法续敷一次，或敷第三次。用于面瘫。

【疗效】经治500例，除25例外敷巴豆饼一次痊愈外，其他475例陆续配以内服小续命汤加味治之。痊愈443例，显效34例，好转8例，无效15例，总有效率为97%。

【验案】验案1：李某，男，58岁，1983年4月27日初诊。主诉：4天前因晨跑吹了冷风，当日晚饭后抽烟感觉右侧口唇不得力，翌晨刷牙发现口眼歪斜，曾服中药3剂未效。检查：口眼鼻唇嘴等明显向左侧歪斜，额纹消失，右眼睑裂变大，流泪，眉毛比健侧低，不能闭眼、皱眉、鼓腮、吹口哨，鼻唇沟消失。体温、心肺、血压未见异常。舌质淡红，苔黄腻，粗糙而润，脉缓。诊为周围性右侧面神经麻痹。即外敷巴豆10克(三昼夜)于右手掌心，内服小续命汤加味5剂。自觉服第二剂病情开始好转，服完5剂后痊愈。

验案2：相某，男，40岁，1984年7月23日门诊。主诉：5月1日坐单车吹了风，3日晨起发现口眼歪斜，漱口闭不住水，吃饭落腮，左半边脸不能活动，流泪，怕光。经S-D曲线检查：左额肌完全失神经支配，右颧肌大部失神经支配，左颊肌口轮匝肌、口开大肌部分失神经支配，右下颌肌群、颈阔肌重度失神经支配，诊为周围性面神经麻痹。先后经中西药、针灸、电针、激光、鳝鱼血、蜂刺等治疗无效，迁延2月余。10年前曾患过一次左面神经麻痹。检查：左侧额纹消失，左眼睑裂增大，不能闭眼，流泪，鼻唇沟消失，闭口不能鼓气，嘴唇左侧下垂不能撅起，示齿或笑时口角向右侧牵引。自觉舌根部木无口味，稍有口干。舌质淡红，苔白多津，脉细滑。其他：脑、肺、血压、体温等均正常。诊为周围性左面神经麻痹。即给予小续命汤加味5剂,外敷巴豆10克于左手心三昼夜。一周后复诊,上症依然。7月30日再按原方5剂,嘱再敷巴豆一次。8月6日复诊云病情稍感好转。详察面色不华,按脉滑而无力,观舌质淡微浅,苔白而滑等见证,实属风寒较重,将原方重用肉桂末13克(冲服),附子8克,麻黄7克,继服5剂。8月12日复诊,病情明显好转,各症俱减,又连续按原剂量服药15剂,历时一个半月,病愈。复经S-D曲线检查,患侧面神经各支完全复常。

【出处】《新中医》(5):27,1986。

26方(面瘫糊)

【药物】桂枝、麻黄、防己、荆芥各6克,川芎15克,防风12克,附子4克。

【制法】共为细末,葱白捣泥调和。

【用法】握手心,每日1次,10次为1疗程。用于风寒为主的面神经炎。

【出处】《民间治病绝招大全》。

【备注】掌面有破溃者不宜施用本法,以免刺激创口。

27方

【用法】取去皮的巴豆仁,男12克,女10克,捣碎,做成手心大小的药饼敷于患侧手心处3天,每12小时翻药饼1次,不出门避风3天。

【出处】《内蒙古中医药》(18):76,1999。

28方

【药物】蓖麻子仁30克,巴豆10克,麝香0.3克。

【用法】共捣如膏状敷手心,再以搪瓷缸盛热水熨之。每日1次,每次15~30分钟。

【疗效】笔者用本法已治愈百余例,病程最短的3天,最长的14年,疗程最短的3天,最长的35天,治愈率达98%以上。

【出处】《民间疗法》。

【备注】本疗法对偏头痛、神经牙痛等也有显著疗效。

29方

【药物】巴豆3~5粒。

【用法】研细,放铝壶或玻璃瓶中,加入75%酒精或好烧酒500毫升,炖热,以面瘫侧之手掌心劳宫穴放壶口上熏。每次1~2小时,重者可治疗4小时,每日1次,5次为1疗程。

【典型病例】王某,男,62岁。1992年11月26日初诊。患者2天前受风寒后感右侧面部发麻、板滞,口角向左侧歪斜。检查:右侧鼻唇沟变浅,额纹消失,右眼睑不能闭合,鼓颊漏气。诊为面神经麻痹。即用巴豆酒熏劳宫,每次2小时,每日1次。2次后症状明显好转,面部外观大体对称,但笑时口角略有歪斜。4次后症状

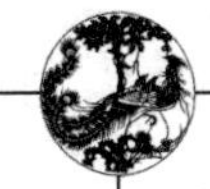

完全消失而痊愈。

【出处】《安徽中医学院学报》(4):31,1994。

【备注】治疗时药酒渐凉可再加热,注意勿烫伤皮肤。

二十六、面肌痉挛

1 方(针刺后溪透劳宫法)

【用法】患者取坐位或仰卧位,先取病变同侧后溪穴,局部常规消毒后,以夹持押手法快速进针,向劳宫穴的方向直刺 1.5 寸左右,然后施捻转提插手法,当病人有明显的"得气"感时,即用大幅度来回捻转 2~3 次,再行提插手法 5~7 次,使有强烈针感。其刺激强度,以病人能耐受为度,随后每隔 3~5 分钟重复手法一次,待症状消失后留针 30 分钟即可出针;如进针 10 分钟后症状无减轻者,可再取对侧后溪透劳宫,同时左右两侧反复施行上述手法,症状都能减轻。以后每日针刺 1 次,一般 1~3 次即痊愈;如疗效不能巩固,可在该穴做皮内埋针治疗。用于面肌痉挛。

【疗效】治疗 6 例,均临床治愈。其中经针刺 1 次一侧穴位 10~15 分钟症状消失者 1 例;针刺 1 次双侧穴位 20~30 分钟症状消失者 4 例;针刺 3 次双侧穴位症状明显减轻,又改用皮内埋针 3 天治愈者 1 例。在针刺治疗期间未做任何其他辅助治疗,经随访半年以上均未见复发。

【验案】刘某,女,32 岁,营业员,于 1976 年 8 月 20 日来诊。主诉右侧面部抽动已半个月。由于本月 5 日时晨与爱人发生口角,哭闹不停,不思饭食。当日下午,突然感到右侧面部肌肉不自由地徐徐抽动,随后出现阵发性的面部发紧,右眼睑上下抽搐,嘴角连续向左歪斜抽动,每次发作约持续 1 个小时,表情十分痛苦。曾在某医院针灸、穴位封闭及服西药治疗一周不见好转。诊断为左侧面肌抽搐。当即给予针刺后溪透劳宫,进针后反复捻转提插约半分钟,自觉症状减轻,面部紧皱感消失,抽动停止,留针 30 分钟出针,一次治愈。随防半年,未见复发。

【出处】《中医杂志》(6):50,1981。

二十七、头 痛

1 方

【药物】巴豆 10 克,朱砂 5 克,桃仁 20 克。

【制法】先将朱砂研细末,可不经水飞去渣,但不可近火,后入巴豆、桃仁共研如胶泥,装瓶备用。巴豆生用,不需去油,桃仁去皮。

【用法】每次 3.5 克,分成 2 份,用二层纱皮包妥,中午和晚上入睡前,将药包置

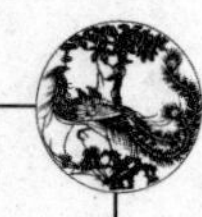

于两手心(劳宫穴),外用胶布固定,药物固定后,用手指轮流缓慢按压药包30~50分钟,每分钟40~60次,待次日晨将药取下。注意勿使药末入口、眼等处。治疗期间,除高血压病人继续服用原降压药以外,其余中西药皆停止使用,并禁食辛辣刺激物,注意休息。治疗10天,若效果不明显,冷天可用热水烫手10分钟,揩干后再用;热天加入麻油3~5克于药末中再用。

肝阳上亢型加青黛5克,麻油5克;阴血不足型在手心握药的同时,加服枸菊地黄丸或首乌片;痰瘀上扰型加麝香1克;痰偏盛者,桃仁减半,加生半夏10克。

【疗效】治疗46例,25例显效(疼痛症状完全消除或显著减轻,其他理化检查明显改善),16例好转(头痛减轻,头痛次数明显减少,不影响正常工作,其他理化检查部分得以明显改善),5例无效。显效率54.3%,总有效率96.2%,治疗最长时间120天,最短20天。

【验案】验案1:肖某,女,32岁,1987年10月5日初诊。患者3年前因精神刺激,常失眠头痛,心情抑郁。近2个月来头痛再次加剧,服西药已不能止痛。白天疼痛明显,活动后加剧,稍有振动则头痛难忍,并伴失眠、心烦、口苦而粘、恶心、纳差。舌红苔薄黄,少津,脉弦数。脑血流图示:1.脑血管弹性减弱。2.两侧波幅不对称,相差24%。此乃情志所致,肝木失调,木郁化火,上扰清官。用青黛、桃仁、巴豆(生用)各10克,朱砂、麻油各5克。用上方,手心握药治疗10天,头痛有缓解,失眠有改善。继续治疗10天,诸症明显减轻。治疗3个月病愈恢复上班。脑血流图检查正常,因病人担心复发,一直坚持用药半年,随访1年未见复发。

验案2:钟某,男,25岁,1987年4月22日初诊。患者1年前施工时不慎从高处跌落,当时昏迷,经救治后,除头痛外,余症均消。曾用活血化瘀药物治疗,但效不佳。头痛以左侧巅顶部更甚,有时胀痛,有时痛如针刺,夜间常因头痛而不眠,局部及颈项有按压痛。且伴头晕眼花,心慌心悸,夜卧不安,口苦口干,大便秘结,舌红、苔黄微腻,脉弦数。此乃气滞血瘀而致。处方:麝香0.3克,巴豆10克,桃仁20克,朱砂5克。手心握药10天后复诊,头痛减轻,夜卧稍安,其他症状有所改善,但局部仍有刺痛及按压痛。继续握药20天,头痛基本消失,其他症状明显改善。共计握药50天,诸症皆除。随访半年,未见复发。

【出处】《浙江中医杂志》(4):178,1991。

2方

【药物】黄连60克,姜黄10克,芒硝120克,牙皂30克。

【制法】上药共研细末,以蛋清、火葱汁、浓茶合调均匀。

【用法】敷两手心、两足心、太阳穴。如干,以茶水润湿,病愈为止。用于头痛。

【出处】《古今中药外治高效验方1000首》。

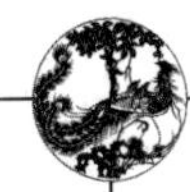

3 方

【**药物**】白芷6克,桂枝6克,防风10克,防己10克,川芎15克,生姜3克。

【**制法**】共研成末,加葱白适量,捣泥调和。

【**用法**】握在手心,令微汗,每日2次。用于神经性头痛。

【**出处**】《手到病除》。

4 方

【**药物**】羌活、独活、川芎各9克,细辛6克,附子4克。

【**用法**】上药共研细末,同葱白捣泥调和,手握至微汗出,每日2次。7天1疗程。

【**出处**】《中华独特疗法大成》。

【**备注**】适用于血管神经性头痛。

二十八、痹 证

1 方

【**药物**】蜡250克。

【**制法**】熔之,涂旧绢上,随患处大小阔狭涂之。

【**用法**】乘热贴两手心,并缠脚贴脚心,着袜裹之,冷即易。用于痹证。

【**出处**】《本草纲目》。

2 方

【**药物**】蓖麻仁30克,生乌头30克,乳香5克。

【**制法**】上药共捣烂研细,加猪油调和成膏。

【**用法**】烘热涂患处,然后以手心摩擦5~7分钟。用于痹证。

【**出处**】《中国民间疗法》。

3 方

【**药物**】皂矾、铅丹、火硝、白胡椒、五倍子各等份。

【**制法**】上药共研细末备用。

【**用法**】用时以食醋将药末30~40克调成泥状,令患者握在双手中,或以塑料布包扎,待全身出汗后撤除药物(如无汗,可于连续用药24小时后取下),并避免着凉,也可隔一定时间后再用药。用药期间,患者除出汗外,关节可有明显疼痛,或身上某一部位有发热或有吹风样的发凉感觉,取下药物逐渐恢复。个别病人可发生轻度接触性皮炎,数日后可不经处理而缓解。用于风湿性关节炎。

【**疗效**】一般用药1次即可见效。

【**验案**】任某,女,34岁,1971年3月15日就诊,患者17岁时患关节游走性疼

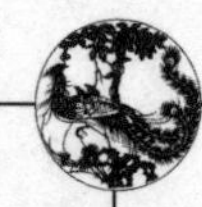

痛,3年后又因受凉而加重,且每年春秋季节两小腿等处均发生“结节性红斑”。多年来,经常头晕、心悸、胸闷、烦燥、咽痛、浮肿、形寒肢冷,在炎夏酷暑衣着较厚。曾经多处医院诊治,均诊断为“风湿性关节炎”。检查:一般情况尚可,扁桃Ⅰ—Ⅱ°肿大、充血,心肺未见异常,两小腿伸侧及足部散见结节性红斑,略隆起,质硬,有触痛,两小腿浮肿,压之凹陷,舌淡苔白,脉沉。临床诊断:风湿性关节炎(风寒湿痹)。用上法治疗,用药时间约10小时。用药期间,患者先头面两肩,继而全身如有风一样的发冷感觉,同时出冷汗,取掉药物后自觉乏力。数日后,关节疼痛加重,结节性红斑增加,但头晕、胸闷、烦燥、心悸等全身症状消失。随后关节疼痛及结节性红斑也逐渐消失。未见再发。随访8年半,疗效巩固。

【出处】《中医杂志》(1):78,1981;《中医外治法集要》;《中医痛症诊疗大全》。

4方

【药物】桑树根(5年以上树龄)250克。

【制法】去泥,用清水洗净,放在陶瓷罐内,加水1.5公斤,文火煮沸30分钟,取下瓷罐。

【用法】将双手心或双足心朝下,放在瓷罐上方;手心或足心向下,熏蒸约10分钟;再取白纱布一块,用温桑树根水洗双手或双足,至水凉为止,每日1~2次,15天为1疗程。用于类风湿性关节炎。

【疗效】治疗32例,3例临床治愈,18例显效,10例好转,1例无效,总有效率96.8%。

【出处】《浙江中医杂志》(4):185,1986。

【备注】熏洗的同时内服:制川乌、制草乌、防己、生黄芪、白术、桂枝各15克,莪术、当归、白芍、鸡血藤各12克,炙甘草10克。每天1剂,连服3个月。

5方

【药物】新巴豆49粒。

【制法】纸压去油,分作三饼。

【用法】如病在左,令病人将右手仰至书上,安药于掌心上,以碗安药上,倾热水碗内,水凉即换,良久汗出立效。病右安左,一云随左右安之。用于风湿痰病。

【出处】《万世济世良方》。

6方

【药物】川椒末15克,食盐9克,米醋少许。

【制法】将前二味药拌匀,再入米醋调和。

【用法】敷于手掌心,每日换药1~2次,连续进行5~7日为1疗程。用于风湿性掌痛。

【出处】《常见病民间传统外治法》。

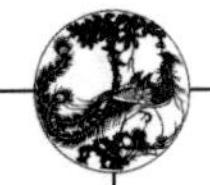

二十九、颈椎病

1 方

【用法】用手指点压手心、膀胱、输尿管、全息颈、反射区颈咽区、列缺等手部穴位。60 ~ 80 次/分，每穴点压 20 分钟，每日 1 次。用于颈椎病。

【出处】《点压手穴治病绝招》。

2 方（旋球法）

【用法】用手握两铁球在手心内旋转。同时配合肩关节及颈部运动。右手顺旋转和左手逆旋转主要锻炼前臂桡侧肌肉及桡神经；右手逆旋转和左手顺旋转可锻炼前臂尺侧肌肉和尺神经。用于颈椎病。

【出处】《中国自然疗法大全》。

三十、指端麻木

1 方

【用法】用手指点压手心、内关、外劳宫等手部穴位。60 ~ 80 次/分，每穴点压 10 分钟，每日 1 次。用于指端麻木。

【出处】《点压手穴治病绝招》。

2 方（祛风活络包）

【药物】川乌 10 克，草乌 10 克，生姜 15 克，皂刺 10 克，灵仙 10 克，红花 10 克。

【制法】上药共为细末，水调成膏，纱布包。

【用法】手心握之，每日 2 次，每次 1 时许。用于手指麻木。

【出处】《古今中药外治真传》。

3 方

【用法】用手掌握两铁球在手心内旋转。每日可做数次，每次 30 分钟，每分钟 80 次左右。用于手足麻木。

【出处】《中国自然疗法大全》。

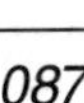

三十一、肩周炎

1 方（旋球法）

【用法】用单手托双球于掌心中，手指用力，使双球在掌心中顺转与逆转。顺旋转时双球要经过大拇指、小指、无名指、中指、食指，使双球互绕旋转，要手指紧贴球体，务必使双球在掌心中互相摩擦。逆转时，手指使反力使双球与顺转方向相反，转速应达每分钟 80 圈以上。在旋球过程中，也可配合作一些肩关节不同角度的旋转动作，但是幅度不宜过大，以免使疼痛加剧。用于肩周炎。

【出处】《中国自然疗法大全》。

三十二、中 风

1 方

【药方】明天麻 3 克，小胡麻 6 克，升麻 9 克，宣木瓜 12 克，葱头 49 个。

【制法】煎水。

【用法】用煎药水从头至手足心频频洗浴，随手搓揉，如此十日，病自安然。用于半身不遂，遍身麻木、偏枯等症。

【出处】《千金不易简便良方》《古代验方大全》。

2 方

【药物】芥菜籽适量，陈醋适量。

【制法】芥菜籽研末，以好陈醋调。

【用法】如病在左，将左半身自头至手足心敷满，病在右同样治之。敷后盖被睡一觉即愈。用于半身不遂。

【出处】《奇效简便良方》《古代验方大全》。

3 方

【药物】蔓荆子 12 克，黄芪 12 克，马钱子 12 克。

【制法】上药研细末后，用水调成饼状。

【用法】外敷劳宫（手心）、涌泉、太阳、大椎穴。用于中风。

【出处】《中国民间敷药疗法》。

【备注】中风患者应配合内服药、针灸治疗。

4 方（手心用药方）

【药物】桃仁 7 枚，栀仁 7 枚，麝香 0.3 克。

【制法】共研细末，白酒适量调膏。

【用法】男左女右涂于手心，外用胶布固定。7 日换药一次。

【疗效】经治多例，疗效尚满意，尤以初病发作而无其他兼证者疗效为佳。

【验案】季某，女，56 岁，农民，患者素有高血压病史，因家务操劳持重发病。症见唇口瞤动，语言不利，口角流涎，进食障碍。先后赴省、地区医院诊为“脑血管意外”。中医辨证：络脉空虚，风邪入中（中经络）。服用中西药疗效缓慢。施用上法治疗，1 贴症平，更方调整，多年未见复发。

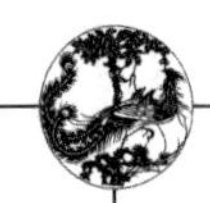

【出处】《中药贴敷疗法》;《中国灸法集粹》;《陕西中医》(1):42,1983。

【备注】用药期间适当休息,减少谈话。用药后掌心如起小泡,针刺消毒。忌食辛辣。

5 方

【药物】南星、川乌、黄蜡各适量。

【制法】前二味同黄蜡熔化。

【用法】摊手足心。用于中风逆冷,并治惊悸。

【出处】《外治寿世方》。

6 方

【药物】艾条1支。

【用法】取穴:劳宫、太冲、内关、人中、足三里、丰隆。人中、内关穴用针刺。其他各穴用艾条悬灸法灸治。每日1~2次,每次30分钟。用于中风闭证。

【出处】《中国灸疗学》。

7 方

【药物】附子适量,盐适量,艾条1根,艾适量。

【制法】附子研末做饼。

【用法】劳宫穴、太冲穴隔附子饼灸,每穴3~9壮,神阙穴融盐灸9~15壮;或艾灸悬灸,每穴10~20分钟。用于中风中脏腑之闭证。

【出处】《民间敷灸》。

8 方

【药物】巴豆7枚。

【制法】巴豆去皮烂研。

【用法】用治中风口㖞,㖞左涂右手心,㖞右涂左手心,仍以暖水一盏,安向手心,须臾即正。洗去药,并频抽掣中指。用于中风口㖞。

【出处】《肘后备急方》。

9 方

【药物】羌活适量。

【制法】煎汤。

【用法】洗手、足。用于中风手足麻痒。

【出处】《外治寿世方》。

10 方(敷手丸)

【药物】麻黄10克,天麻9克,官粉10克,白芥子6克,细辛6克,白胡椒7粒,元寸0.5克,蓖麻杆(炭)10克,生姜5克,葱白7根。

【制法】将以上诸药炮制加工成粗末,然后制成泥丸。

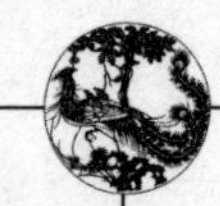

【用法】将此药丸外敷患者掌心(劳宫穴)敷紧,敷药丸时一定按男左女右敷药,否则发不出汗。用于中风。

【验案】张玉凡,男,55岁,农民,于1990年8月16日患半身不遂,左侧瘫痪。嘴向右侧歪斜,言语不清,口流涎水,血压280/180mmHg,给予外敷中药丸(敷手丸)发汗,经两个疗程痊愈,并能参加劳动。

【出处】《全国首届内病外治学术研讨会论文集》。

【备注】上述验案中用内服中药丸"醒脑丸",其药物不详。

11方(追风丸)

【药物】磁石0.5克,硫磺3克,蓖麻子15枚,干萬苣根9克,芸薹子15克。

【制法】磁石煅,蓖麻子去皮,上药共研为末。醋面糊和,临用时旋为丸。

【用法】手心内安之,用汤碗押,左㖞安右手,右㖞安左手,候口正,即去之。用于中风口㖞。

【出处】《圣济总录》。

12方

【药物】天麻子、元寸各适量。

【制法】捏饼如钱大。

【用法】向右歪贴右手心,向左歪贴左手心。用于中风中经络口眼歪斜。

【出处】《丛桂草堂医案》。

13方

【药物】蜡250克。

【制法】熔化,涂旧绢帛上。

【用法】随患大小阔狭,乘热贴两手心,并乘热缠脚,须当脚心,外着袜裹之,冷即易。用于暴风,身冷如冰,瘫痪者。

【出处】《续传信方》《集试秘览》。

14方

【用法】取劳宫、太冲、足三里、丰隆穴。用艾条悬灸法灸治。内关穴用针刺法。每日1~2次,每次30分钟。用于中风闭证。

【出处】《中国常用民间疗法》。

15方(二仁散)

【药物】桃仁7枚,山栀仁7枚,元寸0.3克。

【制法】共研细末(元寸后入),贮瓶备用,勿泄气。每取本散一剂量或二分之一量用白酒调和成软膏状。

【用法】涂擦手心(劳宫穴),男左女右,每次用药揉擦10至15分钟,再涂药0.2~0.5厘米厚,外以胶布固定,每隔7日依法用药1次。用于脑血管意外,口唇

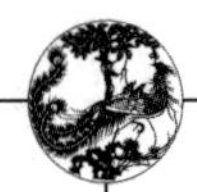

瞤动,语言不利,口角流涎,进食妨碍。

【疗效】一般用药1~2剂后即获显效或痊愈。笔者验之临床,凡中风之轻证,(中经络)用之多获良效。用药期间坚持少说话,多休息,忌食辛辣之物。用于中风。

【出处】《陕西中医》(1):1983;《百病中医熏洗熨擦疗法》。

16方

【药物】皂角150克。

【制法】皂角去皮,以陈醋和之。

【用法】左㖞涂右手心,右㖞涂左手心,以暖水一盏安向手心,须臾便正,即洗去药并抽掣中指。用于中风。

【出处】《医镜》。

17方

【用法】1. 握球锻炼:选择较小的健身球,让患者用5个手指和掌心使劲握球,或用5个手指,或用拇指与食指用力捏球,尽量使病人的手部产生酸、胀、麻、热、痛等感觉,使指力、腕力、臂力、体力、脑力不断增强,促进康复。2. 旋球锻炼:只要患者能自行旋球,不管采用哪种旋转法均可。用于轻度中风后遗症。

【出处】《中国自然疗法大全》。

【备注】偏瘫病人旋球锻炼要注意选择的球要小;每次锻炼的时间要少,不要超过10分钟,但1天中可以锻炼多次;要求不能过高。如患者不能握球,可用另一只健康的手帮助握球或旋转,功效不减。

18方(冰麝活络散)

【药物】1号药:冰片4克,麝香1克,雄黄20克,樟脑40克。

2号药:生姜适量。

3号药:细辛3克,桃仁、红花、牛膝、桂枝各15克,伸筋草20克。

4号药:大活络丹1粒。

【制法】1号药:先将各药分别研成细末,后合在一起研匀,置入瓶内密闭备用。2号药:将生姜洗净,切片捣泥,用纱布包紧,拧出姜汁。3号药:先将药物泡1~2小时,后用文火煎煮30~40分钟,连渣倒入盆中。

【用法】1. 取生姜汁适量,调1号药末1克为糊状,涂于患侧手心,用胶布固定。若为单侧上下肢罹患此病,调药末2克,分涂手足心;若为双侧上下肢,或仅双下肢罹患此疾,每次亦只涂两处,四个部位交替,但须每次有一手心涂药,不可过量。每次6~10小时,在烫洗后进行。2. 用温度适宜的3号药烫洗双手足及上下肢体(包括健侧肢体),每次20~30分钟,晚间临睡前进行。冬季应边烫边加热水以保持一定温度。3. 大活络丹可在早饭后半小时服,温开水送下。用于中风后遗症。

【疗效】本方对中风后遗症单侧患者尤为适宜,病证较轻者,3 日见效,1 ~ 2 月痊愈。对部分失语患者,也有一定疗效。

【出处】此方是本书编者之一张晓莲祖传秘方,征得家父应允,公开与读者见面,属名"张晓莲",下同。

【备注】1. 若有起水泡现象,可待水泡愈后再涂药。水泡不需治疗,能自愈。若出现感染现象,用适当消炎药物处理。2. 素体虚弱者,每日加服人参 6 克,山药 10 克,焦山楂 12 克,龙牡 15 克,水煎服。服药后将参渣吃下。大便不通者,再加服郁李仁 15 克。3. 凡"秘方"均有较可靠的疗效,也有其偏性,即对患者的行之有效适应证有一定的限度。

19 方(蜈附活络散)

【药物】1 号药:蜈蚣 20 条,生附子 10 克,乳香、没药各 30 克,立羌活、独活、秦艽、川椒各 40 克。

2 号药:丹参、鸡血藤各 30 克,伸筋草、红花、桃仁、茵陈各 10 克,远志 6 克,生姜 3 片。

3 号药:花椒 10 克,细辛 3 克。

【制法】1 号药研成细末,装入瓶内备用。2 号药泡透后煎煮两遍,每遍于开锅后文火煮 20 分钟,两遍药液混合。3 号药泡透后加入已煎过两遍的 2 号药渣中,于临睡前 1 小时共煎 20 分钟供烫洗用。

【用法】1. 取 1 号药末,用山西老陈醋调为糊状,蒸煮之后晾至适宜温度,涂于手足心,以麝香虎骨膏(或伤湿止痛膏)固定,每次 6 ~ 10 小时,每处用药末 4 克,一次可敷贴 2 处至 4 处,可交叉应用,但每次必敷一手心。2。煎好的 2 号药液分 2 次,于晚饭后半小时与早饭后半小时服用。3. 3 号药加药渣煎后,药液药渣一并倒入盆中,加适量凉水,待温度适宜时,健侧患侧手足一齐烫洗。冬季应边烫边加热水以保持适宜温度。烫洗之后再敷贴药糊。用于中风后遗症。

【疗效】对中风后遗症手足无力的患者疗效明显。病情轻者,3 ~ 5 天见效,50 ~ 80 天痊愈。

【出处】张晓莲祖传秘方。

【备注】同 18 方。

20 方(桃仁健身液)

【药物】1 号药:桃仁、红花、炒栀子、川芎、天麻、牛膝各 10 克,茵陈、伸筋草、透骨草各 12 克,生地 15 克,石决明、瓦楞子各 20 克,黄芪 30 克。

2 号药:珍珠母 0. 5 克,人工牛黄粉 1 克。

3 号药:丁香 10 克,琥珀 20 克,磁石 60 克。

4 号药:蜈蚣 1 条。

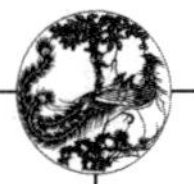

5 号药:55 度以上白酒适量。

【制法】1 号药泡透后煎两遍,将药液合在一起,供内服。晚间再煎一遍供烫洗。2 号药两味药粉合在一起。3 号药各自研末,而后合在一起。4 号药用新瓦片焙干,研末,分为四份。

【用法】1. 将 1 号药液分为两份,于早、晚饭后半小时,加温后各服一份,夜间睡眠之前,将 1 号药渣煎煮第三遍 20 分钟,药液应边烫边加热水,以保持适宜温度。2. 2 号药末分为两份,每于 1 号药之后服此药一份,温开水送服。3. 3 号药末和 4 号药末混在一起,加入白酒几滴,用热小米汤调为糊状,趁热敷手足心,用胶布固定。每晚应在烫洗后再敷药糊,每次敷 8 ~16 小时,每次可敷贴 2 处至 4 处。每处用 3 号药末 5 克加 4 号药末 1 份。手足心可交叉贴敷,但每次必敷贴一个手心。用于中风后遗症。

【功效】本方对中风后遗症之手足拘挛患者有较好疗效,特别对不饮酒和不吸烟的患者,效果更佳。轻者 5 ~8 日见效,2 ~3 个月痊愈。此外,本方对其他手足麻木和震颤患者,也有可观的疗效。

【出处】张晓莲祖传秘方。

【备注】同 18 方。

21 方

【药物】伸筋草、透骨草、红花各 3 克。

【用法】将上药共置于瓷盆中,加清水 2 升,煮沸 10 分钟后取出,药液以 50 ~60 摄氏度为宜,浸洗手足 20 分钟,凉后再加热,手足拘挛者,先洗手部后洗足部,每日 3 次,1 个月为 1 疗程。

【出处】《中华独特疗法大成》。

【备注】适用于中风后手足拘挛的病证。

三十三、痉　证

1 方

【药物】南星、半夏、地龙各适量。

【制法】三药共为细末,用姜汁、薄荷汁调。

【用法】搽劳宫、委中,擦涌泉穴。用于痉证。

【出处】《实用中医脑病学》。

2 方

【用法】取劳宫、曲泽、委中、十宣、行间穴,热甚者配大椎,神昏者配水沟,取毫针用泻法。用于痉证热入营血。

【出处】《实用中医脑病学》。

三十四、失　眠

1 方

【药物】植物油适量。

【用法】用植物油涂手心,轻轻按摩。用于因瘾病所致之失眠。

【出处】《西藏传统医学概述》。

2 方

【药物】生龙骨 20 克,珍珠粉 4.5 克,琥珀末 5 克。

【制法】三药研细合调拌匀,装瓶备用。每天以 3～4 克,加鲜竹沥少许调湿,分为 2 份,用 2 层纱布包妥备用。

【用法】中午和晚上入睡前,将药分别置于手心(劳宫穴),外用胶布固定,并用手指轮流缓慢按压药包 30～50 分钟,每分钟 40～60 次,夜间可留药于次日晨取下。

【疗效】治疗 54 例,男 20 例,女 34 例,治疗时间最长 30 天,最短 7 天,平均 20 天。显效者 23 例,有效者 27 例,无效者 4 例。

【验案】陈某,女性,40 岁,已婚,1987 年 6 月 6 日初诊。患者 3 年前因受精神刺激,常失眠,心情抑郁。近月来病情逐渐加重,常彻夜不寐,伴心烦,眩晕,恶心,肢软,口干口苦,形体逐渐消瘦,月经量少,行经时下腹稍胀痛,舌尖红,苔薄黄,脉弦细。症属肝气郁结,气郁化火,上扰心神。治疗基本方加黄连末 6 克,方法同前述。治疗 5 天后,自述能昏昏欲睡,但极易惊醒。治疗 10 天后,失眠明显改善,每晚用药 30 分钟左右即可入睡,睡眠时间明显延长,诸症减轻,治疗信心大增。继续治疗 10 天,每日能保持深睡眠 5 至 6 小时,精神较前明显好转,眩晕基本消除,无恶心及口干苦等。再用药 10 天,诸症消除而停药。3 个月后,睡眠再次欠佳,患者照前方用药数天,很快康复,后随访 1 年,未见复发。

【出处】《江西中医药》(2):36,1991。

3 方(手足部按压疗法)

【用法】双手合掌用力摩擦,双手掌擦搓手掌心劳宫穴,使之有发热感;洗净双足,以手指按揉足底,重按涌泉穴;最后以温水浸泡双足 10～15 分钟。每次按揉 40～60 分钟,每 2 周为 1 疗程。用于失眠。

【验案】于某,男,52 岁,干部。难眠、失眠 35 天,经中西药及理疗针灸等治疗,其效不显。诊见面色晦暗,双目无神,体倦神疲,纳差,舌质淡,苔薄白,脉细弱。旋于手足按压疗法治疗,最后用温热水足浴 10 余分钟。在进行足按压手法同时,令

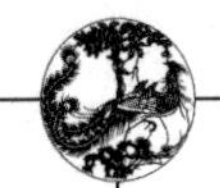

患者揉擦双手掌。在第一次治疗的当时，患者即出现困意，哈欠连作，眼睑难开，继之上床，平卧酣睡约9小时之久。次日来诊，精神转佳，双目有神，面色如常，脉亦平和。坚持治疗1个疗程，睡眠正常，食量增大，记忆力亦明显增强。1个月后随访，患者夫妇每日自行坚持按压手足，疗效巩固。

【出处】《吉林中医药》(5):20,1992。

4方(针刺法)

【用法】泻劳宫、心俞，补肾俞、太溪。每日2穴，交替针刺，7~10天为1疗程。用于心肾不交之不寐。

【验案】林某，男，21岁，学生。主诉：两年多来，常夜不能寐，近周更为严重。伴头晕、梦遗、心悸。曾服安定等药，未见显效。查体：舌尖红，苔薄黄，脉细。证属心肾不交。遂取劳宫、内关(泻)、太溪、肾俞(补)、耳针神门留针5天，初诊当夜能深睡3小时。二诊取穴同上，加足三里、中脘，当夜能睡5小时。五诊后症状基本消失，睡眠恢复正常。

【出处】《中国针灸》(4):26,1985;《实用中医脑病学》。

5方

【用法】用手指揉手心。睡前再搓搓手掌，全身血液循环改善，心情泰然，便能入睡。用于失眠。

【出处】《手掌按摩健身法》。

6方

【药物】朱砂3克，珍珠母50克。

【制法】研成碎末。

【用法】用纱布包扎，握双手中;每晚睡时握之，很快入睡。用于失眠。

【出处】《手到病除》。

7方(安眠大丸)

【药物】百合20克，生地30克，知母15克，黄柏15克，龙骨30克，朱砂10克，白薇15克。

【制法】上药研末，水丸大如握球，朱砂为衣。

【用法】晚上睡时握之至入睡。用于失眠。

【出处】《古今中药外治真传》。

8方(健身球疗法)

【用法】用手掌握两铁球在手心内旋转。晚上临睡前，仰卧于床上，先用右手作顺时针旋球，当右手有麻、胀、酸、重的感觉后，再改作逆时针旋转。这样顺、逆时针反复旋转球10~15分钟，然后将球转换到左手依上法旋球，并进行自我暗示："双手都旋过球了，快要入睡了。"用于失眠。

【疗效】通过球体对手掌神经末梢的刺激,调节大脑皮层的功能活动,使紊乱的副交感神经得到调整。许多失眠的患者用上法后,普遍反映睡觉安稳多了,失眠者的入眠时间也大大缩短了。

【出处】《中国自然疗法大全》。

三十五、健 忘

1 方(针刺法)

【用法】取穴:劳宫、心俞、肾俞、太溪。劳宫、心俞用捻转泻法,肾俞、太溪用提插捻转补法。留针 20 分钟。用于遇事善忘,精神恍惚,腰酸腿软。可兼见五心烦热,盗汗遗精,虚烦不寐,头晕耳鸣等心肾不交之证。

【出处】《中国针灸奇术》。

三十六、癫 狂

1 方(惊法)

【用法】术者口含冷水,乘患者不备,突然把水喷到患者手心、足心、背部、腹部、头面部。凡癫狂者热逆心包,神志不清,阴阳倒逆,遇冷水一惊,必乱中添惊,心惊神必动,惧怕无比,阳逆渐退,神志可转清醒。用于癫狂。

【出处】《中国民间推拿术》。

【备注】惊法不适宜寒证;不宜喷在创伤的皮肤上,以免感染;惊法应结合临床辨证运用,不可随意使用。

2 方

【用法】取穴:手心、脊柱两侧、颈椎、头部。用七星针或梅花针常规弹刺;先刺脊柱两侧,于腰、骶、尾椎处重刺;颈椎、头部、手心处均纵横刺之。每日刺一次。用于精神病。

【验案】韩某,男,36 岁,干部。主诉(家人代述):一年来经常失眠,头晕,因受刺激,于一个月前精神突然失常,住精神病院,一个月出院,仍头晕、头痛、失眠,精神不正常,食欲尚好,大便干燥,小便正常。既往史:1952 年患过精神病。检查:脉象细弦,舌苔薄白。处理:用上方治疗 5 次好转,头痛、头晕、失眠减轻,治疗 10 次,睡眠食欲增加,15 次症状大减,20 次后精神良好,恢复工作。

【出处】《十万金方》。

3 方

【药物】石菖蒲 31 克,酒适量。

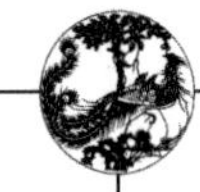

【制法】研末，酒拌，制成丸子如蚕豆大。

【用法】将一丸摊揉患者手心、足心、背心、前心。再将6丸分别用胶布包在手足心及前后心上，每日治疗1次。用于狂证。

【出处】《贵州民间方药集》。

4方

【用法】劳宫穴垂直点按。以酸胀感为度。用于癫狂。

【出处】《实用经穴按摩》。

三十七、痫　证

1方（皮肤针疗法）

【用法】取穴：十宣、手心、足心、腰骶部。在上述穴区，频频以七星针叩击，以局部充血为度。用于癫痫发作和缓解期。

【出处】《中国针灸奇术》。

2方（八味固囟膏）

【药物】大黄20克，定粉23克，雄黄7.5克，黄芩7.5克，雷丸10克，附子45克，生商陆根120克。

【制法】煎猪膏1500克去滓入药，沸七上七下，滤入雄黄，搅至凝。

【用法】以膏摩顶、掌中、背肋皆遍，讫，定粉粉之。用于小儿癫痫。

【出处】《幼幼新书》。

3方

【药物】芭蕉汁、薄荷叶各等量。

【制法】混合，略煎3～5分钟，调如糊状。

【用法】取药糊敷劳宫、百会、冲阳、太冲穴位，干后再换。用于癫痫。

【出处】《中华民间秘方大全》。

4方（针刺方）

【用法】取穴：劳宫穴（男左女右），选用28号1.5寸不锈钢毫针，常规消毒，直刺0.8寸行快速捻转手法（约200次/分），待抽止苏醒后起针，前后治疗时间约5分钟。

【疗效】以5～10分钟内抽止，恢复神志如常人为治愈，本组30例均治愈。

【出处】《中国针灸》(7):426,1999。

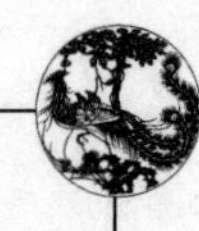

三十八、虚　劳

1方

【药物】菩提树叶15克，柠檬果20克。

【制法】取上药鲜品捣烂。

【用法】包敷于手心或足心，连包3日。用于虚劳。

【出处】《档哈雅》。

三十九、尿频、尿急

1方

【用法】用手指点压手心、肾、膀胱等手部穴位。60～80次/分，一个穴位一次按压20分钟，每日1次。用于尿频、尿急。

【出处】《点压手穴治病绝招》。

四十、尿道炎

1方

【药物】白胡椒15克，白矾15克，火硝9克，樟丹9克。

【制法】共为细面。用醋调和如糊状。

【用法】放在手掌心中，再将龟头放在手掌中心攒住，至小腹有热感即将药洗净。用于尿道炎。本方治淋证、白浊、初淋、久淋均可。

【出处】《中华民间秘方大全》。

四十一、遗　精

1方

【药物】芒硝30克。

【制法】将芒硝装纱布袋内。

【用法】放手心握紧，任其自然熔化。每日2次，10次为一疗程，病愈停用。用于阴虚火旺的梦遗、滑精者。

【出处】《中医外治法集要》。

2方

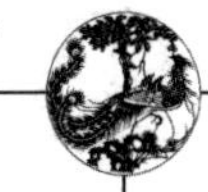

【药物】皮硝 60 克。

【用法】分放在患者两掌心内，令患者紧握，直到皮硝完全熔化。每日 2 次，用于梦遗滑精。

【出处】《中国民间疗法》《山东中医单方验方》《实用中医脑病学》。

3 方

【用法】两手掌心擦至掌热后，先将右手掌心贴定脐下一寸半的部位，旋转 81 次，然后再合掌心擦热，即以左手心贴定脐下一寸半的部位，又旋转 81 次，随即静睡，连做 1 ~2 周。用于遗精。

【出处】《常见病中医简易疗法》。

4 方

【药物】朴硝少许。

【用法】临睡时将药放入手心内，用少许水调和，将龟头一擦，效。用于梦遗。

【出处】《万病单方大全》。

四十二、阳　痿

1 方

【用法】用手指点压手心、阳池、垂体、甲状腺、肾、腹上骨膜等手部穴位。60 ~80 次/分，每穴点压 20 分钟，每日 1 次。用于阳痿。本疗法可作为药物治疗的辅助疗法。

【出处】《点压手穴治病绝招》。

四十三、阳　强

1 方

【药物】芒硝 60 克。

【用法】握于掌心，任其熔化。1 日 2 次。硝化，阴茎即衰。用于阳强。

【出处】《中医外治法集要》。

2 方

【药物】皮硝 60 克。

【用法】分放在患者两掌心内，令患者紧握，直到皮硝完全熔化，每日 2 次。用于阴虚火旺，阳强不倒(强中)。

【出处】《中国民间疗法》《山东中医单方验方》。

3方

【**药物**】元明粉10克。

【**制法**】将元明粉以纱布包备用。

【**用法**】每晚睡前,外敷两手心。用于阳强;若配生地、龟板、知母、黄柏、沙参、麦冬等泻火敛阴之品煎服,则可根治。

【**出处**】《疑难杂症效方精选》。

【**备注**】此方为山东中医学院教授周凤梧老中医经验方,治疗多例,均有效。

4方

【**药物**】皮硝1撮。

【**用法**】置于两手劳宫穴处,伤湿止痛膏(不可用胶布代替)固定,每周更换1次。用于肝火亢盛,心经火旺之阳强不倒。

【**验案**】孙某,28岁,阴茎易举,久而不倒,早泄3年余。曾服中西药治疗无效,倍感苦恼。询其平素性情急躁。诊见面红目赤,口苦咽干,舌质红,苔薄黄,脉弦数。此乃肝经郁热,肝火亢盛之故。遂用上方为治,1次即愈,随访无复发。

【**出处**】《四川中医》(8):34,1991。

5方(芒硝散)

【**药物**】芒硝100克。

【**用法**】用芒硝100克,让病人两手分握,并用绷带分别缠包患者握芒硝的双手。同时配合汤剂:知母10克,枳壳10克,黄柏10克,生地20克,龙骨10克,大黄10克,甘草6克,砂仁10克,云茯苓15克,丹皮10克,山药30克。水煎内服,每日1剂。给予内服乙稀雌酚0.25毫克,每日3次。用于阳强。

【**验案**】袁某,男,27岁,已婚。于1981年6月9日因阴茎勃起不消,疼痛6小时来门诊,患者于晨四时性交后,阴茎一直勃起不消,小腹下坠,小便困难,阴茎和精索发胀疼痛,腰酸,疲倦,头晕目眩,全身无力,有轻度恶心,但无呕吐,极度痛苦。检查:发育良好,营养一般,面容憔悴,痛苦病容。体温36℃,脉搏86次/分,血压102/70毫米汞柱。心率快,律整,无杂音,肺部呼吸正常,未闻及干湿性罗音。腹软,肝脾未触及,膀胱积水不明显。神经检查:生理检查正常,病理反射未引出。全身淋巴结不肿大,阴茎异常勃起胀大。扪之坚硬,但龟头部较软,无包茎及水肿。阴茎表面静脉怒张,并随着搏动而颤动,阴囊透光试验阴性。化验血、尿检查,均在正常范围之内。舌质红,舌苔黄腻,脉弦数。处理:针刺关元,足三里(双)。内服眠尔通0.4克,肌肉注射杜冷丁100毫克,第二天阴茎勃起依然不消,坚硬度同前,疼痛更重。根据民间验方:用芒硝100克让病人两手分握,并用绷带分别缠包患者握芒硝的双手,三小时后,病人自觉阴茎和小腹疼痛减轻。检查其阴茎已变软、下

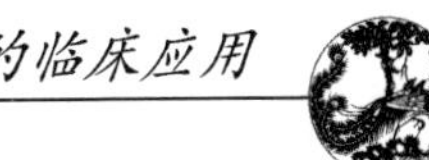

垂，四小时后，完全恢复正常。

【出处】《山东中医杂志》(5):291,1982。

6 方

【药物】元明粉 5～6 克。

【用法】将上药擦于患者手心内，使药搓化成水，茎举便可自消。用于阳强。

【出处】《男病外治良方妙法》《中医男科临床手册》。

7 方

【药物】芒硝 10 克。

【用法】将上药握于掌心，任其熔化，每日 2 次，硝化，阴茎即衰。用于阳强。

【出处】《男病外治良方妙法》《中医外治法集要》。

8 方

【药物】玄明粉 30 克。

【用法】嘱患者于阴茎欲举或举起时，取上药适量(约 5～6 克)，放在左手掌心中，旋以右手盖上，两手频频搓擦，待药粉搓化成水，其病自愈。用于阳强易举。

【出处】《中草药外治验方选》《男病外治良方妙法》。

【备注】如无玄明粉，可购净芒硝或朴硝代替。

9 方(一味芒硝散)

【药物】芒硝 50 克。

【用法】将芒硝分放在患者两手掌心内，令其紧握，直至芒硝完全熔化，每日 2 次。用于阴虚火旺所致的阳强不倒，梦遗滑精等证。

【出处】民间验方。

10 方

【药物】皮硝 60 克。

【用法】分放在患者两掌心内，令患者紧握，直至皮硝完全熔化，每日 2 次。用于性交不射精。

【出处】《中国民间疗法》。

11 方

【药物】皮硝适量。

【用法】将适量皮硝敷贴患者两手劳宫穴上，嘱患者合掌，待皮硝自然熔化即可，每日 2 次，七天一个疗程。

【出处】《中华独特疗法大成》

【备注】适用于阴虚阳亢之强中。

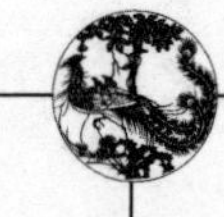

四十四、女性性冷淡

1方

【用法】用手指点压手心、阳池、垂体、肾、膀胱、输尿管、甲状腺区等手部穴位。60～80次/分，每穴每次点压10分钟，每日1次。用于女性性冷淡。

【出处】《点压手穴治病绝招》。

四十五、自汗、盗汗

1方

【药物】黄芪15克，葛根30克，牡蛎30克，荆芥10克，防风10克，枯矾10克。

【制法】水煎。

【用法】外洗手心、足心。用于手足自汗出。

【出处】《验方精选》。

2方

【药物】生黄芪30克，葛根20克，白矾15克。

【制法】煎水。

【用法】趁热熏洗手掌，1日3次，每日1剂，同时内服谷维素片，每日3次，每日20毫克。用于自汗症。

【验案】顾某，男，35岁，工人，患手汗症多年，汗出大量不止，天热及工作紧张时更甚，全身无异常，既往无慢性病史。曾用中西药内服外治及针灸等无效。用上方治疗，连续用药5天后，两手大量出汗现象已控制，仅掌心微感潮润，局部皮肤也无燥裂等副作用。熏洗时全身有温暖感，并有微汗，而手汗全敛。继续观察未见复发。

【出处】《浙江中医药》(4)：143，1979。

3方

【药物】白矾15～30克，葛根15～30克。

【制法】上药研末煎汤。

【用法】每日浸洗患部半小时。用于手足多汗症。

【疗效】本方治疗手足多汗有显著效果。

【出处】《常见病中草药外治疗法》。

4方

【药物】黄芪30克，葛根30克，荆芥9克。

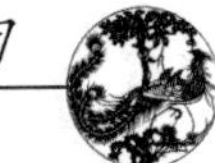

【制法】上药煎沸贮盆。

【用法】先热熏手足后温洗半小时，每天1～2次。用于手足多汗症。

【出处】《常见病中草药外治疗法》。

5方（黄芪白葛汤）

【药物】生黄芪30克，葛根20克，生白矾15克。

【制法】上药加清水适量煎数沸，倒入盆内备用。

【用法】乘热先熏后洗手掌部，每次浸泡30分钟，每日熏洗3次，每日一剂。用于顽固性手汗症。

【疗效】屡用屡验。一般用药2～5天而愈，效佳。凡见手或手足不温之手汗、足汗，或手足出汗，用之均有良效。

【出处】《浙江中医杂志》(4)：1979。

6方

【药物】生黄芪30克，葛根20克，荆芥9克，桑叶9克，麻黄根9克。

【制法】上药用清水适量煎数沸，倒入盆内备用。

【用法】乘热先熏后洗手掌部，每次30分钟，每日3次，每日1剂。用于手足出汗。

【出处】《百病中医熏洗熨擦疗法》。

【备注】用药期间，忌食葱、蒜、姜等辛辣之物。

7方

【药物】赤小豆500克，艾叶适量。

【制法】先放豆后加艾，置铁锅中文火炒热，去艾留豆倒入面盆中。

【用法】患者洗净擦干手足，借余温赤脚踏踩此豆，手汗多，用手均匀用力抓、搓、揉豆。1次20～30分钟，1日2次。用于手足多汗症。

【验案】苏某，女，40岁。1982年10月29日诊，两手心两足底常年汗出，经西医诊断为"手足多汗症"。多次求医，用中西药内服未效。刻诊：患者面唇少华，四肢欠温，时头晕目眩，心悸纳少，月经色淡量少，舌淡、少苔，脉沉细。用上法治1周后，手足出汗减少，食欲增加，连续用2个月，手足汗出症消，其他症状也得到改善，3年后随访未复发。

【出处】《山东中医杂志》(4)：49，1989。

8方（指针）

【穴位】劳宫、神门、涌泉。

【用法】用手指代针，在上述穴位上点按。用于盗汗。

【出处】《中国简易外治法》。

9方

【药物】黄芪30克,葛根30克,荆芥6克,防风6克。

【制法】水煎汤一盆。

【用法】热熏而温洗,3次即止。用于手汗。

【出处】《石室秘录》。

10方

【用法】用手指点压手心,60~80次/分,每穴20分钟,每日1次,用于手掌多汗。

【出处】《点压手穴治病绝招》。

11方

【用法】用手指按揉劳宫、神门、大陵、阳池、少冲、中冲等手部穴位,每日按揉数次,每次约5分钟。用于多汗症。

【出处】《手掌按摩健身法》。

12方(补阴敛汗包)

【药物】女贞子30克,旱莲草30克,天冬15克,麦冬15克,龟板15克,鳖甲15克,生龙牡各15克。

【制法】上药为末,冷水调如膏,纱布包。

【用法】两手握之,每晚用1时许。用于阴虚盗汗。

【出处】《古今中药外治真传》。

13方

【药物】麻黄根、牡蛎各适量。

【制法】上药共为末。

【用法】用药末扑之。用于手汗。

【出处】《本草纲目》《古今中药外治真传》。

14方

【药物】炉甘石0.3克,真蚌粉0.15克。

【制法】研粉。

【用法】扑之。用于手自汗。

【出处】《仁斋直指方》《古今中药外治真传》。

15方(干葛洗方)

【药物】干葛200克,明矾25克。

【制法】上药加水1000~1500ml,煮沸15~20分钟。

【用法】待温后浸泡手足。用于手足多汗症及腋部多汗症。

【出处】《精选八百外用验方》《赵炳南临床经验集》。

16方(莱菔明矾煎)

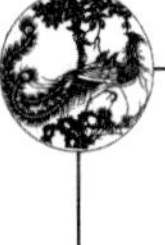

【药物】鲜莱菔600克，明矾15克。

【制法】莱菔切片，与明矾加水2500ml，煎30～40分钟，去渣取汁。

【用法】以药汁浸洗手足部20分钟，每日数次。用于手足多汗症。

【疗效】一般经3～5天治疗，即可收到明显效果。

【出处】《山西中医》(5)：13，1989。

四十六、更年期综合症

1方

【用法】用手指按揉手心、生殖区、命门、肾、阳池、关冲等手部穴位。每日按揉数次，每穴约5分钟。用于更年期综合症。

【出处】《手掌按摩健身法》。

四十七、高　热

1方

【药物】葱白30克，生姜30克，胡荽30克，食盐6克。

【制法】上药捣如糊状，加白酒30毫升调匀，以纱布包之备用。

【用法】擦涂手心、足心、前胸、后背、腘窝、肘窝。搓涂一遍后，令患者安卧保暖，半小时后当汗出。用于外感高热，适用于卫分热症。

【出处】《中国民间疗法》。

2方

【药物】野扁豆根10克，石榴根10克，决明根10克，甘蔗10克，旱莲草10克，蚕豆根10克，丝瓜根10克，葫芦根10克，白茅根10克，构树根10克，鱼眼草根5克，黄瓜子3克，肖梵花根8克。

【制法】上药取1/3捣烂，另2/3煎水。

【用法】将捣烂的药包敷于手掌、脚掌，另2/3煎水内服，分3次服完。内服、外包药后，立即盖被睡下。用于外感高热，兼谵妄、神志恍惚者。

【出处】《档哈雅》。

3方

【药物】千穗50克，柳叶50克，橘子叶50克，青菜子30克。

【制法】上药加适量水捣烂。

【用法】一部分包敷手心、脚心，一部分揉擦全身。用于外感高热兼谵妄、神志恍惚者。

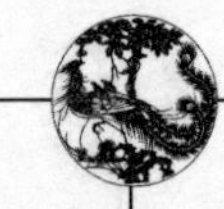

【出处】《档哈雅》。

4方

【药物】酢浆草叶30克,甜酸角叶30克,桃叶30克,姜黄20克,薰姜20克,芝麻油。

【制法】上药共捣烂。

【用法】包敷手掌和脚掌。用于高热。

【出处】《档哈雅》。

5方

【药物】旱莲草30克,葫芦叶30克,黑种草子30克,黑甘蔗眼30克,狭叶倒提壶20克。

【制法】上药共捣烂取汁。

【用法】用药汁擦全身,从头到脚,药渣用来包手心和脚心。用于高热神昏。

【出处】《档哈雅》。

6方

【药物】燕窝泥2个,栀子60克,雄黄10克。

【制法】将上药共捣末,用鸡蛋清调糊状,涂纱布上。

【用法】敷手心、足心、前额及脐约60分钟。用于高热引起之痉证。

【出处】《家用鸡蛋治病小窍门》。

7方

【药物】铅粉、白矾各等份。

【制法】上药研细末,用开水调成膏。

【用法】敷双手心、双足心。用于高热。

【验案】张某,女,1岁,1973年3月5日就诊。患儿发热伴抽风已两次。查体:体温39.5℃,心肺(-)。急用铅粉、白矾,研为细末,用开水调成膏,敷双手心、双足心。次日下午体温降至37℃,病愈。

【出处】《俞穴敷药疗法》《中医外治法集要》。

8方

【药物】吴茱萸7克,白芥子3克。

【制法】上药研为细末,用醋或开水调成膏。

【用法】敷劳宫穴、涌泉穴。用于高热。

【出处】《俞穴敷药疗法》。

9方

【药物】地龙适量。

【制法】捣烂,加盐少许。

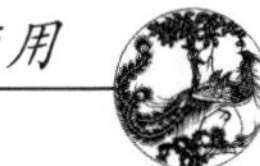

【用法】敷劳宫穴、涌泉穴。用于高热。

【出处】《俞穴敷药疗法》。

10 方

【药物】栀子 15 克，桃仁克，杏仁 5 克，胡椒 7 粒。

【制法】上药共研细末，用鸡蛋清调成膏。

【用法】敷双手心、双足心。用于高热。

【验案】栾某某，女，2 岁。1975 年 4 月 20 日就诊，患儿因高热惊厥，曾住某某县医院两次，公社医院治疗多次，当时治愈。昨天又高烧，至今已抽风 3 次。查体：体温 39℃。心肺(－)。即用上方，取手、足心(双侧)，一小时后惊厥停止，次日体温降至 37℃。

【出处】《俞穴敷药疗法》。

11 方

【药物】吴茱萸、铅粉适量。

【制法】上药研末，用开水调成膏。

【用法】敷双手心、双足心。用于高热。

【出处】《俞穴敷药疗法》。

12 方

【药物】吴茱萸适量。

【制法】研为细末，用醋或开水调膏。

【用法】敷劳宫穴、涌泉穴。用于高热。

【出处】《俞穴敷药疗法》。

13 方

【药物】冰片适量，地龙适量。

【制法】捣烂，加盐少许。

【用法】敷劳宫穴、涌泉穴。用于高热。

【出处】《俞穴敷药疗法》。

14 方

【药物】燕子窝泥 1 个，生香附 5 个，葍子适量，生姜皮适量，四季葱适量。

【制法】上药共捣烂，布包，用开水浸泡。

【用法】乘热擦全身、手足心，然后敷脐部。5 岁以下敷半小时，5 岁以上敷 1 小时。同时水煎白茅根 30 克内服。用于高热。

【出处】《穴敷疗法聚方镜》。

15 方(吹法)

【用法】吹五心(手心、足心、背心)。术者深吸一口气,然后迅速拍打患者应吹部位或经络,推揉至肤红为度,再慢慢地将嘴里的气吹在“五心”处,患者顿觉有气感渗透入里。用于身热无汗、气虚无力、气滞窜痛、气陷体虚、气滞血瘀。

【出处】《中国民间推拿术》。

16 方(惊法)

【用法】术者口含冷水,乘患者不备,突然把水喷到患者手心、足心、背部、腹部、头面部。用于中暑高热、热厥入心、身热大汗、心烦口躁。

【出处】《中国民间推拿术》。

【备注】惊法多适应于热厥证,不宜寒证;惊法不宜喷在有创伤的皮肤上,以免感染;惊法应结合临床辨证运用,不可随意使用。

17 方

【药物】葱白 15 克,生姜 15 克,食盐 3 克。

【制法】将上三味共捣成糊状,用纱布包裹备用。

【用法】置于五心。一遍后让患者安卧。用于感冒之高热。

【疗效】一般用 1 次,少数病例用 2 次,1 ~2 日内见效,部分病人半小时后出汗退热,自觉症状减轻,次日可完全恢复。

【出处】《家用葱姜蒜醋治病小窍门》。

18 方

【药物】生石膏适量。

【制法】水泡。

【用法】用生石膏水湿敷于手心、足心、胸部,干则更换,到热度下降为止,每日 4 ~6 次。用于热厥证兼有高热者。

【出处】《中医治疗学》。

19 方

【药物】绿豆适量。

【制法】烘干,研为细末,过筛,鸡蛋清调成膏。

【用法】敷剑突下及手劳宫、足涌泉穴。用于高热。

【出处】《中华民间秘方大全》。

20 方

【用法】按揉内劳宫(手心)。用于一切实热证。久热不退,高热抽搐。

【出处】《实用临床按摩手册》。

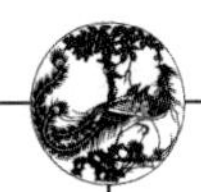

四十八、昏 迷

1方

【**药物**】酢浆草叶30克，甜酸角叶30克，桃叶30克，姜黄20克，薰姜20克，芝麻油适量。

【**制法**】上药捣烂。

【**用法**】将上药包敷于手掌和脚掌。用于昏迷、谵语兼高热者。

【**出处**】《档哈雅》。

2方

药物、制法均同“高热”5方。

【**用法**】用药渣包手心、脚心，用药汁擦全身，从头到脚。用于昏迷、谵语兼高热者。

【**出处**】《档哈雅》。

3方

【**用法**】擦手足心，术者用掌侧迅速地摩擦手心、足心，以肤热为度。用于突然昏迷、人事不省、颜面苍白、四肢软瘫；另可配合掐人中，揉内关、外关，推大陵，按百会。

【**出处**】《中国民间推拿术》。

4方（针刺法）

【**用法**】取双手劳宫穴，常规消毒，直刺3～5分，留针3～5分钟。用于中风昏迷。

【**出处**】《气功针刺·气功点穴按跻》。

5方（针刺法）

【**用法**】取劳宫穴（用泻法）、人中穴以清脑开窍。用于高热昏迷。

【**出处**】《实用中医脑病学》。

6方

药物、制法及用法均同“高热”18方。

用于感染性休克、感染性低血压等热厥证兼有高热者。

【**出处**】《中医治疗学》。

7方

【**用法**】针刺合谷透劳宫，行间、涌泉泻法。用于血厥。

【**验案**】司某，男，42岁。素有偏头痛史，经某医院诊断为“血管性头痛”。头痛如锥刺，甚则恶心呕吐，中西药治疗时好时犯，劳累时发作频繁，不时晕倒，重则不

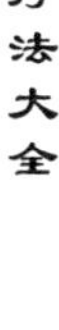

省人事,口噤、面红唇紫,气粗,脉沉弦。用上法治疗6次即愈。

【出处】《山东中医学院学报》(1):55,1981。

8方

【用法】于劳宫、太冲,丰隆穴位隔姜灸或隔附子饼灸,每穴3~5壮。或艾条悬灸,每穴5~10分钟。用于厥证之实证。

【出处】《民间敷灸》。

9方(针刺方)

【用法】劳宫穴针刺2~3分。用于中风昏迷。

【出处】《中国针灸大辞典》。

四十九、癌　症

1方

【药物】巴豆7个,红枣5个,葱头7个,砒霜0.9克。

【制法】先将红枣蒸熟去核,巴豆去壳,加砒霜入葱头,捣烂如泥,揉成小团块。

【用法】贴敷于手心,用纱布包好,切勿入口,24小时后取下,1日1次,一般1次见效,最多连用2次(指用1次不见效者方可用2次,有效者不必再用)。敷药后24小时不下水。用于胃癌。

【验案】郭某,女,60岁,农民。因屙黑大便,腹胀嗝气,纳食后即感胃脘不舒,口燥便干,心悸,头晕等10多天,急送医院做胃镜检查,诊断为晚期胃癌,大便隐血试验阳性。用中西医治疗效果不佳,而且疼痛加剧,滴水不进,卧床不起,形体消瘦,面色苍白。后来用上法治疗,只敷贴1次,就开始剧泻,一昼夜泻八九次,为黑大便、浓大便,很臭。泻后自觉轻快,疼痛消失。泻后的当天即能进食(喝青菜肉末汤一碗),第三天进食面食、稀饭。两周后正常进食,精神好转,下床行动。一个月后,即可正常生活,胃镜检查,肿块缩小,大便隐血试验阴性。

【出处】《全国首届内病外治学术研讨会论文集》。

2方

【药物】全鲜大葱9根,大枣21枚,巴豆21粒,黑砒霜10克。

【制法】大枣去核,巴豆去壳,各药混合,捣成药饼,分成3个备用。

【用法】每次用1个药饼握于手心,男左女右,外用净白布缠扎固定,每握6小时,休息3小时,日夜连续使用,隔日换1个药饼,分7天用完,休息1周后,如法再制备用。握药期间有发烧、口干反应,若手掌起泡即停止使用。用于直肠癌。

【验案】申某,男,21岁。1977年12月26日初诊。患者下乡后因生活不适,饥饱无时,心情抑郁,1976年5月患腹痛,便下脓血,色黑,里急后重,肛门灼热。时轻

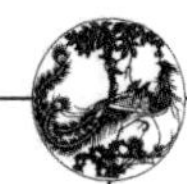

时重，缠绵不愈。两月来病情加重，大便时为鲜血，时如烂肉，日夜30余次，小腹坠胀，偶有成形便，状如条索，极细窄。病理报告：未分化细胞癌。诊断：直肠癌。患者不同意手术，接受化疗，效果不明显。现诊：面色灰黯，目窠黝黑，全身淫肿，精神疲惫，肛门灼痛，舌淡、苔黄，脉弦数。证属湿热下迫，瘀血交阻。治宜清热解毒，散结消肿。用药1个疗程，病热大减，饮食增加，行动如常人，大便每日1～2次，已成形，偶有肠鸣腹胀。守法治疗至1978年3月13日，症状消失，大便每日1次，形状正常，体重增加。1978年6月15日直肠镜检查：直肠镜顺利通过，未见溃疡及肿物。原方加3倍量，共研细末，水泛为丸，绿豆大，每服40粒，每日早晚各1次。愈后一直未发。

【出处】《中医外治杂志》(2)：35，1993；《浙江中医杂志》(6)：271，1990。

3方(加减健阳丹)

【药物】胡椒30克，明矾9克，火硝9克，黄丹9克，麝香3克。

【制法】上药共为细末，以蜜调做2丸。

【用法】握手心，病在左握左手，病在右握右手。腰以下则缚足心，以布扎之，不可移动，6小时换1次。用于癌肿之辅助疗法。

【出处】《中国医学疗法大全》。

【备注】忌茶水及房事。

4方

【用法】针刺天突、合谷、内关穴，声音嘶哑者加劳宫、照海穴。用平补平泻法。用于甲状腺癌。

【出处】《中国针灸奇术》。

五十、内科杂症

1方(硝矾丸)

【药物】黄丹21克，明矾24克，火硝30克，胡椒30粒。

【制法】共研细末，以姜汁或黄酒和成膏。

【用法】取1/3量分握二手心，余下大部分敷脐，至微汗出，症缓即去药。用于夹阴伤寒。

【出处】《山东中医单方验方》《中国医学疗法大全》《中国民间疗法》。

【备注】感冒患者在病中因行房事而使病情加重出现低热面红，或身热面青，小腹绞痛，足冷蜷卧，或吐或利，心下胀满，舌卷囊缩，脉象细微等症，称作“夹阴伤寒”。

2方

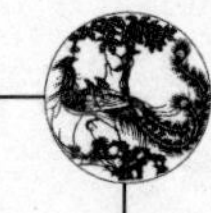

【药物】吴茱萸适量。

【制法】上药汤洗焙干，用温酒浸令通湿，以生绢袋二个盛，蒸令极热。

【用法】取吴茱萸袋子，熨手心、足心、前后心，候气通彻即止。用于阴毒伤寒，四肢厥冷。

【出处】《圣济总录》《医方类聚》。

3方（手阳丹）

【药物】川乌6克，牡蛎6克，木灰木6克，良姜6克，白芍6克，麝香少许，陈蜂窝4～5个。

【制法】川乌炮，牡蛎烧，良姜炒，木灰木烧，陈蜂窝烧存性为末。上药用憨葱五枝，捣如泥，和丸如弹子大。

【用法】手心内握定，用手帕紧扎定，须臾汗出，以棉被覆盖，如手心热甚不要解开。用于阴证伤寒。

【出处】《卫生宝鉴》《医方类聚》。

4方（定命丸）

【药物】硫磺0.3克，吴茱萸0.3克，硝石0.3克，巴豆0.15克。

【制法】上四味，一处研，令匀，软饭和丸，如弹子大。

【用法】用时先以椒煎汤浸手良久，男左女右，执之一丸，汗出即愈。用于伤寒阴毒。

【出处】《圣济总录》《医方类聚》。

5方

【药物】土蜂窝、隔年葱各适量。

【制法】上药同捣为泥，丸如大弹子块。

【用法】令患者两手各握药一块；次用艾适量，于丸上燃着，后用瓦盖于患人曲膝下，熏至汗出为度；若其人顶心微有水肿即用此法。用于阴证急伤寒。

【出处】《医方类聚》。

6方

【药物】干姜、酽醋各适量。

【制法】二药调匀。

【用法】涂于两手心，掬住外肾，汗出为度。如不醒人事，人与之掬，妇人用手掩阴门，大效。用于阴毒伤寒。

【出处】《医方类聚》。

7方（回生神膏）

【药物】牡蛎、干姜各等份。

【制法】牡蛎炼粉与干姜同为末。

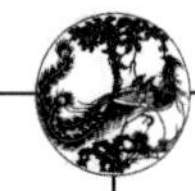

【用法】男病用女唾调手心内擦热，紧掩二卵上，得汗为愈；女病用男唾调，掩二乳取汗。用于阴证伤寒。

【出处】《医方类聚》。

8 方

【药物】白矾 30 克，樟丹 24 克，火硝 9 克，白胡椒 3 克。

【制法】共为末，每用醋 6 克调。

【用法】放于患者自己手心（男左女右）。按敷溺孔，盖被安睡，紧避寒风，良久热气入腹，周身汗出自愈。用于阴寒证。

【出处】《中医验方秘方汇集》。

【备注】忌食生冷，渴则略饮白开水。

9 方（健阳丹、回春丹）

【药物】丁香 1.5 克，胡椒 3 克，枯矾 3 克，火硝 3 克，黄丹 3 克。

【制法】共研末，醋为丸。

【用法】握掌心，被盖取汗。用于伤寒阴证。

【出处】《理瀹骈文》《外治寿世方》。

【备注】禁忌饮茶。

10 方

【药物】胡椒、天麻、银珠、枣肉各适星。

【制法】共研末为丸。

【用法】丸握掌心。用于阴寒证。

【出处】《外治寿世方》。

11 方

【药物】丁香、胡椒、葱白各适量。

【制法】捣为糊。

【用法】涂两掌心，夹腿内侧，取汗。用于阴寒证。

【出处】《外治寿世方》。

12 方

【药物】胡椒 49 粒，飞矾 3 克，黄丹 3 克。

【制法】共研细末，以好酒和为丸。

【用法】男置左手心，女置右手心，正对阴眼合之，紧紧按定，少顷腹内燥热，不可摇动，即愈。妇女尤效。用于阴证伤寒。

【出处】《外治寿世方》。

13 方

【药物】鸡蛋。

【制法】将鸡蛋煮熟去皮。

【用法】趁热滚擦两手心、两脚心、前后胸肋间隙、大椎穴、肝区和脾区、肚脐周围、肘窝、腘窝。用于伤寒发斑或伤寒闭汗不出者。

【出处】《中医简易外治法》。

14 方

【药物】老桑皮、牡蛎、胆矾、干姜、胡椒、麝香各适量。

【制法】上药研碎,唾调。

【用法】涂两手心,夹腿中。用于阴证。

【出处】《陕西中医》(12):564,1990。

15 方(握阴取汗法)

【药物】露蜂房 9 克,葱白适量。

【制法】露蜂房烧存性,和葱白同研为丸。

【用法】男左女右著手中,握于阴口,静卧,汗出即愈。用于阴证。

【出处】《万病经验良方》。

16 方(治阴寒方)

【药物】樟丹 3 克,白矾 3 克,火硝 5 克,胡椒 3 克。

【制法】上药共为细末,白酒调稠为饼。

【用法】男左女右卧,男性将药放在手心,敷马眼;女性将药放在手心,敷阴户。如非寒证则烧,立即去掉。如寒证,不烧,用被盖好,汗出即愈。用于阴寒。

【出处】《中医验方秘方汇集》。

17 方(治阴症神方)

【药物】白明矾、芒硝各 0.3 克,胡椒 0.6 克。

【制法】上药共研细末,以盐、醋调和。

【用法】摊男左女右手心,紧合阴处,盖暖出汗即愈。用于阴证。

【出处】《仙方合集》。

18 方(回春散)

【药物】白矾 3 克,黄丹 2.4 克,胡椒 0.6 克,芒硝 0.3 克。

【制法】上药以陈醋和糊。

【用法】将药糊摊在手心,男左女右,侧身蜷腿,后合阴上,出汗即解。用于阴证。

【出处】《古方汇精》。

【备注】勿吃冷水。如不愈,用双料则效。

19 方

【药物】胡椒 49 克,黄丹、飞矾各 3 克。

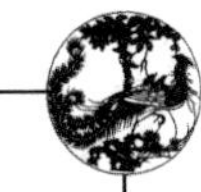

【制法】将上药共研细末,用好酒调和为丸。

【用法】男置左手心,女置右手心,正对阴户(男捂龟头),紧紧捂合,少顷腹内可生燥热。此时不摇动患者,少刻使愈。用于阴证伤寒,命已垂危。

【出处】《家庭秘方和验方》。

【备注】可治疗男女阴证伤寒,尤其对妇女更加有效。

20 方

【药物】艾1撮,干姜、甘松、细辛、胡椒各等份。

【制法】上药共研细末,每服9克,好醋调匀。

【用法】握于男左女右手心,男朝马口,女朝阴门,汗出为效。用于伤寒阴证。

【出处】《鲁府禁方》。

21 方

【药物】代赭石、干姜各等份。

【制法】上药共为末,热醋调。

【用法】涂两手心,合掌握定,夹于大腿内侧,温覆汗出乃愈。用于伤寒无汗。

【出处】《外治寿世方》。

22 方

【药物】胡椒1粒(捣碎),黄丹0.9克,火硝0.6克。

【用法】男以左手心受药,用指研匀,即将药末对马口按住;女以右手受药自按其阴。用于阴证伤寒。

【出处】《外治寿世方》。

23 方

【药物】胡椒、枯矾、火硝、黄丹各9克,丁香1.5克。

【制法】上为,醋为团。

【用法】握掌心,被盖取汗。用于阴证伤寒。

【出处】《外治寿世方》。

【备注】忌饮茶水。

24 方

【药物】干姜、黄丹、枯矾、胡椒各9克。

【制法】上药共为末,用烧酒为丸。

【用法】一服分为二丸,男左女右,置手心上,按会阴穴,片时即出汗,足心有汗方止,去药。用于一切病不能发汗者。

【出处】《惠直堂经验方》。

【备注】会阴穴在谷道前、肾囊后,正中即是(即在前阴与肛门之间)。

25 方

【药物】胡椒15克,黄丹(炒)、枯矾各9克,细面1撮。

【制法】上药共研细末,或好酒或浓醋调匀作膏。

【用法】放于手心内,合在外肾上,即时汗出愈;或摊在厚纸上,或布绢上,贴脐上能起痿。用于阴证搅肠痧。

【出处】《鲁府禁方》。

26方

【药物】银珠、轻粉各适量,独头蒜1枚。

【制法】上药共捣作饼。

【用法】贴于手心,男左女右,两手合放阴下。用于男女阴毒(气死秘死者)。

【疗效】顷刻气回,汗出即愈,口中有气即活。

【出处】《仙方合集》。

27方

【药物】黄蜡250克。

【制法】熔化,摊旧纸上。

【用法】乘热敷两手心、两脚心,冷则随换。用于脚上转筋。

【出处】《穴敷疗法聚方镜》。

28方

【药物】蜜蜡150克。

【制法】熔化,涂旧帛绢上。

【用法】裹手心、足心。用于暴风身冷。

【出处】《本草纲目》。

29方

【药物】蜜蜡适量。

【制法】熔化。

【用法】乘热缠手足心,冷即易。用于风毒惊悸。

【出处】《图经》。

30方

【药物】南星、川芎各半,黄蜡适量。

【制法】前二味共为末,同黄蜡熔化。

【用法】摊手足心。用于惊悸。

【出处】《中医外治杂志》(2):32,1992。

31方

【药物】苍术6克,羌活6克,明矾6克。

【制法】共为末,姜汁为丸。

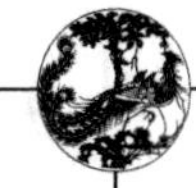

【用法】握手心取汗，或夹两腿间，侧卧暖盖取汗，不汗，热汤催之。用于风寒汗不出。

【出处】《中医外治杂志》(2)：32，1992。

32 方

【药物】胡椒 1 粒，黄丹 9 克，火硝 0.6 克。

【制法】捣研末。

【用法】男以左手心受药，即将药末封马口上按住；女以右手心受药，自按其阴。用于阴证伤寒。

【出处】《外治寿世方》。

33 方

【药物】丁香、荜拨、干姜、牡蛎各等份。

【制法】烧粉，以唾津调如泥。

【用法】放手心中，以手掩其阴，至暖汗出为度。用于治阴诸证。药不效，并汤水不下，身冷，脉绝气息，不知人。

【出处】《济生拔粹方》。

34 方

【药物】干姜、甘松、细辛、胡椒各等份，艾适量。

【制法】上药共为细末，每用 9 克，好醋调匀。

【用法】入男左女右手心。男朝马口，女朝阴门，汗出为效。用于治伤寒阴证。

【出处】《鲁府禁方》。

35 方

【药物】银珠 3 克，轻粉 3 克，独头蒜 1 枚。

【制法】五月五日，独蒜一枚与银珠、轻粉，捣和做饼。

【用法】贴手心。男左女右，两手合定放阴下。顷刻气回汗出即愈，但口中微有气即活。用于男女阴毒。

【出处】《唐瑶经验方》。

第三章 妇产科病证

一、月经不调

1方(回阳通经1方)

【药物】1号药:公丁香、胡椒各10克,川乌、牙皂各12克,乳香、没药各15克,高良姜20克,麻油适量。

2号药:肉桂6克,当归、茜草、生地各10克,车前子12克(单包),何首乌、夜交藤、丹参各15克,黄芪、磁石各20克,生姜2片。

3号药:黑豆30克,红糖适量。

【制法】1号药共研细末,装瓶封严备用。2号药泡透煎两遍,合在一起备内服。晚间再煎第三遍供烫洗。黑豆煮熟,豆汤合于内服的2号药液内。

【用法】1.1号药末用麻油调成糊状,敷于两手心,左右交替进行,每次用药末5克,以胶布固定。2.2号药前两遍的混合药液分成两份,早、晚饭后服一份。第三遍带渣入盆,兑入适量凉水,烫洗四肢20~30分钟,天冷时再陆续加热水。每晚烫洗后于手心内敷药糊,每次敷8~12小时。3.煮熟黑豆趁热加少许红糖,作小吃,或当副食下饭,应一天吃完。用于阳虚经少。

【疗效】本方用于虚寒性经量过少者,当月见效,3月痊愈。

【出处】张晓莲祖传秘方。

【备注】1.月经前用药10天,经后用药5天,连用3个月。2.忌生冷和劳累。

2方(回阳通经2方)

【药物】1号药:冰片6克,生附子、小茴香、川椒各10克,乳香、没药各12克,生南星15克,磁石20克,糯米适量。

2号药:炮姜6克,桃仁、丹皮、红花、川楝子、坤草各10克,茵陈、香附、地榆、当

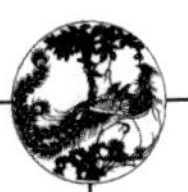

归、熟地、鸡血藤各15克，黄芪30克，生姜2片。

【制法】1号药研为细末，置入瓶内密封备用。2号药泡透后煎两遍，合在一起备内服，晚间煎第三遍供烫洗。

【用法】1.2号药用糯米汤拌为糊状，敷贴手心，用胶布固定。病轻者，每次敷一手心，左右交敷药；病重者，可两手心同时敷药。每个手心用药末5克，每次敷贴8～12小时。2.2号药液分两份，早、晚饭后各服一份。第三遍连渣入盆，兑凉水适量，晚间烫洗四肢20～30分钟，不断加热水，保持适当温度。烫洗后敷药糊于手心内。用于月经先后不定期。

【疗效】1个月见效，3个月痊愈。

【出处】张晓莲祖传秘方。

【备注】同1方。

3方（四石调经散）

【药物】1号药：代赭石、赤石脂、青礞石、磁石各10克，丁香15克，川椒20克，黄米适量。

2号药：柴胡、升麻各6克，白术、陈皮、炙甘草、焦山楂各10克，山萸肉、当归、黑芝麻各12克，生地、龙牡、桑寄生各15克，黄芪20克。

3号药：人参5克。

【制法】1号药共研细末，入瓶备用。2号药泡透煎两遍，合在一起备内服。晚间再煎第三遍，供烫洗。3号药单煎。

【用法】1.1号药末用黄米汤调和为糊，敷贴两手心，较重者加敷两足心，以胶布固定。每处用药末6克，每次敷贴10～16小时。2.2号药液分成两份，早、晚饭后半小时各服一份。晚间煎第三遍，连渣倒入盆中，兑凉水适量，烫洗四肢20～30分钟，保持适当温度，烫洗后敷药糊。3.人参水煎代茶饮，反复冲沏，睡前将参渣吃下。本方在月经前用药10天，经后用药7天。用于气虚经行先期，症见经期赶前，量多色淡，疲惫懒言，心悸纳差等。

【疗效】一般患者当月见效，2～3个月痊愈。

【出处】张晓莲祖传秘方。

【备注】1.忌生冷与刺激性食物。2.忌茶与烟酒。3.本证多因体质虚弱，或因饮食失节，忧思伤脾所致，故应调理情志，劳逸结合。

4方（两石调经散）

【药物】1号药：牛黄2克（可用人工牛黄12克代），朱砂5克，砂仁10克，青礞石、磁石各20克。

2号药：沉香3克，元胡、蝉衣各6克，茵陈、黄芩、槟榔、炒山栀、木香、香附、青皮各10克，钩藤、当归、乌药各12克，丹参、夜交藤各20克，55度以上白酒适量。

【制法】1号药共研细末，入瓶备用。2号药泡透煎两遍，合在一起备内服。晚间再煎第三遍，供烫洗。

【用法】1.1号药末用小米汤调和为糊，敷贴两手心，较重者加敷两足心，以胶布固定。每处用药末4克，每次敷贴6～10小时。2.2号药液分成两份，早、晚饭后半小时各服一份。晚间煎第三遍，连渣倒入盆中，兑凉水适量，再加白酒30ml，烫洗四肢20～30分钟，保持适当温度，烫洗后敷药糊。本方在月经前用药10天，经后用药7天。用于气滞经后期。证见乳房胀痛，小腹满闷，经少涩滞等。

【疗效】同3方。

【出处】张晓莲祖传秘方。

【备注】本方所治乃暴怒伤肝，气机不畅，致使冲任胞脉血行受阻，月事不能按期来潮之证，故应情绪安定。

5方(石姜固冲散)

【药物】1号药：赤石脂、磁石、干姜各20克，乌贼骨30克，食醋适量。

2号药：五味子3克，白术、炙甘草、焦山楂、坤草、桑螵蛸各10克，狗脊、川断、杜仲各12克，生地、熟地、肉苁蓉、枸杞各15克，黄芪20克。

3号药：人参5克。

【制法】1号药共研细末，入瓶备用。2号药泡透煎两遍，合在一起备内服。晚间再煎第三遍，供烫洗。3号药单煎。

【用法】1.1号药末加醋几滴，用小米汤调和为糊，敷贴两手心，较重者加敷两足心与肚脐，以胶布固定。每处用药末5克，每次敷贴6～10小时。2.2号药液分成两份，早、晚饭后半小时各服一份。晚间煎第三遍，连渣倒入盆中，兑入凉水适量，烫洗四肢20～30分钟，保持适当温度。烫洗后敷药糊。本方7天一个疗程，停1天再进行下一个疗程。用于气虚型月经过多。由于体质素虚，过思伤脾致中气下陷，冲任失调，出现月事不摄，行经失控。证见精神倦怠，面色苍白，纳差心悸，短气少言，少腹下坠等。

【疗效】3～5剂见效，10～20剂痊愈。

【出处】张晓莲祖传秘方。

【备注】忌生冷，调情志。

二、痛　经

1方(香附调经方)

【药物】1号药：丁香6克，生附子10克，川楝子、青皮、高良姜各15克，黄酒适量。

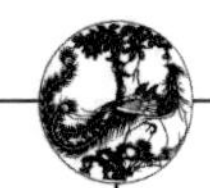

2 号药:杜仲、川断、川芎、桑寄生、茵陈、生地、狗脊各 10 克,党参、仙灵脾、女贞子、小蓟各 12 克,黄芪 20 克。

3 号药:食盐 5 克,花椒 10 克。

【制法】1 号药共研细末,入瓶内封闭备用。2 号药泡透煎两遍,合在一起备内服。晚间将药渣加入 3 号药再煎一遍,供烫洗。

【用法】1. 1 号药末用黄酒调糊,敷贴两手心,胶布固定。每处用药末 5 克,每次敷贴 8 ~ 12 小时。2. 2 号药液分成两份,早、晚饭后半小时各服一份。晚间用 3 号药液连渣入盆,兑凉水适量,烫洗四肢 20 ~ 30 分钟,保持适当温度。烫洗后敷 1 号药糊于手心内。用于血瘀痛经。

【疗效】1 个月见效,3 个月痊愈。

【出处】张晓莲祖传秘方。

【备注】同月经不调 1 方。

2 方(桂姜通经散)

【药物】1 号药:肉桂、干姜、小茴香各 10 克,乌贼骨 15 克,磁石、代赭石各 20 克。

2 号药:五味子 3 克,桂枝 6 克,白术、坤草、桑寄生、山药、桑螵蛸、焦山楂各 10 克,地榆、熟地、丹参各 15 克,黄芪 20 克。

3 号药:羊肉 30 克,生姜 3 片,花椒、南酒、红糖各适量。

【制法】1 号药共研细末,装瓶备用。2 号药泡透煎两遍,合在一起。晚间再煮一遍,供烫洗。羊肉、生姜、花椒共煮汤,加少许南酒,以煮熟为度。

【用法】1. 1 号药末用麻油调糊,敷贴两手心,病较重者可加敷脐中与两足心,胶布固定。每处用药末 4 克,每次敷贴 8 ~ 16 小时。2. 2 号药液分成两份,兑南酒少许,早、晚饭后半小时各服一份。晚间将第三遍药带渣入盆,兑凉水适量,烫洗四肢 20 ~ 30 分钟,保持适当温度。烫洗后敷 1 号药糊于手心内。羊肉及汤下饭。经前用药 10 天,经后用药 7 天。用于气虚血弱之痛经。证见月水色淡质稀,腹部坠痛,喜温喜按,气短虚汗,纳差倦怠等。

【疗效】一般患者 3 ~ 5 剂见效,10 ~ 20 剂痊愈;较重者可酌加服 10 ~ 15 剂。

【出处】张晓莲祖传秘方。

【备注】忌生冷之物。

三、闭　经

1 方(乳没通经方)

【药物】1 号药:乳香、没药各 6 克,胡椒、代赭石、五倍子各 15 克,麻油适量。

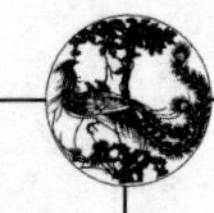

2 号药：五味子 3 克，当归、炙甘草、吴茱萸、生地、刺五加、茜草各 10 克，川断、寄生各 12 克，黄芪、何首乌各 20 克，大枣 5 枚，55 度以上白酒适量。

3 号药：人参 5 克，阿胶 10 克。

【制法】1 号药共研细末，装瓶封闭备用。2 号药泡透煎两遍，合在一起，备内服。晚间再煮一遍，供烫洗。人参单煎。阿胶烊化后兑入 2 号药液。

【用法】1.1 号药末用麻油调糊，敷贴手心，病较重者可敷贴两手心，胶布固定。每处用药末 4 克，每次敷贴 8～16 小时。2.2 号药液分成两份，早、晚饭后半小时各服一份，晚间用第三遍药液连渣入盆，兑凉水适量，再加白酒 30ml，烫洗四肢 20～30 分钟，保持适当温度。烫洗后敷 1 号药糊于手心内。人参汤分两次单服，参渣趁热吃下。用于气阴两虚之闭经。

【疗效】本方对于一般患者，用药 10～15 天能见效，即月经来潮。待月经过后再用药 5 天，停药 10 天后，再用药 10 天，又能使月经来潮。依照这种方式用药，轻者 3 个月痊愈，稍重者多用 1 个月份的药，效果亦佳。

【出处】张晓莲祖传秘方。

【备注】1. 注意情绪稳定。2. 劳逸结合。3. 忌生冷之物，避风寒。

2 方（香术通经散）

【药物】1 号药：沉香 10 克，莪术、土元、乳香、没药各 15 克，青礞石 20 克，55 度白酒适量。

2 号药：蝉衣 6 克，桃仁、红花、郁金、降香、枳实、炒山栀各 10 克，当归、生地、茵陈各 15 克，丹参、鸡血藤各 20 克，黄酒适量。

【制法】1 号药共研细末，装瓶封闭备用。2 号药（黄酒不入内）泡透煎两遍，合在一起，备内服。晚间再煎一遍，供烫洗。

【用法】1.1 号药末用小米汤及白酒少许调成糊状，敷贴两手心，病较重者可敷贴两足心及肚脐与肝俞穴，胶布固定。每处用药末 5 克，每次敷贴 8～16 小时。2.2 号药液分成两份，黄酒作药引，早、晚饭后半小时各服一份。晚间用第三遍药液连渣入盆，兑凉水适量，烫洗四肢 20～30 分钟，保持适当温度。烫洗后敷 1 号药糊于手心内。用于气滞闭经。

【疗效】一般 3～5 剂见效，10～20 剂痊愈。

【出处】张晓莲祖传秘方。

【备注】本方适用于动怒气郁伤肝，肝气郁滞而冲任胞脉血行受阻，以致月水不得下运，故应注意调节情志。

3 方（蛭石通经散）

【药物】1 号药：水蛭、土元、沉香、乳香、没药各 10 克，青礞石、磁石各 30 克。

2 号药：三棱、莪术、降香、青皮、红花、焦麦芽、茵陈、坤草各 10 克，刘寄奴、炒

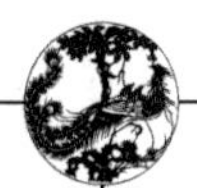

山栀、生地、丹皮各15克,丹参、鸡血藤各20克,55度白酒适量。

【制法】1号药共研细末,装瓶封闭备用。2号药泡透煎两遍,合在一起,备内服。晚间再煎一遍,供烫洗。

【用法】1.1号药末用小米汤调成糊状,敷贴两手心,病较重者加敷两足心及肚脐与肝俞穴,胶布固定。每处用药末6克,每次敷贴8~16小时。2.2号药液分成两份,早、晚饭后半小时各服一份。晚间用第三遍药液连渣入盆,兑凉水适量,再加白酒30毫升,烫洗四肢20~30分钟,保持适当温度,烫洗后敷1号药糊于手心内。用于肝气郁滞,血涩瘀阻于冲任胞脉,月水不得下运之血瘀经闭。

【疗效】5~7剂见效,10~15剂痊愈。

【出处】张晓莲祖传秘方。

【备注】注意饮食起居,情绪安定。

4方(蛇豆行经散)

【药物】1号药:蕲蛇10克,肉豆蔻20克,沉香25克,干姜、生附子各30克。

2号药:姜黄、乌药、川芎、天麻、僵蚕各6克,乌贼骨、白术、骨碎补、血竭各10克,熟地、当归、何首乌各15克,黄芪20克。

3号药:人参6克,阿胶、鹿角胶各10克。

4号药:黄米60克。

【制法】1号药共研细末,装瓶封闭备用。2号药泡透煎两遍,合在一起,备内服。晚间再煎一遍,供烫洗。人参单煎。阿胶、鹿角胶烊化。黄米以水煎汤。

【用法】1.1号药于用黄米汤调成糊状,敷贴两手心,病较重者加敷两足心及脐部与郄门穴,胶布固定。每处用药末4克,每次敷贴8~12小时。2.2号药液分成两份,早、晚饭后半小时各服一份。晚间用第三遍药液连渣入盆,兑凉水适量,烫洗四肢20~30分钟,保持适当温度。烫洗后敷1号药糊于手心内。人参煎后水冲代茶饮,参渣晚间吃下。阿胶、鹿角胶汁加黄酒适量分三次服下。熟米饭加红糖作副食。7天为一疗程,隔1天再进行下一疗程。用于久病体弱,早婚早孕,过耗精血,以致阴虚血亏,经水减量,无血下达,数月不见来潮,形体消瘦,皮肤干燥,纳差失眠(或嗜睡)之经闭者。

【疗效】5~7剂见效,20~30剂痊愈。

【出处】张晓莲祖传秘方。

【备注】注意饮食起居,情绪安定。

四、倒　经

1方(理血顺经方)

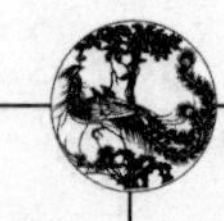

【药物】1 号药:朱砂 10 克,琥珀 15 克,生附子 20 克,青礞石、磁石、代赭石各 30 克,面粉适量,食醋适量。

2 号药:益智仁、远志各 6 克,杜仲、川芎、小蓟、坤草各 10 克,茵陈、炒栀子、降香各 12 克,生地、狗脊各 15 克。

【制法】1 号药各自研末,和匀,装瓶封严备用。面粉炒至微黄色。2 号药泡透煎两遍,合在一起备内服。晚间煎第三遍,供烫洗。

【用法】1.1 号药末加炒面适量,用食醋调为糊状,敷贴两手心,病较重者可敷贴两足心,胶布固定。每处用药末 4 克,每次敷贴 8 ~ 16 小时。2.2 号药液分成两份,早、晚饭后半小时各服一份。晚间用第三遍药液连渣入盆,兑凉水适量,烫洗四肢 20 ~ 30 分钟,保持适当温度。烫洗后敷 1 号药糊于手心内。用于倒经。

【疗效】本方对月经量少或无月经,而按期鼻衄或伴牙龈出血者,有降气调经的作用。用本药后,当月见效,2 ~ 3 个月可痊愈。

【出处】张晓莲祖传秘方。

【备注】患者应适劳逸,调情志,忌烟酒及辛辣生冷食物。

五、崩 漏

1 方(星石凋经散)

【药物】1 号药:天南星 20 克,炉甘石、赤石脂各 25 克,乌贼骨 30 克,麻油适量。

2 号药:白芨 3 克,白蔹、白茅根、桃仁、红花、生地各 10 克,茜草、当归、地榆各 15 克,丹参 20 克,55 度白酒适量。

【制法】1 号药共研细末,入瓶备用。2 号药泡透煎两遍,合在一起备内服。药渣煎第三遍,供烫洗。

【用法】1.1 号药末用麻油调糊,敷贴两手心,病较重者可加敷两足心,胶布固定。每处用药末 4 克,每次敷贴 8 ~ 16 小时。2.2 号药液分成两份,早、晚饭后半小时各服一份。晚间煎第三遍药,连渣倒入盆中,兑凉水适量,再加白酒 30 毫升,烫洗四肢 20 ~ 30 分钟,保持适当温度。烫洗后敷 1 号药糊于手足心。7 天一个疗程。间隔 1 天再用药。从第 2 个疗程起,每增加 1 个疗程,延长 1 天间隔时间。用于崩漏。

【疗效】本方用于崩漏,一个疗程见效,6 ~ 8 个疗程即 2 ~ 3 个月可痊愈。

【出处】张晓莲祖传秘方。

【备注】素体虚弱者,应再加服补益药:1. 云南白药每日 0.5 克,分三次,温开水冲服;2. 人参 3 克,西洋参 4 克,煎煮后代茶饮,参渣吃下,日一剂。忌茶和生冷

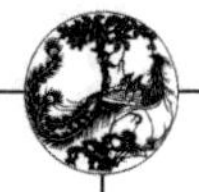

之物。

2 方(香附固冲散)

【药物】1 号药:丁香、茴香各 10 克,生附子、花椒各 20 克,生姜适量,面粉适量。

2 号药:柴胡、陈皮、木香、升麻各 6 克,乌药、白术、当归、焦麦芽各 10 克,茜草、桑寄生 15 克,黄芪 25 克。

3 号药:人参 5 克。

【制法】1 号药共研细末,入瓶备用。生姜用时捣烂,面粉炒至微黄另存。2 号药泡透煎两遍,合在一起,备内服。药渣煎第三遍,供烫洗。

【用法】1. 1 号药末加入姜泥,用炒面调和为糊,敷贴两手、足心,以胶布固定。每处用药末 5 克,每次敷贴 10 ~ 16 小时。2. 2 号药液分成两份,早、晚饭后半小时各服一份。晚间煎第三遍药,连渣倒入盆中,兑凉水适量,烫洗四肢 20 ~ 30 分钟,保持适当温度。烫洗后敷 1 号药糊于手足心。3. 人参水煎代茶饮,反复冲沏,睡前将参渣吃下。7 天一个疗程,间隔 1 天再用药。用于气虚崩漏。证见素体虚弱,精神疲惫,气短纳差,小腹坠胀等。

【疗效】一般患者 7 ~ 10 天见效,1 ~ 2 个月痊愈;较重者 2 ~ 3 个月痊愈。

【出处】张晓莲祖传秘方。

【备注】1. 忌茶和生冷食物。2. 保持心情舒畅。

3 方(朱蛤调经散)

【药物】1 号药:朱砂 5 克,蛤壳粉、生半夏各 10 克,龙齿、青礞石各 15 克,川椒 20 克,55 度以上白酒适量。

2 号药:当归、生地、熟地、枳壳、杭芍、远志各 10 克,炒枣仁、柏子仁、茵陈、炒栀子各 15 克,地榆、沙参、麦冬各 20 克。

【制法】1 号药共研细末,入瓶备用。2 号药泡透煎两遍,合在一起,备内服。药渣煎第三遍,供烫洗。

【用法】1. 1 号药末内先加入几滴白酒,用小米热汤拌为糊状,敷贴两手心,以胶布固定。每处用药末 5 克,每次敷贴 8 ~ 16 小时。2. 2 号药液分成两份,早、晚饭后半小时各服一份。晚间煎第三遍药,连渣倒入盆中,兑凉水适量,烫洗四肢 20 ~ 30 分钟,保持适当温度。烫洗后敷药糊于手心。7 天一个疗程,间隔 1 天再用药。用于暴怒伤肝,气乱血动,冲任失调而下血无度之崩症。

【疗效】一般患者 7 ~ 10 天见效,30 ~ 40 天痊愈。

【出处】张晓莲祖传秘方。

【备注】1. 本方不适用于癌变之证。2. 注意调节情志。

4 方(朱珀调经散)

【药物】1 号药:朱砂、丁香各 5 克,蛤壳粉、生半夏各 10 克,琥珀粉 15 克,磁石 20 克。

2 号药:小蓟、地骨皮、川连各 6 克,黄芩、大黄、藕节各 10 克,丹参、丹皮各 15 克。

3 号药:花椒 10 克,食盐 5 克。

【制法】1 号药共研细末,装瓶封严备用。2 号药泡透煎两遍,合在一起,备内服。晚间将 3 号药加入 2 号药渣中煎煮,供烫洗。

【用法】1. 1 号药末用小米汤调为糊状,敷贴两手心,病较重者可加敷两足心,以胶布固定。每处用药末 6 克,每次敷贴 10 ~ 16 小时。2. 2 号药液分成两份,早、晚饭后半小时各服一份。晚间将用于烫洗的药液带渣倒入盆中,兑凉水适量,烫洗四肢 20 ~ 30 分钟,保持适当温度。烫洗后敷上述药糊于手足心。用于素体实热或热邪过盛所致崩漏症。

【疗效】一般患者 5 ~ 7 天见效,2 ~ 3 个月痊愈。

【出处】张晓莲祖传秘方。

【备注】1. 忌五辣,多素食。2. 适劳逸,调情志。3. 对于心烦易怒,气郁化火者,将 2 号药改为:枳壳、杭芍、远志、茵陈各 10 克,小蓟、炒栀子、川连、大黄、木香、青皮、降香各 12 克,生地、丹皮各 15 克,地榆、沙参、麦冬、石斛各 20 克,水煎服,日一剂。4. 对于色红黏稠,量少淋漓,手足心热,阴虚血热者,将 2 号药改为:龟板、生地、丹皮、杭芍、地骨皮各 10 克,鸡血藤、当归、丹参各 15 克,水煎服,日一剂。

5 方(三石固冲散)

【药物】1 号药:青礞石、磁石、代赭石各 10 克,龙骨、肉桂、生附子、生姜各 20 克,食醋适量。

2 号药:五味子 3 克,山萸肉、白术、吴茱萸、海螵蛸各 10 克,生地、熟地、赤芍、白芍各 12 克,牡蛎、石斛、桑寄生、何首乌、夜交藤各 15 克,沙参、麦冬、黄芪各 20 克,生姜 2 片。

3 号药:黑豆适量。

【制法】1 号药共研细末,装瓶备用。2 号药泡透煎两遍,合在一起,备内服。再煎煮第三遍,供烫洗。黑豆煮熟备用,豆汤加入 2 号药液中供内服。

【用法】1. 1 号药末滴入几滴食醋,用小米汤拌为糊状,敷贴两手心,以胶布固定。每处用药末 6 克,每次敷贴 9 ~ 16 小时。2. 2 号药液分成两份,早、晚饭后半小时各服一份。晚间将第三遍 2 号药连渣倒入盆中,兑凉水适量,再加醋 10 克,烫洗四肢 20 ~ 30 分钟,保持适当温度。烫洗后敷药糊于手心。用于肝肾阴虚化热,伤及冲任,迫血妄行,致血色鲜红淋漓,手足心热,腰膝酸软,头晕耳鸣之崩漏。

【疗效】一般患者 7 ~ 10 日见效,1 ~ 2 个月痊愈;较重者 2 ~ 3 个月痊愈。

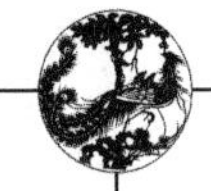

【出处】张晓莲祖传秘方。

【备注】1. 本方适应证应与其他类型相鉴别。2. 不适用于癌变证。3. 适劳逸，调情志。4. 避风寒，忌生冷，忌茶。5. 对饮食欠佳，素体羸弱者，应加服二参汤：人参 6 克，西洋参 5 克，单煎，代茶饮，并将二参渣吃下，日一剂。

六、带下病

1 方(樟藤固肾汤)

【药物】1 号药：藤黄 10 克，樟脑 20 克，苍耳子、川椒各 30 克，牡蛎 40 克，食醋适量。

2 号药：五味子 3 克，当归、血竭、生地、刘寄奴各 10 克，杜仲、川断、桑寄生各 15 克，白术、沙参各 20 克，黄酒适量。

3 号药：二年生鲜桑枝 60 克，食盐 5 克。

【制法】1 号药共研细末，装瓶备用。2 号药泡透煎两遍，合在一起，备内服。药渣配 3 号药煎第三遍，供烫洗。

【用法】1. 1 号药末用食醋调糊，敷贴两手心，病较重者可加敷两足心，胶布固定。每处用药末 4 克，每次敷贴 8 ~ 16 小时。2. 2 号药液分成两份，每份加入黄酒 20 毫升，早、晚饭后半小时各服一份，药后微汗出。晚间煎第三遍药，连渣倒入盆中，兑凉水适量，烫洗四肢 20 ~ 30 分钟，保持适当温度。烫洗后敷 1 号药糊于手足心。每于月经前 10 天用药，经后用药 7 天。连续用药 2 ~ 3 个月。用于肾虚带下。

【疗效】本方对于肾阳虚寒所致的赤白带下，一般 1 月见效，2 ~ 3 月痊愈。

【出处】张晓莲祖传秘方。

【备注】应避风寒，忌食生冷之物。

2 方(丁姜桂附散)

【药物】1 号药：丁香 10 克，干姜、小茴香、肉桂各 15 克，生附子 20 克，黄米 60 ~ 80 克。

2 号药：秦艽、威灵仙、红花、坤草、木瓜、羌活各 10 克，茵陈、炒栀子、焦山楂、桑螵蛸、白术各 12 克，钩藤 15 克，黄芪 20 克，食醋适量。

【制法】1 号药共研细末，装瓶备用。2 号药泡透煎两遍，合在一起，备内服。药渣煎第三遍，供烫洗。

【用法】1. 取黄米熹汤调 1 号药为糊，敷贴两手心，胶布固定。每处用药末 6 克，每次敷贴 8 ~ 16 小时。熟米饭加红糖适量趁热吃下。2. 2 号药液分成两份，早、晚饭后半小时各服一份。晚间将 2 号药渣煎第三遍，并加食醋 20 克，烫洗四肢 20 ~ 30 分钟，加水保持适当温度。烫洗后敷 1 号药糊于手心。7 天一个疗程，间隔

1 天再用药。从第 2 个疗程起，每增加 1 个疗程，延长 1 天间隔时间。用于赤白带下，连绵不断之证。

【疗效】轻者 5 ~7 天见效，1 ~2 月痊愈；较重者 2 ~3 月痊愈。

【出处】张晓莲祖传秘方。

【备注】1. 本方对于肝木乘脾土，湿热下注冲任与带脉，致带下粘腻赤白之证有效，不适于癌变之证。2. 适劳逸，调情志。3. 忌生冷和辛辣之物。

3 方（两香桂椒散）

【药物】1 号药：沉香、丁香各 10 克，肉桂、胡椒各 20 克，55 度白酒适量，黄米 60 ~80 克。

2 号药：竹叶 5 克，山药、茯苓、白术、苍术、焦山楂、茵陈、炙甘草各 10 克，当归、夜交藤各 15 克，黄芪 20 克。

3 号药：人参 5 克。

【制法】1 号药共研细末，装瓶备用。2 号药泡透煎两遍，合在一起，备内服。药渣煎第三遍，供烫洗。人参单煎代茶饮，参渣吃下。

【用法】1. 取黄米汤调 1 号药为糊，滴入几滴白酒，敷贴两手心，以胶布固定。每处用药末 5 克，每次敷贴 10 ~16 小时。熟米饭加红糖少许趁热吃下。2. 2 号药液分成两份，早、晚饭后半小时各服一份。晚间煎第三遍，连渣一起入盆中，加凉水适量，再加白酒 30 毫升，烫洗四肢 20 ~30 分钟，烫洗后敷 1 号药糊于手心。7 天一个疗程，间隔 1 天再用药。用于脾虚带下。

【疗效】本方治疗脾阳虚弱之白带连绵者，轻者 5 ~7 天见效，1 ~2 月痊愈；较重者 2 ~3 月痊愈。

【出处】张晓莲祖传秘方。

【备注】1. 同 1 方。2. 注意情绪稳定。

4 方（鹿附固肾升阳散）

【药物】1 号药：鹿茸 5 克，生附子、川椒各 20 克，牡蛎 30 克，大枣适量。

2 号药：鹿角霜 5 克，金樱子、芡实、升麻各 6 克，白蒺藜、肉苁蓉、桑螵蛸各 10 克，炒栀子、地榆、川断、杜仲各 12 克，生地 15 克，黄芪 20 克，大枣 5 枚。

3 号药：黑豆 40 克。

【制法】1 号药共研细末，装瓶备用。大枣煮熟，去核捣烂为泥。2 号药泡透煎两遍，合在一起，备内服。药渣煎第三遍，供烫洗。黑豆煮熟备用，豆汤加入内服药液中。

【用法】1. 1 号药末加入大枣泥，用部分 3 号药液调为糊，敷贴两手、足心，以胶布固定。每处用药末 3 克，大枣 2 枚，每次敷贴 8 ~16 小时。2. 2 号药液分成两份，早、晚饭后半小时各服一份。晚间煎煮第三遍，连渣倒入盆中，兑入适量凉水，烫洗

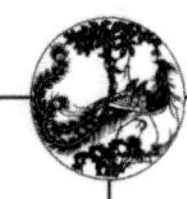

四肢 20～30 分钟(注意保持水温)。烫洗后敷 1 号药糊于手、足心。7 天一个疗程,间隔 1 天再用药。3. 熟豆加入佐料吃下,用于肾虚带下。证见带清稀,淋漓不断,小腹凉痛,腰痛似折,大便溏稀。

【疗效】一般患者 7～10 天见效,1～2 个月痊愈;较重者 2～3 个月痊愈。

【出处】张晓莲祖传秘方。

【备注】1. 本方不适于癌变之证。2. 避风寒,忌生冷。3. 调情志。

5 方(硝石清下散)

【药物】1 号药:天南星、芒硝、苦参各 10 克,青礞石 20 克,蜈蚣 5 条。

2 号药:木通、泽泻、龙胆草、柴胡各 6 克,黄芩、黄柏、茵陈、炒山栀各 10 克,生地、丹皮、白头翁、蒲公英各 15 克,55 度以上白酒适量。

【制法】1 号药共研细末,装瓶备用。2 号药泡透煎两遍,合在一起备内服。药渣煎第三遍,供烫洗。

【用法】1. 1 号药末用小米汤调为糊状,敷贴两手心,以胶布固定。每处用药末 5 克,每次敷贴 10～16 小时。2. 2 号药液分成两份,早、晚饭后半小时各服一份。晚间煎煮第三遍,连渣倒入盆中,兑入适量凉水,烫洗四肢 20～30 分钟,保持适当温度。烫洗后敷药糊于手心。用于肝经湿热之带下。证见带下淋漓不断,赤白相兼或色微黄,味臭黏稠,乳房胀痛,胸脘痞闷,咽干口苦,头晕目眩等。

【疗效】一般患者 5～7 天见效,30～40 天痊愈。

【出处】张晓莲祖传秘方。

【备注】同 4 方。

七、妊娠疟疾

1 方

【药物】常山、竹叶各 90 克,石膏 240 克(碎),糯米 100 粒。

【制法】上四味,切,以水六升,煮取二升半,去滓,分三服。

【用法】第一服未发前一食久服之,第二服取临欲发,余一服用涂头额及胸前五心,药滓置头边。用于妊娠患疟。

【出处】《外台秘要》。

【备注】当一日勿进水及进饮食,过发后乃进饮粥。忌生葱、菜。

八、胎动不安

1 方(三圣保胎散)

【药物】1 号药:紫河车粉 20 克,黑芝麻 30 克,赤石脂粉 40 克。

2 号药:菟丝子、升麻、白术、炙甘草各 10 克,桑寄生、枸杞、杜仲、川断、当归各 15 克,黄芪 20 克。

3 号药:人参 6 克。

4 号药:黄米 60 克,红糖适量。

【制法】先将黑芝麻炒熟,捣碎,再与其他药末混合拌匀。2 号药泡透煎两遍,合在一起供内服。药渣再煮一遍,供烫洗。人参单煎。黄米煮稀饭。

【用法】1.1 号药末用部分黄米汤汁调拌为糊,敷贴两手心,病情较重者可加敷两足心及脐部,胶布固定。每处用药末 7 克,每次敷贴 8 ~ 16 小时。2.2 号药液分成两份,早、晚饭后半小时各服一份,黄米稀饭拌红糖,睡前半小时吃下。晚间将 2 号药渣煎第三遍,药液与药渣一起倒入盆内,兑凉水适量。烫洗四肢 20 ~ 30 分钟,保持适当温度。烫洗后敷 1 号药糊于手心内。用于孕妇脾胃失健,中气不足,气虚下陷致冲任不固,胎脉失养之滑胎,出现腰背酸痛,腹胀腿垂,早期胎气不稳,后期胎动不安,气短乏力,甚至滴漓出血等证。

【疗效】3 ~ 5 剂见效,15 ~ 20 剂痊愈。

【出处】张晓莲祖传秘方。

【备注】1. 对于素体虚弱和有滑胎史者,依照“气应常补,胎要常保”的原则,痊愈之后,1、3、4 号药也应常用,2 号药可间断服用。2. 对病情较重,阴道见血者,应将茜草炭、艾叶炭各 10 克加入 2 号药。再将阿胶 10 克烊化后加入 2 号药液同服。3. 忌生冷和辛辣食物,防风保暖,注意休息。

2 方(四圣保胎散)

【药物】1 号药:鹿血粉(干品)10 克,地榆炭、艾叶炭、肉苁蓉、山萸肉、当归、杜仲、熟地各 12 克,桑椹、女贞子、枸杞各 15 克,黄芪 20 克。

3 号药:人参 6 克。

4 号药:黄米 60 克,红糖适量。

【制法】1 号药合装瓶内封闭备用。2 号药泡透煎两遍,合在一起,备内服。晚间再煮一遍,供烫洗。3 号药单煎。黄米煮稀饭。

【用法】1.1 号药末用麻油调糊,敷贴两手心,病较重者可敷贴两足心及气海、关元穴,以胶布固定。每处用药末 6 克,每次敷贴 8 ~ 16 小时。2.2 号药液分成两份,早、晚后半小时各服一份。晚间用第三遍药液连渣入盆,兑凉水适量,烫洗四肢 20 ~ 30 分钟,保持适当温度。烫洗后敷 1 号药糊于手心内。人参煎后代茶饮,反复冲沏,参渣睡前吃下。用于孕后脾失健运,中气不足,致阴血虚损,胞胎失养,胎动欲坠,伴有身疲倦怠,面色淡黄乏神,腰酸背痛,体笨肢肿等证。

【疗效】5 ~ 7 剂见效,20 ~ 30 剂痊愈。

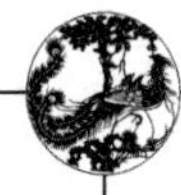

【出处】张晓莲祖传秘方。

【备注】1. 素体虚弱和有滑胎病史者，痊愈之后亦应常用1、3、4号药，2号药可酌情服用。2. 若阴道见血，2号药再加鹿角胶6克，阿胶10克，两药烊化后，加入适量黄酒分两次服下，亦可兑入2号药液中服用。3. 忌辛辣和生冷食物，防风保暖，卧床休息。

3方（朱磁保胎散）

【药物】1号药：珍珠粉10克，牡蛎粉、龙骨粉各15克，磁石粉40克。

2号药：杭芍、玉竹、生地、山药、甘草各6克，川断、黄芩、黄柏、女贞子各10克，沙参、麦冬各20克。

3号药：西洋参3克。

4号药：蜂蜜30克。

【制法】1号药合装瓶内封闭备用。2号药泡透煎两遍，合在一起，备内服。晚间再煮一遍，供烫洗。3号药单煎。

【用法】1.1号药末用蜂蜜少许加米汤调糊，敷贴两手心，病较重者可加敷两足心，以胶布固定。每处用药末6克，每次敷贴6～10小时。2.2号药液分成两份，并加蜂蜜适量，早、晚饭后半小时各服一份。晚间用第三遍药液连渣入盆，兑凉水适量，烫洗四肢20～30分钟，保持适当温度。烫洗后敷1号药糊于手心内。西洋参煎后代茶饮，反复冲沏，参渣切碎吃下。用于孕后阴虚阳盛，热邪伏越冲任，迫血妄行，伤及胎元，以致小腹坠痛，口渴欲冷饮，烦躁不安，头痛眩晕，甚至阴道见血，胎动欲坠等证。

【疗效】3～5剂见效，10～20剂痊愈。

【出处】张晓莲祖传秘方。

【备注】头重脚轻者，2号药内加石决明、代赭石各20克。

4方（珍珀安胎散）

【药物】1号药：珍珠、琥珀各10克，龙骨、牡蛎各20克，磁石30克，小米适量。

2号药：五味子3克，杜仲、桑寄生、黑芝麻、甘草各6克，生地、沙参、薤白、白术、乌药各10克，何首乌、黄芪各15克。

【制法】1号药共研细末，装瓶内备用。2号药泡透煎两遍，合在一起，备内服。晚间再煮一遍，供烫洗。

【用法】1.1号药末用小米汤调糊，敷贴两手心，病较重者加敷两足心及气海、关元穴，以胶布固定。每处用药末5克，每次敷贴8～12小时。2.2号药液分成两份，早、晚饭后半小时各服一份。晚间用第三遍药液连渣入盆，兑凉水适量，烫洗四肢20～30分钟，保持适当温度。烫洗后敷1号药糊于手心内。用于孕后中气不足，胎元失养之腰膝酸软，气短腹痛，胎动沉坠，甚至阴道见血等证。

【疗效】5~7 剂见效,20~30 剂痊愈。

【出处】张晓莲祖传秘方。

【备注】1. 胎动不安的证因多处,临床应细加分析:(1)气虚胎动不安者,证见神情倦怠,气短少言等,应加服独参汤,人参 6 克,单煎代茶饮,晚间将参渣吃下,日一剂。(2)血虚胎动不安者,证见体倦乏神,面色淡黄无光等,应加服阿胶 10 克,烊化,兑黄酒适量,分两次服,日一剂。(3)血热胎动不安者,证见咽干舌燥,口唇乏津,心烦易怒等,应在 2 号药中加黄芩、炒山栀各 10 克,麦冬 20 克。(4)肾虚胎动不安者,证见腹冷尿频,腿软乏力,头晕耳鸣,疲惫纳差等,应在 1 号药中加赤石脂 40 克,在 2 号中加熟地、肉苁蓉、山萸肉各 15 克。(5)肝胃失和胎动不安者,证见心情不悦,胸胁胀痛,气饱嗝,纳差腹坠等。2 号药应减黑芝麻、白术、何首乌,另加香附、焦山楂、茵陈、黄芩各 10 克。(6)外力撞击所致胎动不安发病迅速,可见腰酸背紧,少腹胀痛,胎动下坠等,患者应卧床休息。2. 注意心情平静,节制房事。3. 忌生冷和辛辣刺激性食物。

九、难　产

1 方

【药物】马衔 1 枚。

【用法】觉痛即令左手持之。用于难产。

【出处】《外台秘要》。

2 方

【药物】海马 1 对。

【用法】临时烧末饮服,并手握之,即易产。用于难产。

【出处】《本草纲目》。

【备注】《中草药验方选集》中,本方为大海马一对,使产妇两手握之,胎即下。

3 方

【药物】郎君子。

【用法】手把之便生,极验。用于难产。

【出处】《本草纲目》。

4 方

【药物】十二月兔脑髓 1 枚,乳香 10.3 克,母丁香 3 克,麝香少许。

【制法】上药研令细匀,丸如绿豆大。

【用法】温水下一丸,生男则左手握下,女则右手握下。用于难产腹痛不可忍,以致疲顿,胎不能下。

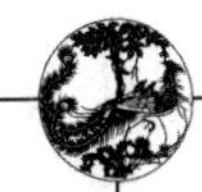

【出处】《圣济总录》。

5 方

【用法】持粗针刺儿手足，入二分许，儿得痛惊转即缩，自当回顾。用于横产。

【出处】《外台秘要》。

6 方

【用法】以针刺儿先出手心，儿手痛惊还即顺。用于逆产。

【出处】《圣济总录》。

7 方

【药物】蓖麻子 14 枚。

【用法】每手各把 7 枚，须臾立下也。用于难产。

【出处】《肘后方》《喻选古方试验》。

8 方

【药物】盐 0.15 克。

【用法】涂儿手心或足心，以香油抹儿满手，轻轻送下，推上扶正，待儿身转即顺安。用于横生逆产，手足先出者。

【出处】《万病单方大全》《仙方合集》。

【备注】1. 盐不宜多，多则恐上冲心。2.《仙方合集》述："……明日生下，母子皆安，右臂紫黑数月始消。"（盖盐主收缩，且螫入痛，儿手得盐，则痛而缩进，自然转身生下。足先出者，亦如此法。）

9 方

【药物】食盐 1 撮，开水适量。

【制法】将食盐用开水调成浓液涂于胎儿手心或足心，待其缩入转动，即可顺产。用于横生逆产（胎儿手或足先出）。

【出处】《中草药外治验方选》。

【备注】如同时取灶心土 1 碗，碾末，入锅内炒极热，以白酒适量烹之，取出用毛巾包裹，热敷产妇脐孔部，则收效尤佳。

10 方

【药物】蓖麻子适量。

【制法】研细末。

【用法】敷产妇手足心，产后速拭去。用于临产。

【出处】《急救广生集》《妇女百病偏方》。

11 方（令易产方）

【药物】石燕子 2 枚。

【用法】上药临产令产妇两手执之，即产。用于妊娠数日不产。

【出处】《圣济总录》。

12 方

【药物】大朱砂适量。

【制法】端午日晒至百日,不得着雨,如满百日,取研如粉,腊月兔脑髓如丸,如绿豆大。

【用法】欲觉产,粥饮下一丸,良久便生。其药男左女右,手中把出。用于临产。

【出处】《妇人良方》。

13 方

【药物】带水马适量。

【用法】手中持之,则易产。用于难产。

【出处】《医方类聚》。

14 方

【药物】双头莲适量。

【用法】临产时左手把之,随即生下。

【出处】《医方类聚》。

【备注】双头莲即催生草。

15 方

【药物】真当归适量。

【用法】使产妇左右手持之。用于难产。

【出处】《珍本女科医书辑佚八种》。

【备注】该书记载或用槐子。

十、恶露不下

1 方

【药物】马槟榔 4 枚。

【制法】去壳。

【用法】两手各握二枚,立下。用于恶露不下。

【出处】《外治寿世方》。

十一、产后发痉

1 方

【药物】黄丹 21 克,火硝 15 克,胡椒 10 克。

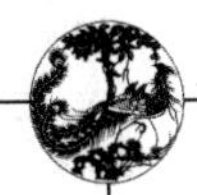

【制法】上药共研细末。

【用法】每次取 6 克，用醋调匀，涂手心，汗出生效。用于产后发痉，牙关紧闭。

【出处】《河南省中医秘方验方汇编》《中国民间疗法》。

十二、子宫脱垂

1 方

【药物】三对节、苎麻叶、草鞋根各 250 克。

【制法】上药均取鲜品，捣烂煲水。

【用法】令患者将双手泡于温药水中，待水冷后即上床盖被，保暖睡觉。用于子宫脱垂。

【出处】《验方选编》。

【备注】子宫回纳后，须连服补中益气汤 10 天以巩固疗效。

2 方

【用法】按摩手足反应区肾区、子宫区、生殖区，擦推掌心、足心。用于子宫脱垂。

【出处】《实用临床按摩手册》。

第四章 外科病证

一、疮疡痈疽

1方(敷药合掌散)

【药物】槟榔5个,生硫磺15克(研细末),腻粉1.5克。

【制法】上药和匀,每用3克。

【用法】安于手心内油调,夜卧时涂外肾,不得洗手,但擦手令干可也。一二日疮即愈。用于遍身生疮,百药不效。

【出处】《医方类聚》。

2方

【药物】仙人球全草60克。

【制法】捣烂。

【用法】外敷。用于手掌生疮毒。

【出处】《湖南药物志》。

3方

【药物】藕节60克。

【制法】上药以水煎汤。

【用法】浸洗患处,再捣田螺肉敷之。用于手背及手心掌边之手痈。

【出处】《外科大成》《疮疡外用本草》。

4方

【药物】大叶楠根60克。

【制法】用米饭汤和盐卤磨成浆糊状。

【用法】敷于患处。用于掌心生疮。

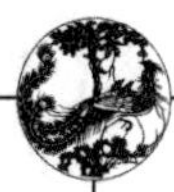

【出处】《中药大辞典》。

【备注】2 ~4 方药物用量皆为编者加。

5 方

【药物】胡椒 30 克,明矾、火硝、黄丹各 9 克,麝香少许。

【用法】上五味,共为细末,蜜调,分为两丸,若病在左,则左手握一丸;病在右,令病人右手握一丸;病在中,令病人左右手各握一丸。

【出处】《奇治外用方》。

【备注】用于痈疽之发背病证。

二、梅　毒

1 方(捷法)

【药物】胆矾、白矾、水银各 10.5 克。

【制法】上药共研不见星,入香油,津唾各少许,和匀。

【用法】坐帐内,取药涂两足心,以两手心对足心摩擦,良久再涂药少许,仍前再擦,用药尽即卧,吃热葱羹一大碗,汗出,或大便去垢,口出秽涎为验。每一次,强者用 12 克,弱者用 6 克,连用 3 日,更服败毒散,并煎通圣散澡洗。用于杨梅毒疮,不问新旧并故,不过旬日。

【出处】《本草纲目》《万病验方》。

【备注】《万病验方》谓:若有热加芩连,气虚参芪,血虚四物之类。

2 方

【药物】伏龙肝 6 克,水银 3 克,枯矾、白藓皮各 2.1 克,百草霜 0.9 克。

【制法】同 2 方。

【用法】同 2 方。

【出处】《万病验方》。

三、疥　疮

1 方(如神方)

【药物】巴豆 30 克,蓖麻子 90 克。

【制法】巴豆微炒去壳,合蓖麻子同捣极烂,用磁罐收贮。

【用法】遇有患疥者,必须长过一月之后,临睡时用两手中指各挑药一指头肚互相涂在两手心,内对将两心背擦匀,然后将周身用此药手细细摸擦之。擦完将手用白布包裹严密再睡。次早先用水洗净手,再另用水净面。如此摸擦三晚,将周身俱表出如痱子形即愈矣。用于疥。

【出处】《珍本医书集成》。

【备注】1. 当两手擦完两心背后，已不见药形，只有药味。2. 擦周身时，切记头脖以上、小便处和妇女两乳处不可见此。男子忌两处，妇女忌三处，千万不可着手。

2方

【药物】大腹子、蛇床子各0.6克，硫磺0.45克。

【制法】为细末，入轻粉少许，麻油调匀。

【用法】临卧抓破疥上，及以药少许涂手心、足心。用手擦极热，甚者不过两次以上。用于小儿生疥。

【出处】《小儿卫生总微论方》。

3方

【药物】天仙子9克，硫磺6克。

【制法】上药为细末。

【用法】香油手心内调，搽擦于疮上，鼻闻。用于疥疮。

【出处】《医方类聚》。

4方(大槟榔散)

【药物】大槟榔1个，轻粉3克，硫磺、黑狗骨各15克，红娘子(全)1个。

【制法】上药为细末。

【用法】每用药末1.5克。于手掌中，临卧时，油调如糊，两手擦摩极热，鼻内闻之，及摩擦疥上，隔日依前。甚者不过三日。必验。用于干湿疥癣。

【出处】《医方类聚》。

5方

【药物】槟榔15克，硫磺9克，轻粉3克，烟胶120克(麸炒)。

【制法】上药研末，用香油调。

【用法】涂手心，热摩疮上，愈。用于疥。

【出处】《万病验方》。

6方

【药物】巴豆2枚(去皮)，乳香、硫磺、水银各0.3克。

【制法】上药同研，令水银星尽，油调少许。

【用法】安在手心中，夜后合手便卧，神效。用于湿疥遍身。

【出处】《医方类聚》。

7方(巴豆膏)

【药物】巴豆7粒(去皮研)，硫磺(细研)、白矾(烧灰)、芜荑各15克，猪脂90克。

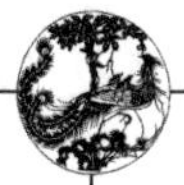

【制法】上药捣罗为末，炼猪脂成油，入前药末，调和令匀。

【用法】每用莲子大，于手掌内搓涂之。用于一切疥疮有虫，时作瘙痒。

【出处】《医方类聚》。

8 方（神捷散）

【药物】吴茱萸、白蒺藜各 30 克，赤小豆 49 粒，白芜荑仁、轻粉各 15 克，石硫磺少许（研）。

【制法】上药捣研为散，令匀。每用生油调药 15 克。

【用法】于手心内摩热后，遍揩周身有疥处便睡。睡觉其疥自愈。用于诸疥疮。

【出处】《圣济总录》。

9 方

【药物】水银 9 克，大枫子 15 克，核桃仁 30 克。

【制法】将后二味捣烂，入水银（研细）调，每料分三块。

【用法】每晚取一块，用手心擦患处。用于疥疮。

【出处】《常见病验方研究参考资料》。

10 方

【药物】大枫肉 49 个，樟脑、水银各 4.2 克，油核桃肉 7 个，儿茶 2.1 克，冰片 10.5 克。

【制法】上药共捣如泥，做一丸。

【用法】如常，合掌中丸之，搽患处，用于疥癣。

【出处】《万病验方》。

11 方

【药物】大枫肉、蛇床予（为末）各 15 克，真轻粉、花椒（为末）各 6 克，樟脑 3 克，油核桃肉 10 个。

【制法】上药共捣如泥，加柏油少许，再捣匀丸如弹大。

【用法】合掌中丸之，搽患处。若遍身有，以手擦之。用于疥。

【疗效】本方治疥如神。

【出处】《万病验方》。

12 方（一剂膏）

【药物】巴豆（去壳）、木鳖子（去壳）、大枫子（去壳）、胡桃肉、小枣（煮熟去核）各 7 个，白砒、水银各 1.5 克，雄黄 3 克，炼猪油 15 克。

【制法】上药共捣如泥，用猪油和药调匀。

【用法】涂于手上，遍搓患处（禁搓阴囊部）。每日晚间搓 1 次，连用 3 日，搓药后遍身发热。用于各种疥疮、浑身起疙瘩瘙痒，或流血、流脓、流黄水。

【疗效】一剂分 3 次用，搓完即愈。

【验案】验案1：张某，男，45岁，农民。患疥，并染其妻亦患疥，按本方配药搓之，3日后同愈。验案2：张某某，全家五口都患疥疾。每人按本方搓药一剂，均系3日痊愈。

【出处】《中医验方汇选》。

13方（合掌散）

【药物】马蔸铃子45克（为末），白矾7.5克，硫磺9克。

【制法】先将后二味别研，再将三味以清油匀调。

【用法】涂手心上搓热，呵之，以鼻嗅翕其气，其疮自安。用于诸般疥癞疮。

【出处】《秘传外科方》。

14方（疥疮药）

【药物】鲜狼毒30克，水银（生）、桃仁各9克，胡桃肉（生）7个。

【制法】将上药（除水银外）共研粗末，再入水银研至不见水银星为度，分成七包使用。

【用法】每晚临睡时，取药末一包，在褥单上撒匀，患者裸体入卧，在被窝内两手摸药，浑身拂搓，务使药末周遍患处。一晚用一包药末，七晚用完，疥毒即愈。用于干湿疥毒疮，周身瘙痒。

【出处】《中医验方汇选》。

【备注】1.须注意将生殖器用布包好，勿令沾上药。2.用药时在火炕上睡为佳，因火炕反热，能助发热力，容易收效。3.无论干疥湿疥，用此方皆能表毒外出，最重的周身托出疥毒皮一层。4.在七天之内不许洗手脸，亦不许扫被褥。5.忌食辛辣发物。

15方

【药物】白矾指甲大1块，黄蜡3克，胡椒7粒，有尖葱1根，生姜3片，枣7个（去核）。

【制法】上药共捣为丸。

【用法】男左女右手握之出汗。用于疮疥。

【出处】《民间偏方秘方精选》。

【备注】避风3日，忌腥冷。

【出处】《圣济总录》。

四、瘰　疬

1方（加减健阳丹）

【药物】胡椒30克，明矾、火硝、黄丹各9克，麝香3克。

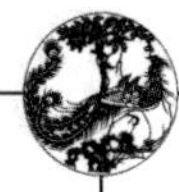

【制法】上药共为细末，以蜜做2丸。

【用法】病在左握左手，病在右握右手。腰以下则缚足心，亦分左右。以布扎之，不可移动，6小时一换。用于瘰疬。

【出处】《民间治病绝招大全》。

【备注】1.《中医外治法简编》以为：本方适用于各种肿痛溃烂，除用于瘰疬外，还可用于骨槽风、骨髓炎、落头疽、耳后脱毒、阴对口、阴发背、乳岩、恶核、石疽、失荣、鹤膝风、鱼口便毒、流注等阴疽。2. 掌面有破溃者不宜施用本法，以免刺激创口。忌茶水及房事1年。

2方

【药物】生川乌、生草乌、生半夏、北细辛各3克，大枣10枚。

【制法】将前四味药研细末。大枣去核。共捣如泥。盐水拌调，搓成丸子1个（大如鸽蛋）。

【用法】如左腋红肿时，将红丸包在右手，右腋有病包在左手心，左腿有病，包在右脚心，再用阎王刺根60克水煎服。卧床盖被发汗，汗出肿消。用于淋巴结炎。

【出处】《穴敷疗法聚方镜》。

五、手足肿痛

1方

【药物】生牛肉。

【用法】裹手足，肿消痛止。用于伤寒时气，毒攻手足，肿痛欲断。

【出处】《本草纲目》。

2方

【药物】白盐、花椒末各等份。

【制法】上以醋调和。

【用法】敷于患处。用于手心肿痛。

【出处】《疑难急症简方》《奇效简便良方》。

【备注】1.《肘后方》用本方治疗手脚心风气毒肿，敷之立瘥。2. 已破溃者勿用。

3方

【药物】生附子。

【制法】上药切片。

【用法】贴于患处（煎水泡更妙）。用于手足心忽肿（或痛或不痛，或烂或不烂）。

【出处】《疑难急症简方》《奇效简便良方》。

【备注】数日后不痛者，必然作痛作痒（切不可用手抓），仍用附子水泡之，或附子切片，加轻粉0.3克，贴之必愈。

4方

【药物】鲜桑叶适量。

【制法】将上药捣烂。

【用法】敷于患处。用于穿掌肿毒，或手足心忽肿。

【出处】《疑难急症简方》《奇效简便良方》。

5方

【药物】鹅掌皮（或鸭掌皮）适量。

【制法】上药煅末。

【用法】搽于患处。用于手足底心烂。

【出处】《疑难急症简方》。

6方

【药物】猪肝适量。

【制法】切片，和桃叶捶融。

【用法】敷患处，神效。用于手指及掌生黄白脓泡，痛痒无时，缠绵不已。

【出处】《外治寿世方》。

7方

【药物】桐叶500克。

【制法】煎汤。

【用法】浸渍手足。用于浮肿四肢较重。

【出处】《浮肿病中医简易方选》。

六、骨槽风

1方（胡椒丸）

【药物】胡椒37.3克，明矾、火硝、黄丹各11.19克，麝香3.73克。

【制法】共研细末，用蜜调成两丸。

【用法】取药1丸，病在左握左手，病在右握右手，用布包扎，松紧适度，不可移动，12小时换药1次。用于骨槽风肿痛溃烂者。

【出处】《古今中药外治高效验方1000首》《民间治病绝招大全》。

【备注】1.掌面有破溃者不宜施用本法，以免刺激创口。2.忌茶水和房事。

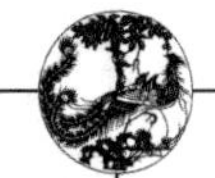

七、疝　气

1 方

【药物】肥姜。

【制法】将上药切片，铺凑板上，上堆蕲艾一尖，点火烧之，候将完，即乘热带火连姜并艾捣极烂。

【用法】将鲜菜叶一大片，放手掌内，即以姜艾摊匀菜叶上，用手向肾囊宜底下托之。初时其冷如冰，臾滚热，通身出汗而愈。用于疝气偏坠。

【出处】《外治寿世方》。

八、疔

1 方

【药物】蜈蚣 1 条（去头），斑蝥 2 个（去足翅），巴豆 2 粒（去油），朱砂、轻粉、砒石各 0.9 克，珍珠 0.15 克。

【制法】共研细末，枣泥为丸，分做两个。

【用法】男用左手右鼻，女用右手左鼻，把药丸塞在鼻孔一个，握在手心一个，多喝汤水，盖被发汗，二三十分钟后去丸，汗后即愈。用于疔毒初起，头疼寒热，恶心呕吐，眼珠发红，心中发烧，言语困难，不省人事。

【验案】验案 1：张某之妻，23 岁。患疔疮，初起憎寒壮热，头疼呕吐。经医治之，症状转重，身发高烧，眼珠发红，神昏腹疼。经用本方治疗，一次即愈。

验案 2：姚某，男，36 岁。患疔疮，初起头疼倦怠，寒热往来，经医治之，服阿斯匹林、非那西丁发汗，症状转重，神昏语蹇，目直视。经用本方治疗，遂即腹泄汗出，毒消而愈。

【出处】《中医验方汇选》。

【备注】本方类似握药方，明王肯堂著《证治准绳》治小儿便结、腹胀、闷乱，命在须臾者，用握宣丸，其效捷如桴鼓。可见这种疗法早为前代医家采用。本方组成的药味多系毒烈之品，但毒药攻病在此种方法下用之，则可免去一切副作用，成为稳健疗法，值得重视。用后鼻孔起疱，但无妨碍。

2 方

【药物】山栀、雄黄、大黄、葱须、生姜各等份。

【制法】将上药共研为细末，装瓶备用。

【用法】用时将药末敷手心，用白纸或纱布覆盖包扎，隔 1 ~ 2 天换药 1 次。用于疔疮。

【疗效】用本方治疗疔疮患者，一般用药 1～2 天见效，再经用药 2～3 次即获痊愈。

【出处】《当代妙方》。

3 方

【药物】生山栀、生大黄、生皂角、生姜（去皮）各 9 克，白川椒 6 粒，葱白 12 克，元醋 15 克，银朱 4.5 克。

【制法】先将前四味捣碎，再将白川椒、葱白、元醋，加入共捣如泥，做成圆形的球样，如核桃大，以银朱为衣。

【用法】令患者吃热粥或喝开水后，侧卧，位呈虾形，将此药球放手心中，两手合拢（莫把药球弄碎），置于裤档之下，合眼睡眠 1～2 小时后周身汗出，其痛渐止，全身症状逐渐消失，局部肿胀亦渐消除。第二天如未痊愈，可再将此药球加醋捣如泥，做成球形（不加银朱），仍以上法治之。用于疔疮。

【疗效】初起者即消，已成者促其及早化脓及出脓而愈（局部可配合外科处理）。

【出处】《中医秘方验方汇编》。

九、跌打损伤

1 方

【药物】桃仁、杏仁、栀子、乳香、没药各 6 克。

【制法】上药共研细末，加连根葱捣烂。

【用法】凡跌打未破，痛在腰以上者，左边痛者敷左手心，右边痛者敷右手心；痛在腰以下者，分敷左右足心，以青为度，即愈。用于跌打筋骨痛。

【出处】《中国医疗秘方》。

十、破伤风

1 方

【药物】樟丹、火硝各 18 克，胡椒 40 粒，葱白（带根）3 块，食醋适量。

【制法】上药共捣烂，用醋调匀，分成 4 份。

【用法】分敷在两手心、脚心，用布包扎，一般用 1 次。用于破伤风。

【出处】《山东中草药验方选》。

【备注】本方需全身出汗。

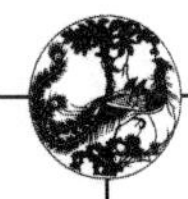

2 方

【药物】国槐树油 10 毫升，羊角粉 2 克，荆芥末、防风末、白芥子末各 3 克，蝉蜕、僵蚕各 7 个，独头蒜、土蜂房各 1 个，官粉 7 克。

【制法】上药共捣为泥。

【用法】将药泥放在患者手中，令其紧握，外用黑布包扎好后，令其卧于密室，加温使其出汗，待其全身大汗淋漓即抬出密室，盖好衣被，去掉握药，并用温水将手洗净，一般 1～2 次即愈。用于破伤风。

【疗效】用本方治疗 25 例破伤风患者，药后临床诸症消失，观察 3～5 天无不适为痊愈者 23 例，占 92%；显效者，药后临床症状基本控制，而又转外院治疗者 1 例，占 4%；无效者 1 例，占 4%。

【验案】验案 1：赵某，男，27 岁，1987 年 4 月 5 日初诊。10 日前患者在出河工时不慎碰伤腿部，即自用草木灰敷伤口止血。昨日出现牙关紧闭，全身强直，频繁痉挛，面呈苦笑。急用大量破伤风抗毒素无效，遂予手握药治疗，并用乌梅擦牙。两次后临床症状消失。随访至今健在。

验案 2：张某，男，8 岁，1990 年 5 月 10 日诊。患儿 12 天前在粪堆旁玩耍，被木棍误伤，伤口微出血，未作处理，3 天后牙关紧闭，角弓反张，急给手握药治疗，两次后临床症状消失。

【出处】《中医外治杂志》(3)：15，1993。

【备注】如牙关紧闭不开者，可用乌梅擦牙。

3 方(治破伤风方)

【药物】大蒜 2 头，葱白根 3 节。

【制法】上药共捣烂如泥，用稀布包为 2 包。

【用法】每手各握 1 包。用于破伤风。

【出处】《中草药验方选集》(四)。

【备注】另可内服下方：全蝎 3 个，僵蚕 7 个，二味共研细末，黄酒、白水各半冲服。

4 方

【药物】白花蛇 1 条，麝香 18 克，独头蒜 7 个，葱须 7 个。

【制法】先把白花蛇捣碎，后入麝香等几味药，共捣为膏，用纱布包。

【用法】手握出汗即愈。用于破伤风之牙关紧闭，角弓反张。

【出处】《中医秘方验方汇编》。

5 方

【药物】燕窝泥 2 个，栀子 60 克，雄黄 10 克。

【制法】将上药共捣末，用鸡蛋清调成糊状，涂纱布上。

【用法】敷在手心、足心、前额及脐约60分钟。用于破伤风之痉证。

【出处】《家用鸡蛋治疗小窍门》。

6方

【药物】露蜂房3克,蛇蜕0.3克,大蒜(瓣或紫皮独头蒜)15克,葱60克,黑胡椒1克,黑豆秸150克。

【制法】露蜂房、蛇蜕撕成碎块,大蒜、葱切细,黑胡椒打细末,黑豆秸火烧除硬枝及白灰取炭,立即混入上述诸药中共捣为泥。

【用法】将药物迅速敷于患者任一手掌心内,用数层消毒或洁净的厚布扎紧,一昼夜换一次,连续3~5日,新生儿及儿童酌减量。用于破伤风。

【疗效】共治疗7例患者,其中6例治愈,1例死亡。疗程最短7日,最长27日。死亡1例患者为重型新生儿破伤风。该患者接受本方治疗2日内,症状有明显好转,但在第三天早晨,因喉部痰液窒息,未得到及时抢救而死亡。

【验案】验案1:奚某,男,4岁。1973年9月4日来武进县人民医院就诊。患者于10日前右足底刺伤。检查:颈项强直,四肢抽搐,右足底见两个0.5厘米长伤口。诊断:破伤风,住院。头三天用破伤风抗毒素、复方冬眠灵、鲁米那等药物,第四天出现呼吸抑制,进行人工呼吸,注射洛贝林抢救,晚上9时用本方外敷。第五天早晨抽搐减轻,间隔延长,患儿能自行拔出胃管,安定入睡。继续外敷本方二天,第七天能自行进食,于9月20日治愈出院。疗程16天。

验案2:丁某,男,39岁。1977年6月19日来武进县人民医院就诊。患者于5日前,右足拇趾患甲沟炎。检查:神志清楚,张口困难。诊断:破伤风,住院。开始五天内用破伤风抗毒素等药物治疗,第六天出现窒息,心跳停止,施行人工呼吸,做气管切开术。第七天使用本方外敷。第八天抽搐减轻,间隔延长,能写"难受,停用"。继续外敷本方,连续五天。至第十二天后改用抗感染治疗,于7月16日治愈出院,疗程27天。

【出处】《南京中医学院学报》(4):38,1988。

【备注】本方应随制随用。本方外敷后,于10~15分钟内自觉有股热气自手掌心沿手臂直窜心窝,不久全身出汗,汗如雨下,个别患者皮肤上可见黄豆大小样水泡,但在大量输液患者身上,出汗时间有明显延长,在用药6~9小时后抽搐减轻,间隔时间延长。一般24小时后症状明显好转,个别患者能讲话,想吃食。抽搐控制时间,轻型3日,重型5日,最长7日。

7方

【药物】白胡椒7粒,四季葱白7根,老生姜7片,土蜂窠7个,辣萝卜7片,陈艾叶炭粉3克,铅粉3克,麦面粉适量,麻油适量。

【制法】将前八种药共捣烂如泥状后,滴入麻油数滴共捣匀,再做成1个药团。

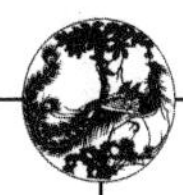

【用法】将药团放在患者两手合掌之正中，使其合掌握住，并用纱布将其两手包扎紧，待患者身上汗出直至足心时方可去药。用于小儿脐风撮口。如缺土蜂窠，可用露蜂房 3 克剪碎代替。用于破伤风。

【出处】《中草药外治验方选》。

十一、肾囊风

1 方（椒杏去痒膏）

【药物】川椒、杏仁各 6 克。

【制法】上药研膏。

【用法】涂掌心，合阴囊而卧。用于肾风囊痒。

【出处】《仁斋直指方》《男女病奇良方》。

2 方

【药物】鸡心槟榔 1 大个，明硫磺（研）6 克，生黄丹 3 克，全蝎 3 枚（焙）。

【制法】先将鸡心槟榔破开，以黄华丹 3 克合在内，湿纸裹煨，再与其他药末混合，入轻粉 1.5 克，麝少许，于瓷器收。

【用法】每用少许，麻油调抹两掌，先以鼻嗅，男以两掌掩外肾，女以两掌掩两乳，各睡至醒，次日又照此用药，屡效。用于肾囊风发疮疥。

【出处】《医方类聚》。

3 方

【药物】鸡心槟榔 2 个，全蝎 6 个，明硫磺 12 克。

【制法】先将鸡心槟榔破开，以黄丹 9 克合在内，用湿纸裹煨，与其他药共研为末，入轻粉 1.5 克，麝香少许，青黛末 1.5 克，于瓷器内收。

【用法】每用少许，清油调抹两掌掩外肾，女以两掌掩两乳，各睡至醒，次日又用，经验。用于肾囊风发疮疥。

【出处】《医方类聚》。

4 方

【药物】琥珀、黄丹各 18 克，枯矾 3 克，麝香 12 克，龙泉粉 60 克。

【制法】上药为末。

【用法】每用 1.5 克，手心擦患处。用于阴囊瘙痒，自汗不收。

【出处】《医方类聚》。

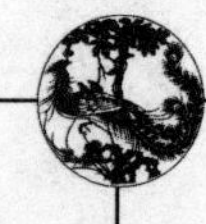

十二、雷诺氏病

1方

【**药物**】硫磺20克,血竭10克,丁香10克,白胡椒6克。

【**制法**】共研细末,用醋调糊。

【**用法**】敷手心。用于雷诺氏病。

【**出处**】《内病外治精要》。

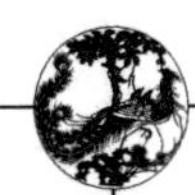

第五章　皮肤科病证

一、手足癣、鹅掌风

1 方

【药物】五倍子。

【制法】微焙研末，生桐油调糊。

【用法】涂掌中患处，再在炭火上烘干去之，日数次。用于鹅掌风手掌开裂。

【出处】《疮疡外用本草》《单验方选粹》。

2 方

【药物】五倍子 30 克，桐油 150 克。

【制法】五倍子研粗末与桐油合炒，炒黄为度。

【用法】外涂患处，每日 2 次。用于手足癣、甲癣。

【出处】《中国民间灵验偏方》。

3 方

【药物】铁锈 60 克，米醋 100 毫升。

【制法】将铁锈研细，倒在米醋里，搅匀。

【用法】将患处放于醋中浸洗浴，每日 1 次。用于手足癣。

【出处】《常见病中医自疗便方》。

4 方

【药物】土槿皮 30 克，苦参、百部各 15 克，雄黄 3 克，米醋 1000 毫升。

【制法】将上药浸入醋中 1 天，稍加热后备用。

【用法】每日泡洗患手足 1 次，每次 20 ~ 30 分钟，连续 10 天。用于手足癣。

【出处】《常见病中医自疗便方》。

【备注】治疗时间禁用皂碱。

5方

【药物】苦楝根皮100克，五倍子、枯矾各10克。

【制法】将五倍子、枯矾烘干后共研细末，将苦楝根皮加水煎煮取汁。

【用法】用上药汁泡手癣处半小时许，然后将患处擦干，搽抹药粉，穿好袜子或戴上手套，每日1次，入睡前使用。用于手足癣。

【出处】《常见病中医自疗便方》。

6方

【药物】大枫子肉、花椒、五加皮、明矾、鲜凤仙花各10克，皂荚1条，土槿皮、地骨皮、藿香各15克，米醋1000毫升。

【制法】将上药浸在米醋内1昼夜。

【用法】用时先将醋液煮沸，后冷却，倒入塑料袋内，将患手伸在袋中，袋口扎紧，每次泡洗6～12小时，至少连续泡洗3天。用于手足癣。

【出处】《常见病中医自疗便方》。

【备注】浸泡后如有反应，则不宜再用。

7方

【药物】一枝黄花200克。

【制法】将上药加水煎煮滤取浓汁。

【用法】把手足癣处泡在药汁内半小时许，早晚各泡洗1次，7天为一疗程。用于手足癣。

【出处】《常见病中医自疗便方》。

8方

【药物】一枝黄花50克。

【制法】水煎上药。

【用法】外洗患处。用于鹅掌风。

【出处】《常见中药八百味精要》。

9方

【药物】一枝黄花50～100克。

【制法】煎取浓汁。

【用法】浸洗患部，每次半小时，每天1～2次，7天为一疗程。用于鹅掌风、灰指甲、脚癣。

【疗效】一枝黄花煎液在试管内对红色癣菌有杀灭能力，曾对病程5～10年的6例患者，用该药液洗涤5～6次，均告痊愈。

【出处】《上海常用中草药》《中药大辞典》。

10 方

【药物】凤仙花。

【制法】将上药捣烂。

【用法】外敷患处。用于鹅掌风。还可用于痈疹疮、灰指甲、顽癣。

【出处】《常见中药八百味精要》。

【备注】《上海常用中草药》用鲜品。

11 方

【药物】白凤仙花 2 株。

【制法】捣烂。

【用法】揉搽患部,每日 2 次。待愈后,再用陈醋 500 克,将双手在醋内泡 1 天,愈后可不复发。用于鹅掌风。

【出处】《陕西中医验选编》。

【备注】治疗期间患部切勿见生水。

12 方

【药物】白凤仙花全草 2 棵,米醋 250 克,明矾 120 克。

【制法】上药共捣烂。

【用法】外敷患处,每日 2 次。用于手足癣、甲癣。

【出处】《中国民间灵验偏方》。

13 方

【药物】凤仙花 62.5 克,川椒 31.5 克,大枫子仁 15.6 克,米醋 500 毫升。

【制法】上药用米醋煎成浓汁。

【用法】浸泡患处,每剂可用 3 天。用于鹅掌风。

【出处】《单验方选粹》。

14 方

【药物】凤仙花(全草)、土槿皮各 60 克,花椒 30 克,米醋 500 克。

【制法】上药加入米醋中,浸泡一周后取滤液备用。

【用法】用此药浸泡患处,每次浸泡 15 分钟,每日 1 次。用于手足癣。

【出处】《百病良方》。

15 方

【药物】仙人掌。

【制法】洗净捣烂,用新洁白布绞之取汁。

【用法】取汁涂于患处,每日 2 ~3 次,一般用 5 ~7 次。用于冬季发生皲裂的鹅掌风。

【出处】《单验方选粹》。

16 方

【药物】生桐油、松毛各适量。

【用法】用生桐油搽患处，烧松毛烟熏之，立效。用于鹅掌风。

【出处】《奇方类编》《中国奇方全书》。

17 方(白朱砂散)

【药物】朱砂、雄黄、象皮(煅)、硼砂各3克，蟾酥1.5克，白朱砂(煅)6克。

【制法】上药共为细末，用真生桐油调。

【用法】涂搽患处，以火烘之，痒止为度。用于鹅掌风及顽癣。

【出处】《外科大成》。

【备注】1. 鹅掌风还可烧鸽粪熏烘之。2. 遍身顽癣如癞者，烧猪粪熏烘之。

18 方

【药物】豆腐浆两大碗，川花椒、透骨草各15克。

【制法】将川花椒、透骨草用豆腐浆熬至1碗。

【用法】待温凉适宜时，洗患处约两小时，洗后痒止，连用2~3次可愈。用于鹅掌风满手前后起皮，干燥裂缝，瘙痒极不能眠。

【验案】刘某之妻，40岁。患鹅掌风一年多，百般治疗均无效果。后用本方洗两次即愈，且愈后两手同别人一样，未留斑痕。

【出处】《中医验方汇选》《单方验方汇集》《中国奇方全书》。

【备注】《本草纲目拾遗》载豆腐浆味甘，微苦，性凉清热；豆腐沫(即豆腐泔水上结沫)能治鹅掌癣，其生于手及足掌，层层剥皮，血肉外露。据《中医验方汇选》编者所见，民间疗法常用豆腐浆洗涤疮肿及皮肤疾患，每有奇功。因知此种物品用于外治方有清热、解毒、滋润肌肤之效。患鹅掌风呈现燥症状者，由于风血相搏使然。本方用豆腐浆加入川椒、透骨草两药以祛风邪，方意更见周到。患鹅掌风者，可试用之。

19 方(祛风地黄汤)

【药物】香油120克，当归、紫草各10克，黄蜡15克，奶酥油适量。

【制法】将香油、奶油混合熬开，下入当归、紫草炸枯，去渣，加黄蜡熔化后用柳条搅匀，待冷即成。

【用法】每用少许抹患处，日抹5~6次。另可配用内服药物：生地、熟地各120克，白蒺藜、川牛膝各90克，知母、黄柏、枸杞子各60克，菟丝子、独活各30克，上药共研细末，炼蜜为丸，如梧桐子大。每服9克，黄酒送下，夏月用淡盐汤送下，每日早晚各服1次。用于鹅掌风手心干裂，疼痛难忍，手不能握，足不能行，甚则燥裂出血。

【治疗】重者1剂，轻者半剂可痊愈。此方治愈鹅掌风患者20多人，后又治愈

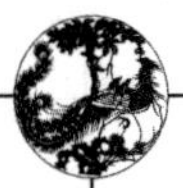

3 人。

【出处】《中医验方汇选》《单方验方汇集》《中国奇方全书》。

【备注】《中医验方汇选》中奶酥油为60 克,当归为15 克,紫草为3 克。本方即《医宗金鉴》祛风地黄丸为治鹅掌风的内服方,所用药物纯系滋阴凉血之品,略佐驱风之药。以之与外敷方配合施用,收效必更迅速。原书载本方主治手掌燥痒及干裂,今用之兼治足心燥裂疼痛,难于步行者。可谓善用古方,使其施用范围更加宽广。

20 方(三油膏)

【药物】牛油、柏油、香油、黄蜡、银朱各 30 克,铅粉、麝香各 6 克。

【制法】先将后三味各研细末,再将油蜡熔化,入银朱、铅粉,搅匀,待凉,入麝香搅匀成膏。

【用法】涂搽患处,用火烘之,以油干为度。用于掌心风,掌心燥痒起皮,枯裂微痛者。

【出处】《医宗金鉴》《疮疡外用本草》。

21 方(三油膏)

【药物】牛油、麻油、柏子油各 60 克,银朱 30 克,铅粉 9 克,麝香 0.3 克,黄蜡 24 克。

【制法】将三油混入锅内炼净,再加黄蜡,俟熔尽离火,再加其余药末,搅匀成膏。

【用法】将药膏涂患处,涂后用火烤,以油干患处滋润为度。每天中午涂药 1 次。用于鹅掌风。

【出处】《中医验方汇选》《单验方汇集》《中国奇方全书》。

【验案】1. 李某,男,50 多岁。患鹅掌风屡治不愈,后用本方抹 5 ~6 次即愈。2. 晋某,女,52 岁。患鹅掌风,不能纺织操作,亦用此方治愈。

22 方

【药物】蛇床子、苦参、白藓皮各 30 克,生百部 20 克,雄黄粉、硫磺粉各 10 克。

【制法】同 97 方。

【用法】同 97 方,日 1 剂。用于鹅掌风。

【出处】《中国奇方全书》。

23 方

【药物】蛇床子、苦参、白藓皮各 45 克,生百部、当归各 20 克,雄黄粉、硫磺粉各 12 克。

【制法】同 97 方。

【用法】同 97 方,日 1 剂。用于鹅掌风。

【出处】《中国奇方全书》。

24 方

【药物】地骨皮、蛇床子、苦参、当归各 20 克，枯矾、枫子、防风各 15 克。

【制法】先将地骨皮、枯矾研细，再与其他药共同浸泡在 500 毫升米醋内 24 小时，滤药取液。

【用法】用时将药液温热后泡洗患部，早、中、晚各 1 次，连续使用，每料可用 2 天。用于鹅掌风。

【出处】《中国奇方全书》。

25 方

【药物】薏苡，用此药洗手，洗至水极冷为度。用于鹅掌风手足生紫斑、白点，皮枯厚等。

【出处】《古代验方大全》。

【备注】七日勿见汤水。

26 方

【药物】豆腐沫。

【用法】热洗手掌及手指，效。用于鹅掌风手掌及指上层剥皮，血肉外露。

【出处】《奇方类编》。

27 方(藿黄浸剂)

【药物】藿香、黄精、生大黄、皂矾各 12 克，米醋 500 毫升。

【制法】上药用米醋浸泡 5 ~7 天，去渣备用。

【用法】将患部放入药水内浸泡，每次 1 ~2 小时，每日 1 ~2 次。用于鹅掌风。

【验案】秦某，男，60 岁，患手足癣 40 年，屡治无效，手掌部多处起小水泡，足趾间湿烂，瘙痒不休，两手十指均呈灰指甲，经用藿黄浸剂浸泡 42 小时，手足癣愈；再浸泡十指 42 小时，半年后指甲恢复正常。

【出处】《中国当代名医验方大全》。

【备注】藿黄浸剂以夏季使用最宜，将患处全部浸入为度，浸泡时间愈长，效果愈好。浸前先洗手脚，浸后忌用肥皂及碱水洗涤。浸泡时间累计 40 ~50 小时，如系甲癣，浸泡时间宜加倍。此方药源丰富，疗效较好。

28 方(外洗 1 号方)

【药物】苦参、仙鹤草各等份。

【制法】碾为粉状，每取 50 克，用纱布包好，放入盆内冷水浸泡 1 小时左右，待药浸透后，将盆放于火上煎煮，药沸后将盆中的药水稍冷却。

【用法】将患手足浸泡于盆中约半小时擦干即可，剩余药液下次加热后仍可使用，每日 1 ~2 次，可连用 3 日后换药再泡，用于手足癣以水疱、糜烂、渗出为主者。

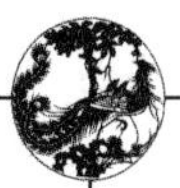

【疗效】一般用1号药外洗3天后，水疱渗出即消失，成为干燥之皮损而改用29方外洗，3周左右皮疹消退，自觉消失。47例中，治愈38例，显效8例，有效1例，治愈率达80%，有效率100%。

【出处】《云南中医杂志》(5):18,1991。

29方(外洗11号方)

【药物】透骨草、茵陈各等份。

【制法】同28方。

【用法】同28方。用于手足癣皮肤干燥、粗糙脱屑为主。若伴皲裂，在上方基础上加入杏仁(冲)、桃仁、蜂蜜等润肤之品。

【疗效】55例用本方浸泡1月以上，治愈30例，显效23例，有效2例，治愈率达60%，有效率100%。

【出处】《云南中医杂志》(5):18,1991。

30方(葱菜方)

【药物】葱、蕺菜各半。

【制法】上药共捣为丸。

【用法】两手频搓上药。用于鹅掌风。

【出处】民间验方。

31方(葱蜜方)

【药物】葱头14根，白蜜120克。

【制法】共捣烂。

【用法】擦患处。用于鹅掌风。

【出处】民间方。

32方

【药物】大梨。

【制法】上药捣烂。

【用法】两手搓丸，2~3丸即愈。用于鹅掌风。

【出处】《秘传奇方》。

33方(蒜叶方)

【药物】大蒜2头，桃树叶50克。

【制法】上药共捣烂。

【用法】敷患处，每日1次。用于手癣。

【出处】《葱姜蒜妙方八百八》。

34方(蒜醋方)

【药物】大蒜2头，陈醋50克。

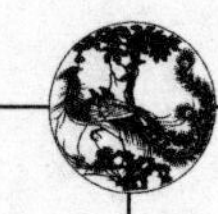

【制法】将蒜捣烂,用醋拌好。

【用法】浸泡患处。用于手癣。

【出处】《葱姜蒜妙方八百八》。

35 方

【药物】大梨 1 个。

【制法】捣烂。

【用法】用双手搓丸握于手心中,搓 2 ~ 3 个即愈。用于鹅掌风。

【出处】《秘传奇方》。

36 方(茶矾汤)

【药物】松萝茶 240 克,黑矾 120 克,石决明(研)9 克。

【制法】用水数盅,将药煎数沸。

【用法】趁热熏患处,待药汤温而不烫时,再慢慢洗涤患处,洗后用桐油涂抹。用于鹅掌风多年不愈者。

【疗效】此方用于治疗鹅掌风患者多人,疗效可靠,一般用三次可能除根。

【验案】郭某等 3 人,均患鹅掌风,甚以为苦,后用此方治疗,都很快痊愈。

【出处】《中医验方汇选》。

【备注】本方系鹅掌风外治方,与《外科正宗》二矾汤方意类似。所用药品有祛风热、凉血解毒的效力。又用桐油涂抹,更能润燥生肌。故所治病例,均有显著效果。但据《外科正宗》记载,此症施用熏洗疗法后,七日内手掌忌再下水,方可永不再犯。用此方者,亦应注意忌之。

37 方

【药物】丁香 20 克。

【制法】以 70% 酒精 100 毫升泡浸上药 7 天。

【用法】外搽患处。用于水疱型鹅掌风。

【出处】《常见皮肤病中医治疗简编》。

38 方

【药物】白醋 50 毫升,蜂房 2 个。

【制法】上药以明火煎至一半,冷却过滤。

【用法】外搽患处。用于鳞屑型鹅掌风。

【出处】《常见皮肤病中医治疗简编》。

39 方(烟熏疗法)

【药物】白藓皮、鹤虱、松香各 60 克,苍术、苦参、黄柏各 45 克,大枫子 150 克,五倍子 75 克。

【制法】上药共研为末。

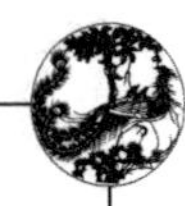

【用法】取草纸两张，上置上述药末 7 克，卷成条状，点火将烟熏于患处，每次 10～15 分钟。用于鹅掌风。还可用于神经性皮炎、慢性湿疹。

【出处】《常见皮肤病中医治疗简编》。

40 方（苦参汤）

【药物】苦参、菊花各 60 克，蛇床子、银花各 30 克，白芷、黄柏、地肤子、大菖蒲各 15 克。

【制法】上药加水共煎。

【用法】熏洗患处。用于鹅掌风，还可用于臀部湿疹。

【出处】《常见皮肤病中医治疗简编》。

41 方

【药物】朴硝适量。

【制法】上药为末，以桐油调匀。

【用法】涂入患处，以火烘之，不必二次，妙。用于鹅掌风。

【出处】《常见皮肤病中医治疗简编》。

【备注】《外科启玄》中，朴硝 9 克。

42 方（二矾散）

【药物】明矾、皂矾各 30 克，儿茶 15 克，侧柏叶 60 克。

【制法】上药以水 10 碗（约 500 毫升）共煎数滚备用。

【用法】熏洗患处。用于鹅掌风。

【出处】《外科大成》《常见皮肤病中医治疗简编》《常见病中草药外治法》。

【备注】1.《常见病中草药外治疗法》中述：用时用桐油擦患处，再用浸透桐油的纸捻点燃，熏患处 10 分钟；然后将上药液倒入小桶内，将患手伸入，用布紧盖桶口，熏之。待药液微冷后，再将患手浸入药液中 20～30 分钟。2.《疮疡外科本草》中，白矾、皂矾各 120 克，并嘱七日不可见水。

43 方（二矾汤）

【药物】白矾、皂矾各 120 克，儿茶 15 克，侧柏叶 250 克。

【制法】上药加水 10 碗，煎数滚候用。

【用法】先用桐油搽抹患处，以桐油蘸纸捻点着，以烟焰向患处熏之片刻时，方将煎汤乘滚贮净桶内，手架上，用布盖，以汤气熏之。勿令气泄，待微热，倾入盆以蘸洗良久，一次可愈。用于鹅掌风，皮肤枯厚，破裂作痛者。

【出处】《中国民间疗法》。

【备注】1. 此方适宜之证，轻则不宜，越重越效。2. 七日忌下汤水，永不再发。

44 方

【药物】白矾、皂矾、侧柏叶、儿茶、生地各等份。

【制法】上药用水煎。

【用法】浸洗患处。用于鹅掌风。

【出处】《陕西中医验方选编》。

45 方

【药物】大枫子、土槿皮各 30 克，白藓皮 3 克，花椒、草果各 12 克，浮萍、明矾、侧柏叶各 15 克，荷蒂 12 枚，葱白 13 个。

【制法】上药用醋 1500 毫升，文火煎 3 小时，过滤药液，加甘油、酒精各 150 毫升即成。

【用法】用时将上药搽患处，每日 7～8 次。用于鹅掌风。

【出处】《常见病中草药外治疗法》。

46 方

【药物】樟木适量。

【制法】将上药打碎煎汤。

【用法】每日早晚温洗一次。用于鹅掌风。

【出处】《常见病中草药外治疗法》。

47 方

【药物】艾叶 125 克。

【制法】加水 4 碗煎沸贮瓶。

【用法】将手心放瓶口熏之，如冷再热，每次半小时，每天 1～2 次。用于鹅掌风。

【出处】《常见病中草药外治疗法》。

48 方（黄狼散封法）

【药物】黄柏 30 克，狼毒 10 克，冰片 5 克，水杨酸 50 克，苯甲酸 15 克。

【制法】上药共研细末。以凡士林 50 克调膏。

【用法】在患处涂敷一层，再用蜡纸严密盖好，绷带包扎，每隔 10 天换药 1 次，一般换药 1～2 次可愈。用于手足癣顽固者。

【出处】《中医外治法》《中国医学疗法大全》。

49 方（一号癣药水）

【药物】土槿皮（打粗末）、大枫子肉（捣碎）、地肤子、蛇床子、白藓皮、苦参各 300 克，硫磺（研细）、樟脑各 150 克，枯矾（打松）1250 克，50% 酒精 2000 毫升。

【制法】先将上药除樟脑外，加酒精 8000 毫升温浸 2 天取液，渣再加酒精 6000 毫升浸 2 天取液，后再加酒精 6000 毫升浸 2 天取液，三次药液混合，再将樟脑以 95% 酒精溶解后入上液中澄清。

【用法】取上药外搽患处，每日 3～4 次。用于鹅掌风。亦可用于脚气及钱癣。

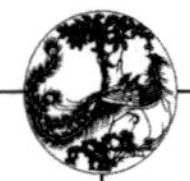

【出处】《中国民间疗法》。

【备注】糜烂者禁用。

50 方(治鹅掌风方)

【药物】密陀僧 1 克,核桃仁 5 个,冰片 0.3 克。

【制法】将密陀僧研极细末,与核桃仁放于容器中共捣为泥,加冰片研细掺入,收盒备用。

【用法】每晚搓擦手掌 1 次,翌晨洗去,连续 1 周。若不愈,隔 2~3 日后,再行治疗 1 周,即可痊愈。用于鹅掌风。

【验案】孙某某,男,28 岁。自 1976 年起两手掌痒,冬春较甚,干裂脱皮,多方治疗无效。1977 年来诊,用上方搽 1 周后,瘙痒及干裂脱皮均已控制,继用 1 周即愈。

【出处】《中国当代名医验方大全》。

【备注】擦药后两手要戴手套,以免药物入口,同时也可避免沾污被褥。

51 方(运湿清热驱风汤)

【药物】1 号药:生白术、茯苓、连翘、紫花地丁各 15 克,防风、陈皮、当归、秦艽各 10 克,白芷、淡干姜各 8 克,徐长卿 20 克,公英 30 克,生黄芪 25 克。

2 号药:白矾 15 克,川椒 10 克,土茯苓 30 克,白藓皮 20 克。

【制法】将 1 号药水浸 30 分钟,再煎煮 30 分钟,每剂煎 2 次后,所剩药渣再加 2 号药,并加水 3000 毫升,煎剩 1500 毫升,去渣即得第三煎。

【用法】每日 1 剂,将前两次煎出的药液混合,早晚各服 1 次,第三煎药液睡前外洗患处。用于鹅掌风。

【验案】孙某,女,45 岁。1981 年 5 月 6 日初诊。两手肿胀作痛,手掌粗糙干裂,皱折起白皮,瘙痒不堪,全身串痛,眼涩,便稀,下肢麻木,舌淡,苔腻微黄,脉沉无力。用该方(无地丁)6 剂内服、外洗,诸症均减,又加地丁 15 克,用 18 剂,痊愈。数次随访未再复发。

【出处】《中国当代名医验方大全》。

【备注】外洗后卧床休息,慎防当风受寒。

52 方(土槿皮酒)

【药物】土槿皮 60 克,白酒 250 克。

【制法】上药共浸泡。

【用法】外搽患处。用于鹅掌风。

【出处】《中国民间疗法》。

53 方

【药物】猪尿泡 1 个,花椒 9 克,酸醋适量。

【制法】猪尿泡去掉尿液,加入后二味。

【用法】将手入猪尿泡内,上面以线扎紧,数小时后取出。用于鹅掌风。

【出处】《中医秘方验方汇编》。

【备注】有裂纹者,用此药可能发生疼痛。

54 方

【药物】杉木片。

【制法】晒干,火烧出烟。

【用法】将手涂上元醋置烟上烘之,干后再涂,覆 5 ~6 次,烘后用布包好,不可入水,日 1 次,共 8 天。用于鹅掌风。

【出处】《中医秘方验方汇编》。

55 方(鹅掌风外用方)

【药物】野芥菜籽 9 克,肉桂、春砂仁各 1.5 克,东丹(水飞)4.5 克,飞面 6 克。

【制法】上药共研细末,以白酒曲、烧酒和匀。

【用法】以上药调敷患处。用于鹅掌风。

【出处】《中医秘方验方汇编》。

56 方

【药物】升药脚 9 克,全蝎 10 只,轻粉 3 克,蜈蚣 5 条,土槿皮、榆面各 15 克。

【制法】上药共研细末,加冰片少许,以适量醋调粥。

【用法】将调成之药涂两手,以布包好,7 天后去掉。用于鹅掌风。

【出处】《中医秘方验方汇编》。

【备注】两手在两周内不得入水。

57 方

【药物】狗脊 30 克,苍耳子、金钱草、白芷、五倍子、苦参、当归各 15 克。

【制法】上药共用水煎。

【用法】外洗患手。用于手癣。

【出处】《验方精选》。

58 方(改良醋泡方)

【药物】防风、荆芥、大枫子、地骨皮、皂角、红花、明矾。

【制法】以 10% 冰醋酸浸泡 1 ~2 周,渗滤出浸液 2500 毫升,加入苯甲酸 25 克摇匀分装,500 毫升为一份。

【用法】兑入等量食醋或 5% 冰醋酸,每日定时以温水洗手后浸泡患手一次,每次 30 分钟(泡后不立刻洗手),1 ~2 周调换新药一次,至皮损完全消退,防止复发。用于手癣化鳞屑型。

【疗效】2 月内治愈率 72.3% ,显效率 20% ,总有效率 92.3% 。

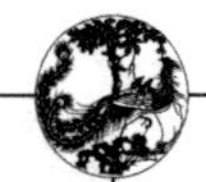

【出处】《中医研究院科研成果选编》。

59 方(四妙散)

【药物】蛇床子、吴萸子、川花椒、鱼子硫磺各 50 克。

【制法】将前三味分别炒焦后,加入鱼子硫磺共研为末,过 80 目筛。

【用法】用 2～10 克以猪油或麻油调搽,日 2～3 次。用于头癣、手足癣、体癣及疥疮。

【出处】《长沙市中医院院刊》。

60 方

【药物】大生地 24 克,生大黄 18 克,蛇床子、大枫子肉、百部、豨莶草、海桐皮各 15 克,木鳖子(切片)、老紫草、白杏仁、丹皮、当归各 12 克,花椒、生甘草各 6 克。

【制法】上药浸入芝麻油 1000 克内二昼夜,然后用炭火煎至药色微黄为止,用细筛沥渣,再用蜂蜡(切片)270 克,放在杯内,即将细筛沥下之麻油乘热倒入杯内,捣匀成膏。

【用法】每日睡前用温水将患处洗净,擦干后将药膏涂于患处,搽匀,局部用纱布覆盖即可。用于鹅掌风表皮干燥、脱皮、开裂或水疱、奇痒或黄水淋漓。

【出处】《中医杂志》(5):11,1983。

【备注】《民间方》中无花椒、生片草。

61 方

【药物】大枫子仁、明矾、红花、荆芥、皂角、防风各 15 克,醋 1000 毫升。

【制法】上药加入醋中,浸泡 3 天,滤出药渣备用。

【用法】用时先洗净患处,擦干,浸入上述药醋中半小时,每日浸泡 1 次。用于手足癣。

【出处】《百病良方》。

62 方

【药物】鲜侧柏叶 250 克,米醋 500 毫升。

【制法】将二药一同加水煮沸。

【用法】待冷后泡手足,每日 2 次,每次 10～20 分钟,1 周为一疗程。用于手足癣。

【出处】《常见病中医自疗便方》。

63 方

【药物】鲜侧柏 250 克。

【制法】上药以水 2000 克煮沸。

【用法】先熏后洗患处,每日 3 次,连续用 5～7 天。用于鹅掌风。

【出处】《单验方选粹》。

64 方

【药物】花槟榔、五倍子(焙)各 5 份,硫磺、斑蝥、狼毒、樟脑各 2 份。

【制法】上药共研细末,用醋调匀,装瓶备用。

【用法】用消毒针棉签蘸药涂搽患处,涂后 2~3 小时,患处即有微痛感,可用消毒针刺破水泡排出水分,加以干纱布绷带包扎。若为双手皆患,可一手一手分期治疗。用于鹅掌风。

【出处】《单验方选粹》。

【备注】涂药时勿染及皮肤,防止溅入口眼。

65 方

【药物】苦参、黄柏、烟胶各 500 克,木鳖子肉、蛇床子、花椒(炒)、生明矾、枯矾、硫磺、大枫子、樟脑、水银、轻粉各 94 克,白砒 15.5 克。

【制法】上药除水银外各研细末。另用煅白垩研细 94 克与水银长久研磨混合成银灰色,将全部药粉极力拌匀,用热猪油 1125 克共同捣研极匀成膏糊。

【用法】以细纱布包药在内,火上略烘,磨擦患处,使有油外泄,每日 5~6 次。用于鹅掌风。还可用于疥疮、秃疮、顽癣。

【出处】《单验方选粹》。

66 方

【药物】鲜桔皮。

【制法】上药以冷水洗净。

【用法】搽患处。用于鹅掌风。

【出处】《民间方》。

67 方

【药物】指甲花。

【制法】上药以水煎汤剂。

【用法】洗患处。用于鹅掌风。

【出处】《民间方》。

68 方

【药物】米醋。

【用法】将患处浸于醋中 5~10 分钟,每日 1~2 次。用于鹅掌风,还可用于灰指甲。

【出处】《民间方》。

69 方

【药物】轻粉、黄丹各 100 克,枯矾 500 克,苦参、黄柏 300 克。

【制法】上药用 60% 乙醇 1000 毫升,密闭浸渍 7 天,滤药液备用。

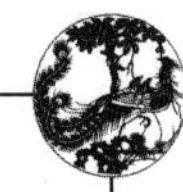

【用法】用上药在皮损处每日涂搽2～3次，持续用药2周为一疗程。用于手足癣、体癣。

【疗效】经治手足癣、体癣130例，痊愈124例，有效6例。治愈时间最短2天，最长22天，平均7.6天。

【出处】《效方拾萃》。

70方（新方鹅掌风浸泡剂）

【药物】黄柏粉50克，樟脑5克，水杨醋粉45克，食醋适量。

【制法】前三味研末过筛，用塑料袋分装（每袋22克），备用。

【用法】用时加入食醋250毫升，将患手浸泡于内，袋口于手腕外扎好，约5小时即可，若需治足，则药为36克，食醋为350～400毫升，浸泡约6小时即可。用于鹅掌风。

【疗效】使用本方治疗363例，痊愈345例，占95.1%；好转16例，占4.4%；无效2例，占0.5%，总有效率为99.5%。

【出处】《江苏中医》(7)：11，1986。

【备注】1.此法为一次性治疗，浸泡时间一定要遵守。浸泡后稍有肿胀，一般3天内自行消退，无需处理。消肿后即开始脱皮，不能撕剥，以防损伤感染。2.半月内不得用碱水泡洗手足。3.治疗后穿用的手套、鞋袜需用开水洗刷、曝晒后方可再用，以防带菌继续感染。4.湿疹严重溃烂者禁用。5.适宜夏季使用。

71方

【药物】大枫子肉、烟膏、花椒、地骨皮、鲜凤仙花、五加皮各9克，皂荚1条，明矾1.5克，米醋375克。

【制法】上药浸入米醋内一昼夜，再煮沸待温，将药直倾入塑料袋内。

【用法】把患手伸入袋中扎紧，浸6～12小时。用于鹅掌风。

【出处】《常见病中草药外治疗法》。

【备注】数天不能用碱水洗手。使用此法时，以夏天效果最好。

72方

【药物】大枫子肉、胡麻子各15克，紫荆皮、地骨皮、五加皮各12克，川椒6克，全蝎3克，牙皂、明矾各30克，荆芥6克，白凤仙花全草1株，醋100毫升。

【制法】上药浸泡于醋中。

【用法】患手足置药液中连浸24小时。用于鹅掌风。

【出处】《大众中医药》(3)：7，1988。

【备注】本法宜伏天进行，且三天内不宜见水，以巩固疗效。

73方

【药物】水杨酸50克，苯甲酸15克，冰片5克，黄柏30克，狼毒10克。

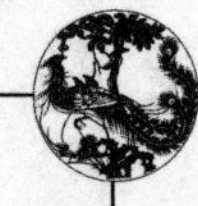

【制法】上药共研细末,加医用凡士林50克调匀。

【用法】在患面涂搽一层,再用蜡纸严密包好,绷带包扎,每隔10天换药1次,一般1~2次可愈。用于鹅掌风。

【出处】《中医外治法》。

74方(甘草油)

【药物】麻油250克,甘草150克。

【制法】上药共置锅内熟熬,至甘草煎透为度。

【用法】凉后外敷患处。用于鹅掌风,亦可用于皮肤皲裂。

【出处】《中医外科外用药与制剂》。

75方

【药物】米糠焦油。

【制法】用大瓷碗一个,碗口放一个铁制的十字架,上覆一层卫生纸将碗口盖严,然后在卫生纸上堆放水稻皮成圆锥形状,从稻皮顶端点燃,烧至接近卫生纸时即刻除灰烬和残余稻皮,取碗中细糠烟油,装瓶备用。

【用法】敷于患处。用于鹅掌风。亦可外涂加热用于神经性皮炎。

【用处】《中医外科外用药与制剂》。

76方(生姜酒)

【药物】生姜250克,50~60度烧酒500毫升。

【制法】将生姜浸于烧酒中7日。

【用法】外涂患部。用于鹅掌风。亦可用于皮肤癣、神经性皮炎。

【出处】《中医外科外用药与制剂》。

77方(烟胶轻粉油膏)

【药物】烟胶60克,轻粉3克。

【制法】上药用麻油调匀。

【用法】外搽患处。用于鹅掌风。

【出处】《中医外科外用药与制剂》。

78方(艾卷方)

【药物】熟蕲艾20克,木鳖子10克,雄黄6克,硫磺3克。

【制法】上药共研细末,揉入艾中,分三条艾卷。

【用法】点燃后熏患处。用于鹅掌风,亦可用于疮疥,摄领疮。

【出处】《中医外科外用药与制剂》。

79方(红油膏)

【药物】红砒3克,麻油30克。

【制法】将红砒打碎,入油煎,至砒枯烟尽为度,去砒石用油。

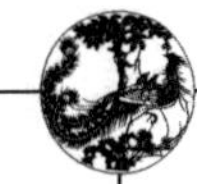

【用法】用时先将患处烤烫后涂油。用于鹅掌风。

【出处】《中医外科外用药与制剂》。

【备注】《疮疡外用本草》中，红砒0.3克，麻油30毫升，以药油涂于患处，用火烘烤，每日2~3次。亦可先将药油加热而后涂搽患处。

80方（土大黄膏）

【药物】土大黄30克，硫磺、川椒各10克，苦杏仁20克，花生油15克。

【制法】先将前三味各研极细，和匀。再将苦杏仁研为泥状，加花生油再研匀，最后将前药末兑入搅研成膏。

【用法】用时取鸽卵大一团，以双层纱布包裹并扎成球状，按合掌和法将药放在两手间随时揉搓，或按摩膏用法，用药少许在足心摩搓，搓药后用火烘烤更佳。用于手脚癣并发慢性湿疹皲裂渗出者。

【出处】《疮疡外用本草》。

【备注】本方避免选用治疗手癣常用之砒、汞等毒药品而疗效亦满意。

81方

【药物】土大黄30克，米醋150毫升。

【制法】将土大黄浸于米醋一周滤净。

【用法】用药液频涂患处。用于手足癣。

【出处】《疮疡外用本草》。

【备注】50%酒精150毫升代米醋浸药亦好。

82方

【药物】当归、黄精、豨莶草、臭梧桐、白藓皮、黄柏各9克，甘草15克。

【制法】上药加水煎汤1000~1500毫升。

【用法】浸泡患处。用于手足癣并皲裂。

【验案】开某，女，51岁，1981年7月3日初诊。自诉1980年9月起两足底起水疱，以后脱皮增厚、皲裂，同时两手同见上述皮损，出血疼痛，握物受碍。证属手足癣皲裂型，乃肌热受风血燥，肌肤失濡养所致。用上方治疗1周后皮损显著减轻，再治疗1周，病告痊愈。

【出处】《上海中医药杂志》(11)：23，1983。

83方

【药物】苍术、黄柏、白矾、川楝皮、苦参片、生百部、土槿皮各9克，蚂蚁草15克。

【制法】上药加水煎汤1000~1500毫升。

【用法】浸泡患处。用于湿热型鹅掌风。

【出处】《上海中医药杂志》(11)：23，1983。

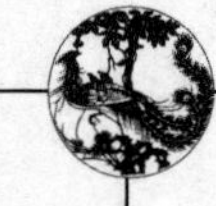

84 方(抗癣方)

【**药物**】黄柏、黄连、乌梅、花椒、白芷、蛇床子、地肤子各 15 克,当归 12 克,生地 30 克,冰片、白矾各 12 克(另包)。

【**制法**】将前 11 味加水 5000 毫升煎至 3000 毫升,再放后二味溶化,放凉。

【**用法**】擦洗或浸泡患处,不便浸泡的部位可用纱布湿敷,每日 1 剂,洗 3 次,每次 30 分钟。用于鹅掌风。

【**验案**】陈某,男,24 岁。患手癣 3 年,多方医治无效。此次手癣加剧 3 个月,治疗无效并发顽固性溃烂,有大小不等溃疡面数个,流多量黄色分泌物,手掌、手指功能活动受限且疼痛,腑下淋巴结肿大,血常规化验正常。予本方治疗,用药 6 剂痊愈,继用 5 剂巩固疗效出院,随访未复发。

【**出处**】《云南中医杂志》(6):21,1984。

85 方

【**药物**】花椒、大枫子、白矾、雄黄各 10 克,皂荚 15 克,土槿皮 30 克,砒石 1.5 克,鲜凤仙花 1 撮,食醋 500 ~ 1000 克。

【**制法**】上药与醋共同放入砂锅内浸泡一夜,次日煮沸后倒药汁于瓷盆中。

【**用法**】待药汁温度适宜,将手浸入盆中。第 1 天浸 6 小时左右,第 2 ~ 4 天浸 2 ~ 3 小时。每剂可用 2 天,重者每日 1 剂。用于鹅掌风。

【**出处**】《中医奇方全书》。

【**备注**】7 天内不能用碱水洗手,浸泡时觉手部发胀或有灼热感,若局部有皲裂,则有刺痛。

86 方

【**药物**】大枫子、木鳖子、皂角子各 20 个,白蘚皮、苦参各 30 克,皂矾、雄黄、荆芥、防风各 15 克,食醋 2500 克。

【**制法**】用醋浸泡上药 24 小时,可使用(浸泡时间长些,则效果更好)。

【**用法**】将患肢浸入药液中,每次 30 分钟,每日 2 次,1 个月为一疗程,药液干后再加醋 1 次,1 料药连泡 1 个月。用于水疱型、丘疹型鹅掌风。

【**出处**】《陕西中医》(9):419,1985。

【**备注**】糜烂型者禁用。

87 方

【**药物**】飞扬草 250 克,75% 酒精 500 毫升。

【**制法**】上二味浸泡 3 天。

【**用法**】用药液涂患处,每日数次。用于手足癣。

【**出处**】《中国奇方全书》。

88 方

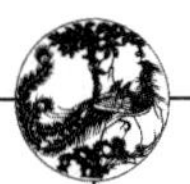

【药物】10%土槿皮酊400毫升，苯甲酸120克，水杨酸60克，95%乙醇1000毫升。

【制法】上药混在一起。

【用法】涂擦患处。用于手癣、足癣、体癣、股癣。

【出处】《疮疡外用本草》。

89方

【药物】凤仙花1棵，豨莶草30克，蝉蜕10克。

【制法】上药加水煎液1000毫升。

【用法】用药液熏洗患处。用于鹅掌风。

【出处】《疮疡外用本草》。

【备注】据报道，干燥之白凤仙花与其鲜药，均对金黄色葡萄球菌有抗菌作用。

90方

【药物】荆芥、防风、五加皮、烟胶、地骨皮、明矾、花椒、大枫子肉各10克，梧桐叶、芙蓉叶各3片，皂荚3个，白凤仙花汁、食醋各300毫升。

【制法】上药研为细末，浸于花汁及食醋内煮沸，候冷，将药液倾入猪尿脬内。

【用法】将手或足浸于药液内，并将尿脬口扎紧，经24~48小时取出，以温水洗净，半个月脱屑，脱皮后即露出正常皮肤。用于手足癣。

【出处】《疮疡外用本草》。

【备注】本方药物具有一定刺激性，使用时应慎重，以防引起急性皮炎。

91方(醒皮汤)

【药物】荆芥、防风、金银花、皂刺、蛇床子、贯仲、芫花、白藓皮、鹤虱、苦参各1.5克。

【制法】上药用水10碗，煎至药液4碗。

【用法】用药液烫洗患处，俟皮肉柔软，搽透骨丹，烘之。用于鹅掌风及多年顽癣。

【出处】《外科大成》《疮疡外用本草》。

【备注】《中国民间疗法》中，本方各药均为1.5克。

92方(透骨丹)

【药物】青盐、大黄、轻粉、儿茶、胆矾、铜绿、雄黄、枯矾、皂矾各1.5克，杏仁7个，麝香0.3克，冰片0.15克。

【制法】上药共为细末，用苏合油调匀。

【用法】搽患处，以炭火烘之，以透为度，5~7次愈。用于鹅掌风及多年顽癣。

【出处】《外科大成》。

93方(合掌丸)

【药物】大枫子肉500克，胡桃肉60克，猪脂120克，人言15克，水银9克，轻粉、雄黄各27克，樟脑21克。

【制法】上药共捣为膏，须捣极细如泥，不见水银星珠，以纱布包裹如胡桃大。

【用法】两手合掌搓之，不计遍数。用于鹅掌风。

【出处】《疮疡外用本草》。

【备注】人言即砒霜。

94方

【药物】皂矾、牛油各适量。

【制法】皂矾煅为末，以牛油调。

【用法】搓手，烘之。用于鹅掌风。

【出处】《疡医大全》《疮疡外用本草》。

95方

【药物】雄黄、蛇床子各9克，巴豆仁7粒，皂角1个，轻粉3克，全蝎7枚，黄蜡15克，清油30克。

【制法】先用油煎皂角、全蝎、巴豆，变色去渣，入黄蜡化开，俟冷兑入雄黄末、蛇床子末、轻粉末，搅匀成膏。

【用法】先用苦参汤洗，再以药擦上。用于一切疮癣。

【出处】《证治准绳》《疮疡外用本草》。

96方

【药物】鲜侧柏叶250克。

【制法】上药加水小半面盆，煮2～3沸即成。

【用法】乘热先熏后洗患处，每日3次，连续7～15天为一疗程。用于鹅掌风。

【出处】《疮疡外用本草》。

【备注】取新鲜侧柏叶煎汤外洗，效果较佳。

97方

【药物】蛇床子、苦参、白藓皮各60克，生百部、黄柏各20克，雄黄粉、硫磺粉各12克。

【制法】文火煎煮上药20分钟。

【用法】外洗患处，药液量以浸没双手宜，每次浸泡20～30分钟，每日2次。用于鹅掌风。

【出处】《中国奇方全书》。

【备注】外洗药之雄黄、硫磺，必须研成细面另包后加入煎好之药液中。

98方

【药物】大麦芒。

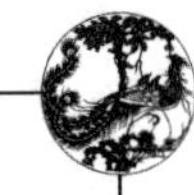

【制法】上药用火烧烟。

【用法】熏手掌。用于鹅掌风。

【出处】《疡医大全》。

【备注】七日不可着水即愈。

99 方(砒霜散)

【药物】砒霜 7.5 克,硫磺、密陀僧、腻粉各 22.5 克。

【制法】上药各自研细末,和匀。

【用法】如癣干即用生油调涂,若癣湿则用药掺之。用于诸癣。

【出处】《证治准绳》《疮疡外用本草》。

100 方

【药物】常山 500 克,胡桃及青皮。

【制法】将胡桃久置,使其生油变质成为油胡桃。

【用法】先用油胡桃擦手足患外。炉内置常山,上用胡桃青皮盖好,焚常山熏之。用于鹅掌风。

【出处】《疡医大全》《疮疡外用本草》。

【备注】七日不下水,退去老皮即愈。

101 方(东矾散)

【药物】飞东丹 1 份,明矾 10 份,米醋 500 毫升。

【制法】将前二味同研,以米醋加热滚开,入东矾散 24 克,搅匀离火。

【用法】用纱布蘸药液擦患处,待温则浸泡忠处,醋冷再加热,共 50 分钟,浸毕待其自干,不可洗涤,每日 3 次,次日换药再擦浸。用于鹅掌风。

【疗效】一般连续治疗 4 天后,第 5 天即可用热水洗手,患处厚皮逐渐脱落,6 ~ 7 天即可恢复病前原状,如年久顽固者,可再进行 4 ~ 8 天。

【出处】《疮疡外用本草》。

【备注】治疗时忌绍酒发物。经期、孕妇忌用。

102 方(不龟手膏)

【药物】猪脂 120 克,白蜡 60 克,白芷、升麻、猪牙皂各 3 克,丁香 1.5 克,麝香 0.6 克。

【制法】前二味熔化离火,另研,后五味共研细末,入油蜡内和匀。

【用法】先用葱汤洗净手,擦干,烘手热,取前膏一块,于手心内搓之,令手掌油润,去药,双手于火上烘之搓之,以油干为度。用于鹅掌风。

【出处】《外科大成》《疮疡外用本草》。

103 方(透骨丹)

【药物】木鳖子、蓖麻子、大枫子各 6 克,轻粉 3 克,斑蝥 15 个。

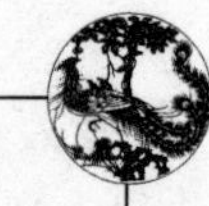

【制法】上药共为细末，以姜汁、米醋调匀。

【用法】涂搽患处。用于鹅掌风及年久顽癣。

【出处】《疮疡外用本草》。

104 方

【药物】葱头 14 根，白蜜 120 克。

【制法】上药共捣烂。

【用法】涂患处。用于鹅掌癣。

【出处】《常见药用食物》。

105 方（水银膏）

【药物】水银 7.5 克，芜荑仁（研）、姜黄（研）各 15 克，酥油 60 克。

【制法】先将酥油与水银研，候水银散，即下芜荑、姜黄末，搅匀。

【用法】旋取涂癣上，每日 2～3 次。用于一切癣。

【岜处】《证治准绳》《疮疡外用本草》。

106 方

【药物】木鳖子、蓖麻子、大枫子、轻粉、斑蝥各等份。

【制法】上药共为细末，用姜醋调匀。

【用法】涂搽患处。用于鹅掌风及多年顽癣。

【出处】《外科大成》。

107 方

【药物】鲜芝麻花。

【用法】不问多少，将花放在手掌患处，尽量搓之，搓至花尽为度，每日搓 2 次。用于鹅掌风。

【疗效】搓至 10 日，即可痊愈。

【出处】《中医秘方验方汇编》。

108 方

【药物】水米谷糠酒。

【制法】将谷糠置于锅内炒，再加酒拌炒。

【用法】趁热取药搓两手，冷时加酒再搓。用于鹅掌风，两手干枯破裂，搔痒甚剧。

【出处】《中医秘方验方汇编》。

109 方

【药物】白蜜、鱼肝油各 150 克，硫磺 90 克，滑石、炉甘石各 60 克。

【制法】上药共调研如膏。

【用法】每天用以擦手。用于鹅掌风。

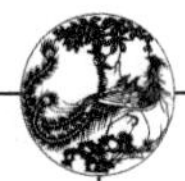

【疗效】一料之后，可见痊愈。

【出处】《中医秘方验方汇编》。

110 方

【药物】土瓜蒌根、皂角各 15 克，细辛 3 克。

【制法】上药共为细末，用醋调匀。

【用法】在夏天大暑内，用纱布将药密密涂上，绑扎两手心，一星期不下水。用于鹅掌风，春夏手心汗多，或皲裂。

【出处】《中医秘方验方汇编》。

111 方

【药物】斑蝥 0.5 克，蜈蚣 4 条，樟脑、白芨、土槿皮、大黄各 10 克，米醋 500 毫升。

【制法】上药共研细末，用米醋浸泡 48 小时即可使用。

【用法】用时将患肢浸入药液，初次每日浸泡 10 分钟，3 天后每日浸泡半小时至 1 小时。用于手足癣。

【出处】《百病良方》。

112 方

【药物】鹅掌 1 个，当归、荆芥、防风、白芷、甘草各等份。

【制法】上药共入香油煎枯，用蜡调成糊状。

【用法】搽患处。用于鹅掌风。

【出处】《中医秘方验方汇编》。

【备注】香油和蜡的分量，视药量多少而定。

113 方

【药物】百部、土槿皮、白藓皮、灵仙、皂角各 9 克，酸醋 60 克。

【制法】将上药放入壶内，加水 1000 克煎煮。

【用法】先熏后洗患处。用于鹅掌风。

【出处】《中医秘方验方汇编》。

114 方

【药物】白豌豆 500 克。

【制法】上药入练子同煎水。

【用法】早午晚洗患处。用于鹅掌风并癣。

【疗效】七次痊愈。

【出处】《万病验方》。

115 方

【药物】黑铅。

【制法】上药打成片，熬一炷香时，入绿豆一碗，再煮烂去渣。
【用法】以水乘热洗数次。用于鹅掌风并癣。
【出处】《万病验方》。
【备注】或搽上亦可。

116 方

【药物】铅丹（熔化）30 克，硫磺 15 克。
【制法】上药为末，以生桐油调。
【用法】涂于手心，熏。用于鹅掌风并癣。
【出处】《万病验方》。

117 方

【药物】槐枝、蕲艾、地骨皮、花椒各 30 克。
【制法】水煎。
【用法】乘热先熏后洗患处。用于鹅掌风并癣。
【疗效】不过 4～5 次必退。
【出处】《万病验方》。

118 方

【药物】槐枝、苦参、皮硝各等份。
【制法】砂罐煎汤。
【用法】先熏后洗患手。用于鹅掌风并癣。
【出处】《万病验方》。

119 方

【药物】鲜韭菜 250 克。
【制法】煎汤。
【用法】熏洗患处，十余次。用于鹅掌风并癣。
【出处】《万病验方》。

120 方

【药物】山楂根皮、枸杞根皮、石榴皮各 100 克。
【制法】上药水煎。
【用法】熏洗患处。用于鹅掌风并癣。
【出处】《万病验方》。

121 方

【药物】桑叶 7 片，砂仁 0.9 克。
【制法】以醋煎煮。
【用法】用煮叶醋洗患处。用于鹅掌风并癣。

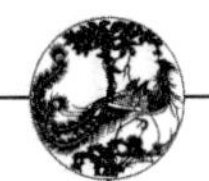

【出处】《万病验方》。

122 方

【药物】番木鳖、土木鳖、杏仁各 5 个，轻粉 3 克，生桐油 9 克，熟桐油 15 克。

【制法】前四味为细末，用后二味共调之。

【用法】先将荆芥煎洗熏，后搽患处。用于鹅掌风并癣。

【出处】《万病验方》。

123 方

【药物】斑蝥虫 1.2 克，白藓皮 6 克，苦参、槟榔、土荆皮各 9 克，樟脑 4.5 克，白凤仙花根 30 克，香醋 120 克，猪尿脬 1 个（两手 2 个）。

【制法】将前六味研为细末，用鲜凤仙花根捣烂拌入。

【用法】用醋将上药配成两料，将醋药各放入一尿脬中，手放入浸 24 小时即可。用于鹅掌风。

【出处】《民间验方》。

124 方

【药物】千里光 30 克。

【用法】捣烂敷患处。用于鹅掌风。

【出处】《中药大辞典》。

125 方

【药物】杨树皮、豨莶草、臭梧桐、麸皮、带皮米糠各 500 克，大枫子肉、川羌活各 250 克。

【制法】上药研粗末，煎成粥状，入蒸笼内吊露 2 天。

【用法】用时将此露敷于患处。用于鹅掌风。

【出处】《中医验方汇编》。

126 方

【药物】麻黄、白芷、荆芥、防风各 6 克，浮萍、豨莶草、土梧桐各 15 克，土槿皮、樟脑各 9 克，米醋 600 克。

【制法】将药放醋内共煎，灌入猪尿泡内。

【用法】套手上，用布扎好，12 小时取下。用于鹅掌风。

【出处】《中医验方汇编》。

【备注】不忌落水。

127 方

【药物】土槿皮 60 克，花椒、明矾各 12 克，大蒜 3 只，生姜 1 块，米醋 300 克，高粱 90 克。

【制法】上药浸入醋、酒内 2 日。

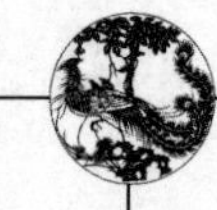

【用法】涂擦患处。用于鹅掌风。

【出处】《中医验方汇编》。

【备注】擦时稍加热,脱皮后可痊愈。

128 方

【药物】净扫盆 4.5 克,太乙丹、飞辰砂各 3 克,麻油 120 克,黄白蜡 30 克。

【制法】前三味共研细末,以麻油煎至微滚,入黄自蜡再煎,以无黄沫为度,取起离火,将药末徐徐投入调成膏。

【用法】涂搽患处。用于鹅掌风。

【出处】《中医验方汇编》。

129 方

【药物】大枫子肉、土槿皮、秦艽、蛇床子各 9 克,苦参、木鳖肉、百部各 12 克,生半夏、西月石各 3 克,硫磺 6 克,斑蝥 0.9 克。

【制法】上药共研细末,以醋 1000 克浸药末,入猪尿泡中。

【用法】将两手浸入尿泡内 3 ~4 小时。用于鹅掌风。

【出处】《中医验方汇编》。

130 方

【药物】瓦花 7 枚。

【制法】用高粱酒 500 克,浸上药 7 昼夜。

【用法】将药液倾入大口瓶(或罐)内,炖热,蘸药擦之。用于鹅掌风。

【出处】《中医验方汇编》。

131 方

【药物】大枫子肉、白芥子(杵)各 10 粒,川花椒 3 克,芙蓉叶、青防风各 6 克,皂角 2 枚,五加皮、地骨皮、荆芥、烟膏各 9 克,生明矾 120 克,梧桐叶 2 张,白凤仙花 1 棵。

【制法】上药共研粗末,用米醋 900 克,搅和后放入猪尿泡内。

【用法】浸手一昼夜,大伏(夏)天用。用于鹅掌风。

【出处】《中医验方汇编》。

132 方

【药物】荆芥、防风、白芷各 15 克,川芎 9 克。

【制法】上药共研末。

【用法】先将手用桐油涂之,然后将药末放在艾叶内点燃,用烟熏手。用于鹅掌风。

【出处】《中医验方汇编》。

【备注】熏过之后戴上手套,一星期不下水,轻者 1 次,重者 2 次。

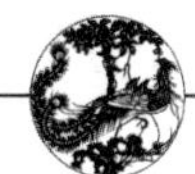

133 方

【药物】荆芥、防风、白芷各 9 克，蝉衣、僵蚕、白蘚皮、桂枝、土槿皮各 6 克，苏叶 15 克。

【制法】上药共研细末，大暑天用镇江醋调和，再用风仙花连根 1 棵，共捣烂，放入罐内。

【用法】将患手浸入药中，如此连续 5 天。用于鹅掌风，掌燥有裂纹。

【出处】《中医验方汇编》。

134 方

【药物】麻黄 12 克，羌活 24 克，白芨、升麻、当归各 9 克。

【制法】用麻油 150 克，菜油 15 克，煎上药，去渣；加黄蜡 210 克，烊化入药内，储藏备用。

【用法】涂搽患处。用于鹅掌风。

【出处】《中医验方汇编》。

135 方

【药物】风茄花 9 克。

【制法】以水煎汤。

【用法】熏洗患处。用于鹅掌风皮肤皲裂。

【疗效】重者 7 ~ 8 次，轻者 3 ~ 4 次即愈。

【出处】《中医验方汇编》。

136 方

【药物】宣木瓜、海桐皮、豨莶草各 12 克，川牛膝 18 克，羌独活 15 克，功劳叶、川续断各 9 克。

【制法】用米醋 500 克浸泡上药。

【用法】患手浸于药汁中，片刻揩干，每日 2 ~ 3 次。用于鹅掌风，手掌干燥发痒。

【出处】《中医验方汇编》。

【备注】忌下水。

137 方

【药物】荆芥、黄菊花、川椒、佩兰、桑叶、蝉衣、大枫子肉各 9 克，白凤仙花 1 撮。

【制法】上药共研细末，用醋 250 克调和。

【用法】暑天涂患处，包扎好，过 2 天去之。用于鹅掌风，手掌燥裂。

【出处】《中医验方汇编》。

138 方

【药物】乌梅 4.5 克，皂角刺、菊花、土槿皮各 9 克，绿矾、钩藤各 12 克，斑蝥 5

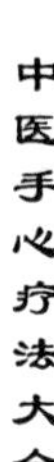

只，甘草6克。

【制法】上药共研细末，用镇江醋500克煎，加白凤仙花汁1杯。

【用法】用药汁浸患手。用于鹅掌风，燥裂不润。

【出处】《中医验方汇编》。

139方

【药物】芫荑、五倍子各30克。

【制法】上药生末，以醋调。

【用法】涂搽患处7日，每日2~3次。用于鹅掌风，掌皮燥裂。

【出处】《中医验方汇编》。

【备注】患手不可沾水。

140方

【药物】土槿皮、硫磺各6克，百部、生川乌、生草乌、蛇床子各4.5克。

【制法】用醋浸泡。

【用法】涂搽患处。用于鹅掌风，起水泡发痒。

【出处】《中医验方汇编》。

141方

【药物】臭梧桐叶、皂荚、食盐各90克。

【制法】上药研末，临用时加入酸醋750克，拌和，浸1天。

【用法】每日将病手浸药汁内7小时，须连用7天。用于鹅掌风兼灰指甲。

【出处】《中医验方汇编》。

【备注】浸时不可落水。初浸时可能病手有奇痒难忍感觉。

142方

【药物】白附子30克(研碎)，羌活、薄荷各15克，川朴4.5克，明矾6克，洋樟、西丁各4.5克，米醋适量。

【制法】前四味用米醋煎汤，然后将后三味研末，拌入药汤中。

【用法】用药汁浸泡病手。用于鹅掌风裂口，指甲灰黑色。

【出处】《中医验方汇编》。

143方

【药物】净蝉衣、土槿皮、青防风、地骨皮、荷叶、蛇床子、金银花、白藓皮、枯矾、露蜂房、甘菊花、东川椒各3克，白凤仙花1棵(捣烂)。

【制法】上药研末，用镇江醋250克放入猪膀胱内。

【用法】将患手浸入，24小时后拿出。用于鹅掌风及灰指甲。

【出处】《中医验方汇编》。

【备注】此方在夏季使用，患手一星期不要下水。

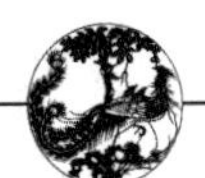

144 方

【药物】鲜凤仙花(无花用子)汁 1 茶杯,花椒、明矾各 6 克,荆芥、地骨皮、五加皮、防风片各 9 克,皂角刺 3 个,烟膏 3 克,大枫子肉 12 克。

【制法】上药(凤仙花汁除外)浓煎候冷,加醋与凤仙花汁和匀入猪尿脬内。

【用法】将患手浸入。用于鹅掌风、灰指甲。

【出处】《中医验方汇编》。

【备注】一星期勿下水洗涤。

145 方

【药物】川乌、草乌、何首乌、花粉、赤芍、防风、荆芥、苍术、地丁草各 30 克,艾叶 120 克。

【制法】上药以水煎汤。

【用法】先熏后洗患手。用于鹅掌风。

【出处】《陕西中医验方选编》。

146 方

【药物】透骨草、花椒各 15 克,豆浆 5 碗。

【制法】上药用水煎汤。

【用法】浸洗患处即愈。用于鹅掌风。

【出处】《陕西中医验方选编》。

147 方

【药物】白附子、白芷、白藓皮、蛇床子、枯矾、地肤子各 12 克,猪胰子 1 个。

【制法】将前六味共研细末,与猪胰子混合捣如泥状。

【用法】每天搽患处数次。用于鹅掌风,手掌脱皮、裂口、流血水,发干发痒,甚至手腕无皮。

【出处】《陕西中医验方选编》。

148 方

【药物】密陀僧 15 克(研细),巴豆 7 粒(去皮去油),香油 90 克,黄蜡 6 克。

【制法】将香油放铁勺内,在火上把巴豆熬炸焦,然后去巴豆熬至 50 克时,调和密陀僧,入黄蜡。

【用法】敷患处。用于鹅掌风。

【出处】《陕西中医验方选编》。

149 方

【药物】红霉素软膏 50 克,复方阿司匹林片(研粉)15 克,雄黄粉、硫磺粉、黄连粉各 10 克,滑石粉、血竭粉、珍珠粉各 6 克,黄精粉 15 克。

【制法】上药调匀后装入消毒瓷器内备用。

【用法】先用温水洗患处，再涂药膏，并用手互相摩擦，以自觉手足发热、疮面看不见油迹为度，每日 1 次，1 个月为一疗程。用于鹅掌风。

【出处】《中国奇方全书》。

150 方

【药物】川椒、蛇床子、地肤子、大枫子、明矾各 15 克，荆芥、防风、胡黄连、白藓皮各 9 克，丹参、苏木、当归各 30 克，红花 12 克。

【制法】上药加水 3000 毫升，文火煎至 1500 毫升，取药液置于脸盆中。

【用法】每日 1 ~2 次浸泡，每次 10 ~15 分钟，保留药液，加热重复使用，约用 4 ~8 剂可愈。用于鹅掌风。

【出处】《常见病中草药外治疗法》。

151 方

【药物】生地、归身各 15 克，白芷、连翘、紫草、杏仁、甘草各 6 克，麻油 150 克，血竭 6 克，白蜡 60 克。

【制法】用麻油将前七味浸一夜，文武火熬至枯黑，滤净渣滓，再加入后二味，溶化后，候冷收贮。

【用法】用药时，将手心洗净搽之。用于鹅掌风，掌中脱皮、裂缝。

【出处】《陕西中医验方选编》。

152 方

【药物】黄丹、枯矾、明矾各 12 克，五倍子、百部各 15 克，雄黄、白芷、白藓皮、硫磺各 6 克，朱砂、轻粉各 3 克，蛇床子、白附子、白凤仙花各 9 克，陈醋 1500 毫升。

【制法】1. 枯矾、明矾、雄黄、硫磺、朱砂、轻粉等 6 味药品，入乳钵内，研细末备用。2. 五倍子、百部、蛇床子、白附子、白芷、白藓皮、白凤仙花等 7 味药物，生晒干后，共为细，不需过筛，备用。3. 先将陈米醋放入铁锅中煎沸后，加入黄丹，用筷子搅匀离火即得。贮于有盖瓷瓶或玻璃瓶中。

【用法】使用前先用西杉木、松木片、松针的任一种置火上烧烟，以手掌烤熏之；然后取药液 10 ~20 毫升，擦手或泡手（泡后药液留下再用），泡后不要洗手，1 日 3 次。用于一切癣疮、鹅掌风、指甲灰化等。

【出处】《最近十年中医治病良方精华》。

【备注】1. 药液用后盖紧，置于干燥处。2. 如不用轻粉，可加入斑蝥 30 个（15 克），但须制好投入。炮制方法为：斑蝥去翅足，与糯米同炒，微黄（勿焦）后，去糯米，取斑蝥，投入浸泡 7 日后即可使用。药液中加入大蒜片 15 克。

153 方

【药物】地骨皮、蛇床子、苦参、当归各 20 克，枯矾（研细）、大枫子、防风各 15 克，米醋 500 克。

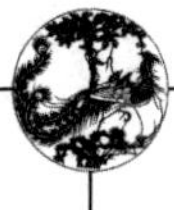

【制法】将上药浸泡于米醋内24小时，滤药取液即成。

【用法】用时将药液温热后泡洗患部，每次半小时，早、中、晚各1次，连续使用，每料药液可用2天。用于鹅掌风。

【验案】某女，46岁，1985年12月31日就诊。自诉患鹅掌风3年，诸医无效，疼痛较剧，寝食不安。刻下见右手掌部皮肤肥厚粗糙、皲裂伴出血，裂口深至皮下。予上方嘱其按法治疗，1剂后疼缓、出血止，2剂后局部皮肤皲裂变浅至真皮，皮损渐薄润，4剂告愈。随访2年无复发。

【出处】《最近十年中医治病良方精华》。

154方

【药物】枸杞子、黄芩、独活、生地各30克，新磨生豆汁1000毫升。

【制法】将前四味放入豆汁内煮沸数滚。

【用法】待温凉适宜时浸泡或搓洗患处，然后取桐油外涂，每日1次。用于鹅掌风，掌心及手指皮下生小水泡，搔痒，血皮迭起，脱屑，甚者皲裂疼痛，不能握拳。

【疗效】共治28例，分别使用3～5天，皆治愈。

【验案】宋某，男，34岁。平时嗜好烟酒，亦颇喜食辛辣。1978年患鹅掌风，手掌起皮脱屑，奇痒难眠，每年入冬后加重，患处皲裂，手不能握物，经使用本方连续3天后痊愈，未再复发。

【出处】《最近十年中医治病良方精华》。

155方（复方矾鳖散）

【药物】枯矾18克，白芨、土槿皮各30克，黄连6克，铜绿、当归、皂矾、木鳖子各15克，蛇床子12克，全蝎10只。

【制法】上药研末，用好酸醋1000克，将药末浸在内，一周后用。

【用法】用时将患手、足浸泡24小时即可。用于手足癣。

【验案】高某，男，25岁，两手部患病4年。每逢夏令起小水泡、脱皮，秋后开始局部皮肤干燥，无汗裂坼，右手食指肥厚，经治疗痊愈，指甲由肥厚渐复正常。随访1年未见复发。

【出处】《江苏中医》(5)：38，1961。

【备注】夏天较便利，浸泡时稍有疼痛，局部肿胀，24小时后肿胀逐渐消退，脱皮痊愈，七日内禁下水。

156方（薏苡甘草汤）

【药物】苡仁3～4份，甘草1份。

【制法】上药浓煎水。

【用法】乘热用脱脂棉球蘸洗患处，日数次。若化脓、溃烂，再用鹅掌皮柴火上烧灰存性，菜油调涂患处，2日一洗换。用于鹅掌风。

【疗效】一般数日可愈。

【出处】《四川中医》(10):55,1986。

157 方(乌附油膏)

【药物】生川乌、生草乌、白附子、天南星、蛇蜕各6克,净蝉衣、白芷各9克,蜈蚣3条。

【制法】上药研末,放瓷器内,生猪油捣如膏。

【用法】搽患处,用油纸包裹,戴手套或穿袜子,不让风吹及污染,隔1天搽1次。用于手足癣。

【疗效】1周后,自然皮肤转润,痛痒止,皲裂愈合,脱皮而愈。

【验案】黄某,女,26岁,1965年10月4日诊。二月前某晚,感手足红肿,当地给予消炎药治疗,红肿消退。继之皮肤干燥翘裂,角化,给予上方调敷,4天后复诊,手足皮肤转润,裂拆渐合。仍予上方,未及旬日痊愈。

【出处】《浙江中医杂志》(4):37,1966。

【备注】如系湿热型,原方加川连4.5克、黄柏9克(川连可用胡黄连代)。

158 方

【药物】甘草片30克。

【制法】上药浸于100毫升75%酒精中24小时,滤液,加入同量甘油和水即可。

【用法】外搽患处。用于鹅掌风,手掌皲裂。

【疗效】治疗123例,效果满意。

【出处】《浙江中医杂志》(1):37,1966。

159 方

【药物】土槿皮、白芨各30克,枯矾、蛇床子、铜绿、胆矾各12克,雄黄、樟脑各9克,信石1.5克。

【制法】上药研末,用醋500克(煎浓上药)及白凤仙花2枝和匀,放入猪尿脬内。

【用法】将患手浸入24小时后,取出患手。用于鹅掌风。

【出处】《江苏中医》(10):30,1958。

【备注】忌七日下水。

160 方

【药物】花槟榔、五倍子各1.5克,硫磺、斑蝥、狼毒、洋樟各0.6克。

【制法】上药用镇江醋调匀,装入瓶内,密封备用。

【用法】用消毒棉球(鸭毛鹅毛亦可)蘸药涂患处,约2~3小时,患处即起泡并微痛,可用消毒针尖刺破水泡,使毒水流尽,然后再敷以消毒纱布,用胶布固定。用

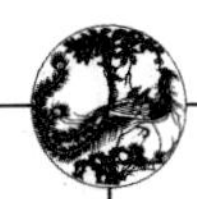

于鹅掌风。

【验案】王某，女，28 岁，患鹅掌 4 年多。病初掌心燥痒，继而延及全掌，皮肤枯槁，甚至燥裂出血，屡治无效，甚感痛苦。后用上药调涂，2 小时许水泡布满，用针穿破，盖上纱布，疮渐结痂，7 天后痂落而愈。仅涂药 1 次即愈，追访未发。

【出处】《江苏中医》（7）：39，1966。

【备注】此药性极毒，不能入口，用时应注意不能损伤正常皮肤。

161 方

【药物】川乌、草乌、明雄黄各 1.5 克，巴豆（去壳）、蓖麻子各 7 个（去壳）。

【制法】先将二乌捣烂为末，再下后三味捣泥。

【用法】晚睡前先用温开水洗净患手，再用芝麻油适量调药末如糊状搽患部，戴上手套入睡（如在脚掌，用清洁布包扎），次日晨起洗去药物，洗净手后再洗脸，否则必致面目中毒肿痛。用于鹅掌风。

【疗效】一般患者用药一次后，即见病皮脱落痒止，露出红润的嫩皮，则无需再用药，注意保护，5～6 天后即复常。若一次用药后，硬皮未完全脱落或尚有微痒，可再用药一次，即愈。

【验案】吴某，男，35 岁。两手掌及手指内侧皮肤枯槁灰白，两掌心干裂起皮脱屑，皮下有小水泡隐现，甚痒，用上方 2 次痊愈。10 个月随访未复发。

【出处】《江苏中医》（7）：39，1966。

【备注】搽药后一般均有痛感。

二、变应性结节性皮肤血管炎

1 方

【药物】红铅丹、火硝、白古月、皂矾、五倍子各等份。

【用法】将上药研末混匀，取药粉 30～45 克，用食醋调成泥状，分握在两只手中或放在两手心上，用塑料布等包扎固定，全身出汗后取下药。

【疗效】总有效率 85%，由于病例数不多，对于患者的年龄和病程与疗效关系尚未见到明显关系。

【典型病例】王某，女，32 岁，工人，就诊时间：1991 年 3 月 3 日。主诉：两小腿红色结块，触之痛，反复发作 12 年。病史：1980 年 1 月底因受凉两小腿发生红色杏大结块，抚之疼痛，经服 21 剂中药消退，此后每年春季均有发生，发生后此退彼起，不破溃，严重时上肢、手足等处亦有发生，服中药及“辛可劳”“水杨酸”等缓解，但不能制止复发。1 个月前，两小腿、前臂、手足等处又开始发病，伴乏力、全身关节疼痛，足胫等处肿胀。阴天、遇冷、受潮则加重，目前每天靠“消炎痛”“稀桐丸”“去痛片"等维持,否则不能下地活动。治疗:停用其他药物,用手心用药法治疗,共用药21小时,用药期间除足以外,全身其他处皮肤均见汗出,取下药后见小腿及足部肿胀消退明显。用药后1周内,全身紧束感,形寒肢冷,烧腹不适等消失,心悸减轻,结节消退明显。治疗后2个月内,结节时有少量发生,但消退较快。2个月后,全身健康状态改善,结节再未发生,又观察3年,未见反复。

【备注】用药期间需避风、寒、湿等1~2周。

【出处】《中医研究》(1):39,1995。

三、手足皮肤皲裂

1方

【药物】黄豆100克,凡士林200克。

【用法】将黄豆晾干研细,过筛取末,与凡士林混匀,装瓶备用。使用时洗净患处皮肤,然后将药膏填平裂口,外用纱布敷盖,每隔3日换药1次,一般换药2~4次即愈。

【出处】《百病妙治》。

【备注】本方对手足皮肤干燥、脱屑、皲裂、疼痛均有效。

2方

【药物】香蕉1只。

【用法】将香蕉(皮黑的更好)捏熟后,开一小孔,将香蕉像挤牙膏一样挤出,放于手心搓擦,干后,手心手背均有光滑感。用于足部,方法相同。每天晚上洗净手足后使用,连用几次即愈。

【出处】《百病妙治》。

3方

【药物】土豆1个,凡士林少许。

【用法】将土豆煮熟剥皮捣烂,加少许凡士林调匀,放入干净瓶内,用时取适量涂于患处,每日1~3次,数日即愈。

【出处】《百病妙治》。

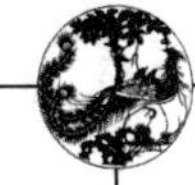

第六章　儿科病证

一、小儿感冒

1 方(甘草摩膏)

【药物】炙甘草、防风(去叉)各 30 克,白术、桔梗各 9 克,雷丸 75 克。

【制法】上药捣罗为粗末,用不入水猪脂 500 克,入锅内火上先炼过,去滓入诸药末,更煎令成膏,新帛滤去滓,入瓷盒内贮之。

【用法】每日以膏摩囟上以及手足心。用于预防小儿感冒。

【出处】《千金要方》《圣济总录》。

【备注】《普济方》中所载的本方白术、桔梗各 6 克。一方无白术。

2 方

【药物】葱白、生姜各 15 克,食盐 3 克。

【制法】上药捣糊,用纱布包。

【用法】涂擦患儿前胸、后背、手足心、腘窝、肘窝。用于小儿感冒初起。

【疗效】不久(约半小时后)汗出热退,症状减轻,次日可以完全恢复。

【出处】《实用儿科外治手册》;《中级医刊》(7):455,1965。

【备注】擦毕,让患者安卧。

3 方(推擦法)

【药物】葱白头、生姜各 30 克,食盐 6 克,白酒 1 盅。

【制法】上药共捣如糊状,再用酒调匀,以纱布包之。

【用法】涂擦患儿胸背、手心、足心及腘窝、肘窝。每日 1 次。用于小儿风寒感冒。

【出处】《小儿疾病外治法》。

【备注】涂擦一遍后，嘱患儿安卧。

4方(通脉法)

【药物】生姜2~3块。

【制法】上药煨温，捣汁半小杯，加少许麻油调匀。

【用法】以指蘸取摩两手足心，兼用搓揉。用于小儿忽然手足厥冷。

【出处】《中国医疗秘方》。

5方

【药物】鲜大葱心125克，香油15克。

【制法】将鲜葱心切开，流出葱涎，放在茶杯中，加入香油调匀。

【用法】用手蘸葱涎油，轻擦小儿头面、项背、手心、足心等处。用于小儿感冒。

【出处】《常见病中草药外治疗法》。

【备注】《中医小儿食物保健疗法》中，此方药物剂量均为适量。

6方

【药物】鲜大葱涎200克，香油25克。

【制法】取大葱切开流出之液，与香油调匀。

【用法】用右手蘸葱涎油，轻轻擦摩小儿头、面、项背、手心、足心，每处60下。用于小儿感冒风寒，发热，咳嗽，或消化不良，或麻疹未出齐。

【出处】《中医简易外治法》。

7方

【药物】桃仁12克，杏仁、山栀仁各10克，枣仁6克。

【制法】上药共研细末，调拌面粉、鸡蛋清。

【用法】外敷贴手心、大椎。用于小儿感冒。

【出处】《中国民间敷药疗法》。

8方(葱豉泥)

【药物】香豉3克，葱白头3根。

【制法】将香豉研末，葱白头捣烂如泥，二药混合，加入滚开水少许调和。

【用法】敷贴劳宫穴。用于小儿感冒风寒。

【疗效】辨证准确，使用本法每获良效。

【出处】《穴位用药》。

【备注】此经验源于《肘后备急方》的葱豉汤，后世改为敷贴剂。因劳宫穴常作为上焦疾病的特定辅助穴位，敷贴于此治疗感冒，常获满意疗效。

9方(葱豉疏风散)

【药物】葱白1根，豆豉10克。

【制法】上药共捣为泥。

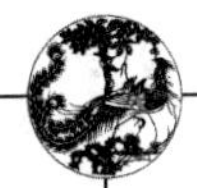

【用法】敷于患儿两手心。用于小儿风寒咳嗽。

【出处】《小儿疾病外治法》。

10 方

【药物】四季葱白 60 克，老生姜 15 克，麻油 3 克。

【制法】先将前二味共捣烂如泥，再加入麻油搅匀。后用纱布裹药以线扎紧如球状。

【用法】以药球摩擦患儿两太阳穴、胸前背后、两手心足心，以皮肤微红为度。用于小儿感冒风寒发热。

【出处】《中草药外治验方选》。

【备注】擦后宜避风覆被静卧，待出微汗时即愈。寒冷天里宜先将药球放在火上烘温后再用。

11 方

【药物】栀子 3 个，桃仁 7 个，麦面适量。

【制法】将前二味共研为末，再以炒面粉拌匀，入冷开水调匀。

【用法】以药包患儿手心，每日换药 1 ~2 次，连续 3 日。用于小儿感冒。

【出处】《常见病民间传统外治法》《新编偏方秘方汇海》。

12 方

【药物】吴茱萸、明矾各 6 克，鸡蛋清适量。

【制法】将前二味药共研细末，以鸡蛋清调匀。

【用法】将药敷于患儿两手足心，每日换药 1 ~2 次，连续敷 1 ~2 日。用于小儿感冒。

【出处】《常见病民间传统外治法》《新编偏方秘方汇海》。

13 方

【药物】冰片、潮脑、薄荷霜各 3 克。

【制法】上药入白酒泡开。

【用法】以药棉蘸酒擦患儿两太阳穴、手心、头顶、风池、风府、尺泽、前后心。用于小儿感冒不能服药者。

【出处】《中医验方汇编》。

【备注】擦后避风。此方亦能擦羊毛疹，屡用屡效。

14 方（麻胆川贝散）

【药物】麻黄、甘草、川贝母各 15 克，僵蚕、胆星、炒杏仁各 30 克，生石膏 60 克。

【制法】上药共研细末，温水调成小饼。

【用法】敷于患儿手心或肺俞穴，用伤湿止痛膏固定，每日换 1 次。用于小儿风热咳嗽。

【出处】《小儿疾病外治法》。

15 方

【药物】桃仁、杏仁、栀子仁、枣仁各等份。

【制法】上药烘干,研为细末,加面粉适量,用鸡蛋清调成膏,制成 2 ~4 个药饼。

【用法】敷于患儿两手劳宫穴(或加涌泉穴),外盖塑料薄膜,绷带包扎固定。用于小儿感冒。

【出处】《实用中草药外治法大全》。

16 方(羌苍白矾膏敷穴法)

【药物】羌活 10 克,苍术、白矾各 60 克。

【制法】上药共研细末,以鲜姜汁调膏。

【用法】敷于劳宫与涌泉穴。用于小儿风寒型感冒。

【出处】《穴位用药》。

【备注】羌活、苍术均可祛风散邪,白矾寒性,可清热解毒,鲜姜汁既可解表,又可调中,敷于专治上焦疾病之劳宫穴和引热下行之涌泉穴,使表邪得解,感冒之疾得除。

17 方

【用法】用八棱麻刮取双肘窝、腘窝、胸肋间隙、背脊两旁、双手足心等处。用于小儿感冒挟食。

【出处】《民间治病绝招大全》。

二、小儿发热

1 方

【药物】生石膏粉、雄黄各适量。

【制法】上药用鸡蛋清调匀。

【用法】以手蘸药浆轻轻推擦患儿眉心、太阳穴及手足心。用于小儿高热、咳嗽。

【出处】《经验方》《中国民间疗法》《古今外治灵验单方全书》。

2 方

【药物】石膏粉 30 克,雄黄粉 6 克。

【制法】加鸡蛋清 2 个调匀。

【用法】以手蘸药浆,推擦眉心、太阳穴、手足心。用于小儿发热。

【出处】《中国中医独特疗法大全》。

【备注】手法要轻。

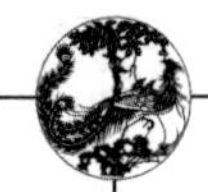

3 方(敷贴法)

【药物】生石膏、绿豆、生栀子仁各 30 克。

【制法】上药焙干,共研细末,过筛,用蛋清调匀成糊状,分成五份。

【用法】分敷于手心、足心、前胸剑突下,包扎固定,热退后洗去。用于小儿壮热烦渴,呼吸急促,神志不清,躁扰不宁。

【出处】《中国神奇外治法》《中国民间疗法》《古今中药外治高效验方 1000 首》。

【备注】《穴位用药》以本方敷贴劳宫与涌泉穴。

4 方(豆豉方)

【药物】湿豆豉适量。

【制法】上药研丸如鸡子大。

【用法】以摩腮及手足心 6 ~ 7 遍,又摩心、脐上,即便瘥也。用于小儿寒热、恶气中人。

【出处】《医食心镜》《本草纲目》。

【备注】《古今中药外治真传》中,豆豉为 30 克。

5 方(葱豉泥)

药物、制法、用法均同“小儿感冒”8 方,用于小儿外感发热。

【出处】《家庭中药外治疗方》。

6 方(葱涎香油剂)

【药物】葱涎、香油各适量。

【制法】上药和匀。

【用法】手指蘸油摩擦小儿五心、头面、项背诸处。用于小儿发热,不拘风寒饮食,时行痘疹,并宜用之。

【出处】《直指方》《本草纲目》。

【备注】葱涎,即葱叶中空内储之黏液。

7 方(解烦法)

【药物】水粉、鸡蛋清适量。

【用法】上二药调涂胃口及两手心,更以酒曲研烂,热酒和为二饼,贴两足心。用于小儿热证及麻毒者,面赤口渴、五心烦热、啼哭焦扰、身热如火、上气喘急、扬手掷足,一时药不能及。

【出处】《理瀹骈文》。

【备注】《验方新编》中,用水粉 30 克,与鸡蛋清调匀略稀。

8 方

【药物】绿豆粉适量。

【制法】用鸡蛋清调成糊状。

【用法】敷于剑突下及两涌泉穴和两劳宫穴。用于小儿发热,烦渴汗出,尿黄,苔黄,脉洪数者。

【出处】《中医外治法》。

9 方

【用法】用头发一团,蘸蛋清反复涂患者足底、手心、肚脐周围及胸部、背部,以保持体表蛋清不凝为好。涂擦毕,可用干净布或纸将蛋清抹去。用于小儿感冒发热。

【疗效】此方可使小儿高热在 15 分钟左右降至正常。

【出处】《妇儿疾病小偏方》。

10 方(解烦法)

【药物】铅粉 30 克。

【制法】上药用鸡蛋清调匀。

【用法】先用上药敷于胸口、两手心;后用酿酒小曲十数枚,研烂,和热酒做成两饼,贴两足心,用布扎之。用于小儿实热,痧痘毒盛,面赤口渴,烦躁啼哭,身热如火,扬手踢足,气喘鼻煽。

【出处】《中国医疗秘方》。

11 方

【药物】苦地胆(鲜叶)5 张。

【制法】将上药洗净捣烂。

【用法】擦于患儿掌心,每日 3 ~5 次,连擦 3 ~5 日,用于小儿发热。

【出处】《常见病民间传统治法》。

12 号(四仁散)

【药物】桃仁、杏仁、栀子仁、枣仁各 3 克。

【制法】上药焙干研为细末,加面粉 5 克,用鸡蛋清调为糊状,分作两份。

【用法】敷在两手劳宫穴,纱布包扎固定。用于小儿壮热烦渴,呼吸急促,神志不清,躁扰不宁。

【出处】《中国民间疗法》。

【备注】《穴位用药》中本方剂量为各等份,并可加贴涌泉穴。

13 方

【药物】山栀、桃仁、杏仁各 3 克,鸡蛋 1 个,面粉少许,白酒适量。

【制法】前三味共捣碎,加入鸡蛋清和面粉,再加入白酒,调匀成糊状。

【用法】敷贴于患儿一侧手、足心,以纱布包裹;如敷剂干燥,再加适量白酒调匀,敷至热退为止。用于小儿发热。

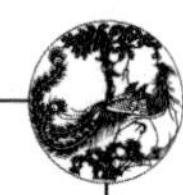

【验案】李某，女，11 月，发热 2 天，曾经重庆市某医院儿科注射青霉素，口服 APC 治疗无效。体温继续升高。诊得患儿壮热(41℃)，面赤，鼻塞，流涕，微咳，不思饮食，神情倦怠，小便黄少，舌质红，苔薄白，投内服驱风热方剂，施用本方外敷，9 个小时开始退热，兼证缓解。继续治疗，2 天痊愈。

【出处】《中国当代名医秘方验方精粹》。

【备注】方中前三味辛开苦降，清热泻火，敷于手、足心，使内郁之火循经走泄，加入蛋清有拔火外出之能；白酒有散郁火之力，合用之，共奏清热风解毒之功。

14 方

【药物】葱头 3 ~5 棵。

【制法】上药细切捣烂，以纸寸余，摊葱头上。

【用法】两掌合葱，待温贴于囟门，其邪即解。乃去其葱，却用绢缎寸余，涂以面糊，仍贴囟门，永无伤风之患。用于小儿伤风发热，鼻塞，或痰壅发搐。

【出处】《万病验方》。

15 方

【用法】掐劳宫。用于小儿发热出汗。

【出处】《中国医疗秘方》。

16 方

【用法】劳宫穴以冷水旋推旋吹。用于小儿热病。

【出处】《中国医疗秘方》。

【备注】本法即水底捞月。

17 方

【用法】劳宫穴，左运发汗，右运主凉。

【出处】《中国医疗秘方》。

18 方(小儿除热散 1 方)

【药物】生石膏、滑石各 10 克，大黄 20 克，小米适量。

【制法】前三味共研为细末，小米以水煎汤。

【用法】将药末以小米汤拌糊，贴于两手心及大椎穴，以胶布固定，每处 3 克，贴 2 小时，连贴 3 ~5 日，用于小儿外感发热。

【出处】张晓莲祖传秘方。

【备注】小儿发热时，切忌吃鸡蛋及其他大热食物，应食清淡之物，多饮小米汤。

19 方(小儿除热散 2 方)

【药物】珍珠粉 5 克，寒水石、生石膏、天花粉各 10 克，小米适量。

制法、用法均同上方。用于小儿高热。

【出处】张晓莲祖传秘方。

【备注】同上方。

20 方

【药物】葱白 10 克,豆豉 6 克。

【制法】上药共捣烂。

【用法】外敷于患儿两手心,4 小时后洗掉。用于小儿外感高热。

【出处】《小儿常见病外治偏方验方》。

三、小儿风疹

1 方

【药物】景天 33 克,靛蓝 90 克。

【制法】上药同捣研,绞取汁。

【用法】以热手摩涂之。日再。用于小儿风疹出不止。

【出处】《圣济总录》。

【备注】景天即慎火草。

四、小儿痘疹

1 方(桃皮葱子膏)

【药物】桃皮、葱子、灯芯各适量。

【用法】捣敷囟门及肚脐、手足心,在手足心合骨处用灯火烧一下,以散风痰。或用葱敷百会穴亦可。用于小儿心经发痘忽然抽掣。

【出处】《理瀹骈文》。

【备注】《理瀹骈文》载:“勿轻用惊风药。古云:‘有钱难疗痘前惊。’盖惊则心经之痘可出也。按桃葱发散,灯心清热,痘前用药之法仿此。其敷囟门及肚脐、手足心法,乃外治之部位也。”《验方新编》述:“心经发痘忽然抽搐,此症与急惊相同,用桃皮、葱子、灯心,共捣烂,敷囟门、肚脐及手足心,限一炷香为度,则惊自醒而痘自出。又于手足合骨处,用灯火各烧一下,以散风痰。”

2 方(水拍四击法)

【用法】以冷水拍手、足心,更用吴茱萸末,热醋调敷两足心,引热下行。用于痘症发热,胡言乱语。

【出处】《中医外治法简编》。

3 方

【用法】用毛巾 2 块,入米汤中浸透,绞起趁热轮流罨敷面额、口鼻、手心手背、

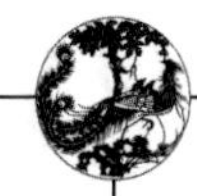

足心足背，多罨敷几次，不可著风。用于小儿痧子透不出。

【出处】《中草药验方选集》。

4 方

【药物】芫荽子、樱桃核、棉纱线、西河柳各 12 克。

【制法】上药同包，浓煎汤。

【用法】用毛巾 2 块，入汤中浸透，绞起趁热轮流罨面额、口鼻、手心手背、足心足背、多罨敷几次，不可著风。用于小儿痧子透不出。

【出处】《中草药验方选集》。

5 方（稀痘方）

【药物】蓖麻子（去壳）36 粒，朱砂 3 克，麝香 0.15 克。

【制法】将上药于乳钵内研烂如泥。

【用法】每年端午日午时，用手指蘸药，搽儿头顶心、前心、后心、两手心、两足心、两手弯、两腿弯、两腋下，共 13 处，如象棋大，约半分厚，勿使药多余。搽药后，任其自干自落，不可洗去。用于小儿痘疹。

【出处】《文堂集验方》《福种堂公堂选良方》。

【备注】蓖麻子拣白色者去衣用，黄色者不用；朱砂须透红劈砂，另研细末。

6 方

【用法】小儿初生三日内，以手指蘸鸡蛋清，自脑后风门骨节（即颈窝处拱骨是）至尾间节（即脊骨处是），男左旋，女右旋。有黑毛出如发，愈揉愈出，务令揉尽，可以稀痘，且免惊风。六、七日再揉，并揉前心、手足心、肩头有窝处（以手平抬窝即是）。用于小儿痘疹。

【出处】《理瀹骈文》。

【备注】1. 背脊骨逐节轻揉，周而复始，不可由下擦上。2. 稀痘方甚多，验者甚少，而此方却妙。

7 方（搽法）

【药物】朱砂（研细）3 克，麝香（研）0.15 克，蓖麻子 36 粒。

【制法】将蓖麻子壳研烂，合前二味再研成膏。

【用法】五月五日，涂小儿头心、前心、后心、手足心、手足四弯、两腋共 11 处，如制钱厚，任其自落，头顶不可误搽囟门。如儿发长分开涂之，每料只涂一儿。用于小儿痘疹。

【出处】《仙方合集》。

五、小儿痉疾

1方(代赭膏)

【**药物**】代赭石(醋煅淬)、朱砂各15克,人言(豆大)1粒。

【**制法**】纸包6层,打湿煨干,入麝香少许,研末,香油调。

【**用法**】每用少许涂鼻尖、眉心、手脚心。用于小儿痉疾,不能进药。

【**出处**】《惠直堂经验方》。

六、小儿昏迷

1方(掐揉内劳宫法)

【**用法**】部位在掌心,术者以左手握儿四指,使手伸直,再以右手食指和中指夹住患儿拇指,然后以拇指甲掐内劳宫,最后揉按。用于小儿昏迷,气逆,呕哕。

【**出处**】《中国民间疗法》。

七、小儿夜啼

1方

【**药物**】朱砂适量。

【**制法**】用水调。

【**用法**】涂五心上。用于小儿夜啼。

【**出处**】《普济方》。

【**备注**】《验方新编》《外治寿世方》载:"以朱砂磨新汲水涂五心,用于小儿夜啼不止,最验。"

2方(朱砂散)

【**药物**】朱砂适量。

【**制法**】研极细末,装瓶备用。

【**用法**】于晚上睡前用干净毛笔或鸡羽(棉签亦可),以温水浸湿,再蘸药末少许,涂于神阙、劳宫(双)、膻中和风池(双)等穴,不用包扎,婴儿药末浓度可酌减,每晚1次。用于小儿夜啼。

【**疗效**】治疗71例均痊愈。一般1次即效,可连用3日。

【**出处**】《古今中药外治真传》;《中西医结合杂志》(7):422,1989。

3方

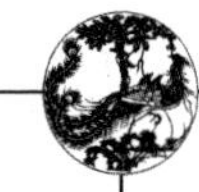

【药物】朱砂适量。

【制法】取朱砂在粗瓷碗内磨水(或粉末调水)。

【用法】用毛笔蘸朱砂涂于脐部,同时涂心窝及手足心,连用 5 ~7 天。用于小儿夜啼。

【出处】《实用儿科外治手册》。

4 方

【药物】朱砂少许。

【用法】抹于两手心或足心。用于小儿夜啼。

【出处】《北京中医杂志》(4):63,1989。

【备注】用本方同时,应配用内服方:蝉蜕 15 枚(去前半截),薄荷、远志各 6 克,茯神、灯心草各 9 克,黄连、龙齿各 3 克,水煎 2 次,取汁 30 毫升。

5 方

【药物】朱砂末 1.5 克。

【制法】将上药用冷开水调匀。

【用法】涂于患儿心窝及手足心处,每日 2 ~3 次,连涂 3 ~5 日,以愈为度。用于小儿夜啼。

【出处】《常见病民间传统外治法》。

6 方

【药物】飞朱砂 3 克,大白芨 1 块。

【制法】先将白芨块切平,次将朱砂粉放在粗瓷碗底上,滴清水数滴,用白芨块将朱砂磨成糊状,备用。

【用法】晚间临睡时,用新羊毫笔蘸朱砂糊涂于患儿鸠尾穴及两手心、足心,待糊干后即喂小儿乳汁。用于小儿夜啼。

【出处】《中草药外治验方选》。

【备注】小儿睡前,应喝足乳汁,其衣着勿过多或过少,裤带勿系得过紧,盖被亦勿过厚过薄,并勿使被子蒙住小儿头面,则收效甚佳。

7 方(夜啼散)

【药物】朱砂 20 克。

【制法】研为细末。

【用法】每取药末少许,加水调敷劳宫(双)、涌泉(双)、上脘,每日下午 1 ~2 点时,开始敷贴,睡前再涂敷 1 次。用于小儿心经有热,舌尖红赤,夜啼,烦躁不安。

【出处】《穴位贴药疗法》。

8 方(芎䓖散)

【药物】川芎、防己、白术各等份。

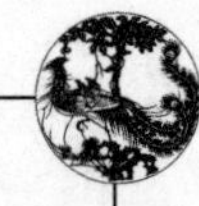

【制法】上药捣罗为散。

【用法】一月及百日儿,每服一字匕,以乳汁调服。半年至一岁儿,每服半钱匕,米饮调亦得。日五服,木计时,量儿大小加减服之。又以半钱乳汁,调涂手心并脐中。亦以摩儿顶及脊,至验。用于小儿夜啼,至明不得寐。

【出处】《圣济总录》。

9 方

【药物】僵蚕、钩藤、二丑各 10 克,朱砂 5 克。

【制法】上药共研细末。

【用法】敷手足心,每日 1 次。用于小儿夜啼。

【出处】《当代中药外治临床精要》。

10 方(泻心导赤饼)

【药物】木通 2.5 克,生地 4.5 克,黄连、甘草、灯芯各 1.5 克。

【制法】五味共研细末,加白蜜滚水调和成饼。

【用法】敷贴劳宫穴。用于小儿心有积热所致之夜啼,或撩舌,弄舌,或二便不通等证。

【功效】非实热不用。辨证准确,可获良效。

【出处】《上海中医药杂志》(2):1979。

【备注】此经验属于《医宗金鉴》的泻心导赤法,后世用于贴敷劳宫穴。

11 方

【药物】雄黄 3 克。

【制法】上药研细末,用水调。

【用法】搽心窝、手足心。用于小儿夜啼。

【出处】《民间便方六百六》。

12 方

【药物】朱砂、琥珀各等份。

【制法】上药研极细末,装瓶备用。

【用法】于晚上临睡前用干净毛笔或鸡羽毛(棉签亦可),以温开水浸湿,蘸药末少许,涂于神阙、膻中、劳宫等穴。为避免污染衣物,可酌情包扎,每晚 1 次,可连用 3 日。用于小儿夜啼。

【疗效】治疗 100 例,痊愈 92 例,总有效率为 92%;无效 8 例,占 8%。

【验案】杨某,女,6 个月。不明原因的整夜哭闹 20 余天。入夜即哭,天明方止,偶尔入睡稍有声响即醒,无寒热,食欲、二便正常。其父业医,无策时灌服安定之类镇静药,可图一时之功,但不能根治,且对小儿身体不利。用上法治后,一夜即愈,连用 2 次,半年来未发作。

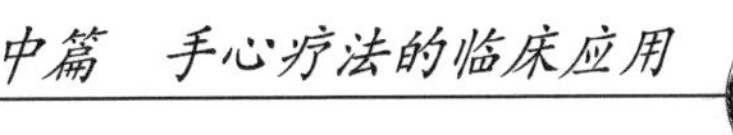

【出处】《光明中医》(4):21,1989。

13 方

【药物】驱风油 1 滴(或生油 2~3 滴)。

【用法】将上药滴入成人手心,双手合掌猛擦至掌心热即按患儿脐部,连续 3~5 次,再用毛巾或衣物摺成 2~3 层,按患儿腹部,然后背起,啼哭即止。用于小儿夜啼,烦躁易怒,哭闹无常,食纳时好时坏。

【出处】《中医秘单偏验方妙用大典》。

【备注】1. 避免跌仆、受惊。2. 注意保护婴儿。

14 方

【用法】以冷水滴入掌中,用拇指端自小指沿手掌尺侧缘运经鱼际交止内劳宫穴,加掐心经,清肝经,揉外劳宫,摩腹,揉足三里。用于小儿心火偏盛之夜啼。

【出处】《中国医学疗法大全》。

15 方

【用法】清心火 100 次,清小肠 100 次,清天河水 50 次,揉总筋 50 次,揉内劳宫 100 次,推拿按摩。隔日 1 次,10 次为一疗程。用于小儿心热型夜啼。

【出处】《中国医学非药物疗法》。

16 方(小儿安睡散)

【药物】1 号药:冰片 1 克,朱砂 2 克,地龙 10 克,磁石 15 克。

2 号药:冰糖、食盐少许,花椒 5 粒。

【制法】1 号药研细末,以小米汤拌匀。冰糖、食盐煎水。花椒食盐煎水。

【用法】晚间临睡前先用花椒盐水泡洗四肢,然后将 1 号药糊敷于手足心,以胶布固定。并服糖盐水。用于因惊吓所致的小儿夜啼。

【疗效】1 夜见效,3~5 日愈。

【出处】张晓莲祖传秘方。

【备注】本方不适宜因虫积、食积、伤风或其他病因所致之夜啼。

八、小儿惊风

1 方(朱砂涂惊方)

【药物】朱砂适量。

【制法】上药以新汲水研磨。

【用法】涂五心。用于小儿惊风。

【出处】《喻选古方试验》《古今中药外治真传》。

【备注】《家用良方》用于小儿月内惊风欲死者。

2方

【药物】桃树二层皮120克,葱白20个,灯芯3只。

【制法】将上药洗净,共捣烂如泥。

【用法】外敷于患儿两手足心处,每日换药1次,连续3~5日。用于小儿急慢惊风。

【出处】《常见病民间传统外治法》《古今外治灵验单方全书》。

3方(桃树皮散)

【药物】桃树皮、葱白、灯芯、朱砂各适量。

【制法】上药共捣烂。

【用法】敷两手足心处。用于小儿急惊风。

【出处】《小儿疾病外治法》。

4方

【药物】白矾、吴茱萸、白芥子、全蝎各3克。

【制法】上药同研为细末,将1块附桂紫金膏剪成4块,每块中放1/4药末。

【用法】将膏药烘热后敷在患儿双涌泉穴及劳宫穴。四肢转暖后,即可去除药物。用于小儿慢惊风。

【出处】《中国民间疗法》。

5方(急慢惊风奇效方)

【药物】杏仁、桃仁、栀子仁各7个,飞罗面15克。

【制法】共捣烂,用好烧酒调匀。

【用法】敷手足心,用布包扎。用于小儿急慢惊风。

【出处】《普济良方》《穴位用药》《小儿疾病外治法》。

【备注】小儿惊风,因邪热侵入人体,致生痰生风,痰阻经络,又可生瘀。选栀子清心泻火,杏仁化痰下气,桃仁活血化瘀。诸药合用,有清心泻火,熄风宁神之功。

6方(惊风奇效方涂穴法)

【药物】杏仁、桃仁、栀子仁各7个。

【制法】上药共研细末,将药粉再加飞罗面、烧酒调匀。

【用法】贴手足心1小时,揭去,即发蓝色,病即安。用于小儿急慢惊风。

【出处】《中草药验方选集》(四)。

【备注】1.贴手足时,外用荷叶包好,若牙关紧闭,可用乌梅肉擦牙即开。2.《奇效简便良方》嘱以本方贴手足心,男左女右,切勿错。

7方(镇惊外敷方)

【药物】铅粉、鸡蛋清各适量。

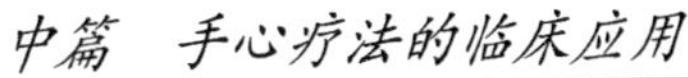

【制法】上药调如泥状。

【用法】敷于劳宫、涌泉穴。用于小儿急惊风。

【疗效】多在用药半小时,抽搐止。

【验案】晏某,男,1 岁,夜晚发热,次日上午抽搐频繁,角弓反张,目上视。经用上法后约半小时,抽搐止。继用辛凉解表,清热化痰之剂而愈。

【出处】《穴位用药》。

【备注】铅粉甘寒,有解毒镇惊,降逆坠痰的作用;鸡蛋清甘凉,亦可清热解毒,两药外敷劳宫、涌泉穴,共奏清热解毒熄风止痉之功。

8 方(青金丹)

【药物】青黛 120 克,甘草(生末)、蝉蜕(末)各 60 克,麝香(研)、丹砂(研)各 0.3 克,牛黄(研)、龙脑(研)各 3 克,龙齿(为末)、天竺黄(研)各 1.5 克。

【制法】上药捣为末,研令匀细,用胶饴糖和丸,如鸡头大。

【用法】每服一丸分作四服,薄荷汤研服,兼涂头顶及手足心。用于小儿惊啼。

【出处】《普济方》。

9 方

【药物】朱砂一豆大,僵蚕、全蝎各一枚。

【制法】上药共为末,乳汁调。

【用法】涂太阳穴,及五心、舌上。用于小儿急慢惊风。

【出处】《医方类聚》《万病验方》。

10 方

药物、制法、用法均同小儿痘疹 1 方。

【出处】《理瀹骈文》。

【备注】《验方新编》述:“务于无风之处”进行操作。

11 方

【药物】甜杏仁、桃仁各 6 粒,黄栀子 7 个。

【制法】上药共研烂,加烧酒、鸡蛋清、白干面,量患者年岁作丸,如胡桃大小。

【用法】男左女右,置于手足二心,用布条扎紧,1 小时手足心均青蓝色,则病已除矣,效甚。用于小儿急惊风。

【出处】《外治寿世方》《验方新编》。

【备注】《验方新编》述须切记:男左女右,不可错置,是所至要,万应万验,真有起死回生之功。

12 方

【药物】桃仁 7 粒,甜杏仁 7 粒,栀子 7 粒。

【制法】研细末,加入鸡蛋白、烧酒、面粉各少许,调和,制成一丸。

【用法】一般上肢抽搐颤动，放在患者手掌中（男左女右），用布包扎12～24小时，解下，局部皮肤显示紫蓝色。如四肢痉挛（抽搐），用加倍药量制成两丸，放于手足掌心各一枚（男左女右）。用于惊风。

【验案】验案1：胡某，女20岁，1960年3月7日初诊，患者在三天前清早，赤足下河水工作，历时较久，衣服被水浸透，又因劳累过度，感到体力不支。第三天出现四肢不自主颤动，体温正常。发作时无知觉异常及意识障碍，平卧时发作停止，坐立时即见发作。经用中药真武汤、小续命汤及西药维生素B_1、乳酸钙、葡萄糖酸钙针、阿托品等未见好转。改用上法，治疗两次，即停止发作，休息半个月，恢复正常劳动。观察4年多，未见复发。

验案2：钱某，女8岁，1961年6月3日初诊。患者两天前受惊吓后，夜间惊叫、惊跳，频发不止。经用此法包扎右手足心，治疗三次痊愈，观察3年未复发。

验案3：朱某，女，17个月，1963年3月29日诊。因患麻疹未及时就医，护理不当，并发支气管肺炎，高热（39.2～40.9℃）已三天，咳嗽气促，神志不清，反应迟钝，哭声亢扬，双目上视，手足抽搐。经退热、止咳、镇静剂及青霉素、链霉素治疗病情稍有好转，但抽搐未停。用此法治疗三次，痊愈。

【出处】《浙江中医杂志》（2）：27，1965。

13方（针刺法）

【用法】后溪透劳宫穴、足三里。由后溪穴进针，透刺斜向劳宫穴，强刺激，得气后即出针。足三里也用强刺激，得气后即出针。对顽固性、持续性惊厥可予留针。用于惊厥。

【疗效】治疗65例。针后惊厥立止者61例，仅次数减少和症状减轻者4例。

【验案】陈某，3岁，女性。麻疹2天，体温40%，突发惊厥而来急诊。口眼及四肢抽搐痉挛，喉中痰鸣，腹胀如鼓。脉象弦数。指纹透出射甲，色青紫，舌质红，苔糙黄。取后溪透劳宫（右），提插30次后，抽搐停止。但喉中痰声仍不息，再取足三里（右），强刺激，不久喉中痰鸣即平，腹频转矢气，旋即大便一次。5分钟后，测体温39.5℃。观察20分钟，抽搐未见再发，乃予银翘汤加大青叶、板蓝根，3剂而安。

【出处】《中医杂志》（4）：76，1982。

14方

【用法】灯火爆手足心各二次。用于小儿慢惊风。

【出处】《理瀹骈文》。

15方

【用法】以散麻缠住胁下及手足心，以灯火爆之。用于小儿惊风。

【出处】《小儿方》《本草纲目》。

16方（石前膏）

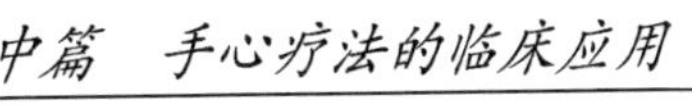

【药物】老鸦蒜(晒干)、车前子各等份。

【制法】上药共为末,水调。

【用法】贴手足心。用于小儿惊风。

【出处】《本草纲目》。

【备注】1. 老鸦蒜,主急惊,系石蒜科植物,药用为石蒜的球形鳞茎,系有毒植物,使用时忌入口。其花形似龙爪,又名龙爪花根。《中草药外治验方选》。2.《串雅外编》载:贴掌心。用于小儿惊风、不省人事。

17 方

【药物】黄栀子、鸡蛋清、飞罗面、连须葱白各适量。

【制法】将葱白洗净,与其他药共捣烂如泥,拌匀。

【用法】外敷于患儿脐下及手足心,每日 1 次,连续 3 ~5 日。用于小儿急慢惊风。

【出处】《常见病民间传统外治法》《新编偏方秘方汇海》。

18 方

【药物】栀子、桃仁各 7 个,麦面 30 克。

【制法】共为细末,再加烧酒、鸡蛋清调作两饼。

【用法】包手足心。病势重者,宜用两份包两手足心。用于小儿急慢惊风。

【出处】《新编偏方秘方汇海》。

19 方

【药物】黄栀子、胡椒各 30 克,桃仁、红花各 3 克,蛋白 1 个,麦粉 30 克。

【制法】前四味共研末,加蛋白、麦粉和饼,并加烧酒少许。

【用法】男贴左手足心,女贴右手足心,用纱布包好,每日 1 次。用于小儿惊风。

【出处】《中国民间灵验偏方》。

20 方(合掌丸)

【药物】甘遂、槟榔、良姜、干姜、韭子各 15 克(焙),明雄黄 9 克。

【制法】共为末。

【用法】先以柳汤洗手,次以麻油搽手心,然后合之。每日一丸。用于小儿惊风。

【出处】《秘传奇方》。

21 方

【药物】蛤粉 30 克。

【制法】上药以水调。

【用法】敷头顶心、手足心、太阳穴等处,用于小儿惊风。

【出处】《中国医疗秘方》。

22 方

【药物】野蓖麻花 6 朵，面粉 30 克，鸡蛋 1 个。

【制法】上药共捣烂，制成丸子二个。

【用法】包于患儿两手心。用于小儿惊风。

【出处】《穴敷疗法聚方镜》。

【备注】野蓖麻即茄科植物曼陀萝。此药有毒，切忌内服。

23 方

【用法】以灯芯爆手足心，及肩膊、眉心、鼻心，即醒。用于小儿惊风。

【出处】《小儿方》《本草纲目》。

24 方

【用法】以灯芯蘸麻油点灯，爆其手足心之上下。用于小儿惊风，不省人事。

【出处】《本草纲目》。

25 方

【用法】以灯芯蘸麻油点灯，爆其头顶心、两手心。用于小儿惊风，手拳不开，目往上者。

【出处】《本草纲目》。

26 方

【用法】以灯芯蘸麻油点灯，爆其口上下、手足心。用于小儿惊风，撮口出白沫者。

【出处】《本草纲目》。

27 方

【用法】用灯芯在手心、足心，男左女右各烧一次，即愈。用于小儿惊风。

【出处】《验方新编》。

28 方

【用法】急者可先针灸人中、合谷、印堂、涌泉，病情稳定后用刮痧法。刮第七颈椎前后左右四处，脊椎两旁、胸背肋间隙、双肘窝、双腘窝、手足心处。用于小儿惊风。

【出处】《民间治病绝招大全》。

29 方(小儿镇静散)

【药物】1 号药：蛇蜕 2 克，朱砂 3 克，龙骨 5 克。

2 号药：冰糖、食盐各适量。

【制法】1 号药共研细末，鸡蛋清拌为糊。2 号药用开水冲成带有甜味的淡盐水。

【用法】将 1 号药糊涂于两手心，每个手心用药末 2 克。另服淡盐水。用于小

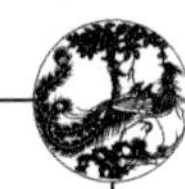

儿急惊风。

【疗效】当日见效，二三日痊愈。

【出处】张晓莲祖传秘方。

【备注】不可让小儿吃得太饱。

30 方（小儿安神散）

【药物】1 号药：珍珠 3 克，磁石 10 克，蜈蚣 2 条。

2 号药：冰糖、食盐各适量。

【制法】1 号药共为细末，鸡蛋清拌为糊。2 号药用开水冲成带有甜味的淡盐水。

【用法】将 1 号药糊涂于两手心，每个手心用药末 2 克。另服淡盐水。用于小儿急惊风，夜间哭闹不止者。

【疗效】当日见效，2～3 日痊愈。

【出处】张晓莲祖传秘方。

31 方

【药物】炙甘草、防风各 30 克，白术、桔梗各 1 克，雷丸 75 克，猪油 500 克。

【用法】上六味，除猪油外，其余个药共研为粗末，将猪油放入锅中煎熔，下药末继续煎熬，待膏将成时，用布过滤去渣，将药液装于瓷盒内收藏备用。每用时，取适量药膏，反复摩擦患儿两手心。

【出处】《奇治外用方》。

【备注】本方可用于小儿的急慢惊风病证。

九、小儿脐风

1 方

【药物】白附子适量。

【制法】上药研细末，调拌鸡蛋清。

【用法】外敷贴于手足掌心，抱好患儿，约一小时后去药。用于小儿脐风。

【出处】《中医外治法》《中国民间敷药疗法》。

【备注】《中国民间敷药疗法》中，该方剂量为 12 克。

2 方

【药物】胡椒 6 克，葱白 10 克，生姜 3 克，艾叶 60 克。

【制法】捣烂，调面粉、麻油做成药团。

【用法】裹于手掌心。用于小儿脐风。

【出处】《中国民间敷药疗法》。

3 方

【药物】白胡椒 7 粒，四季葱白 7 根，老生姜 7 片，土蜂窠 7 个，辣萝卜 7 片，陈艾叶、炭粉、铅粉各 3 克，麦面粉 1 撮，麻油适量。

【制法】将前八味药共捣烂如泥后，滴入麻油数滴共捣匀，做成 1 个药团。

【用法】将药团放在患儿两手合掌之中，使其合掌握住，并用纱布将其两手包住扎紧；待患儿汗出，直至足心时方可去药。用于小儿脐风撮口。

【出处】《中草药外治验方选》。

【备注】如缺土蜂窝，可用露蜂房 3 克剪碎代替。

4 方

【药物】生地 30 克，螺蛳 2 个（去壳），莱菔子 9 克，柑子叶 7 片。

【制法】上药共同捣烂，加酒糟 30 克，在锅内炒热，备用。

【用法】包脐上。另用鸡蛋一个煮熟，趁热滚手足心、胸口等处。用于小儿脐风。

【出处】《四川省中医秘方验方》。

5 方

【药物】斑蝥 3 克，胡椒 6 克，樟丹、生姜各 9 克，葱白 10 克，小枣（去核）12 克。

【制法】将前三味研为细末，后三味捣烂，与药粉混匀，做成饼 2 块，即得。

【用法】将药饼握于双手内，约 30 分钟，盖被，头部微出汗即可。成人每次 1 剂，小儿酌减。用于破伤风。

【疗效】用本方治疗破伤风 2 例，均获痊愈。

【出处】《山东中草药验方选》。

【验案】验案 1：孙某，患新生儿破伤风，用本方治疗，3 次痊愈。

验案 2：孙某，女，成人，患产后风，用本方治疗，1 剂痊愈。

【备注】用药时，若不出汗，可将药取下，过 10 分钟再用，至患者出汗为止。若有复发，可将斑蝥用量加倍。

十、小儿惊厥

1 方

【药物】生山栀、生南星、生半夏、花椒、附块、樟冰、蓖麻子、杏仁各 6 克，葱头 3 枚。

【制法】上药研末，捣烂和入干面、烧酒做饼。

【用法】绑脐眼及手足心，若在春冬天寒，应将药烘热贴之；若体温高，将烧酒去掉，用鸡子清 2 枚做饼，时间以一昼夜为度。轻者一料，重者二料。用于小儿猝热惊

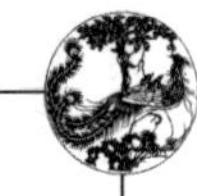

厥，或呕吐泄泻，目眶下陷，声音嘶哑，或咳嗽气喘，鼻翼煽动，口唇发绀（青色）。

【疗效】绑后1小时见效，嗅得小儿口鼻中有药香味，则颜面转红润，气喘平，汗出热退，呕吐止。

【出处】《中国秘方验方汇编》。

【备注】敷贴药饼时，外盖纱布，用布条绑捆，并加看护。

十一、小儿客忤

1方（桂汤）

【药物】桂枝30克。

【制法】上药浓煎去滓。

【用法】涂儿五心，常令湿。用于小儿客忤。

【出处】《圣济总录》《普济方》。

2方

【药物】豆豉。

【制法】上药捣为丸。

【用法】摩五心。用于小儿客忤。

【出处】《医方类聚》。

十二、小儿痫证

1方（固囟大黄膏）

【药物】川大黄0.9克，雄黄、丹参、黄芩各0.3克，生商陆30克，雷丸、生附子（去皮脐）各15克，猪脂500克。

【制法】上药共捣碎，以猪脂先入锅中，以文火熬令熔，以帛滤过，然后下药，煎至七上七下，去滓，细研雄黄下膏中，搅令至凝，于瓷器中盛。

【用法】每用少许，热炙手摩儿囟，及掌中背胁，皆使遍汗，以蛤粉粉之。用于小儿诸痫。

【出处】《医方类聚》。

十三、小儿口眼歪斜

1方

【药物】蓖麻子7粒（去壳），麝香少许。

【制法】上药共捣成一团。

【用法】安于手心,用滚水半碗,将碗足坐在手心药上。左歪放右手,右歪放左手,久久行之正即止。用于小儿口眼歪斜。

【出处】《文堂集验方》。

2方

【药物】巴豆7粒。

【制法】将上药研烂。

【用法】歪左涂右手心,歪右涂左手心,再以暖水一盏安手心,须臾即正,便洗去药。用于小儿口眼歪斜。

【出处】《普济方》。

3方(巴豆白酒煎)

【药物】巴豆4~8粒,50度白酒250毫升。

【制法】将巴豆放入白酒中,置火上煮沸后,再将白酒倒入一小口瓶中。

【用法】乘热熏患侧手心劳宫穴约20分钟,每日1次,10次为一疗程。用于小儿口眼歪斜。

【出处】《太平圣惠方》《小儿外治疗法》。

【备注】治疗期间可有轻度腹泻,或手心脱皮,无需处理。

十四、小儿结核

1方

【药物】红矾6克。

【制法】上药研末入缸中,加入400毫升水,加盖,盖中央置0.3~0.5厘米的玻璃管,再与一胶管相连,待加温至水沸后,蒸气溢出。

【用法】即将胶管口对患部或手心,每日熏治20~30分钟,1.5~3个月为一疗程,须防烫伤。用于小儿肺结核、淋巴结核、骨结核、结核性脑膜炎、结核性瘘管等。

【出处】《中药大辞典》。

【备注】本药有剧毒,不可随便加量。

十五、小儿痱子

1方(朱石清热散)

【药物】1号药:朱砂1克,地龙5克,生行膏10克。

2号药:鲜西瓜皮、食盐各适量。

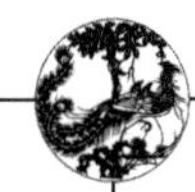

【制法】1.1 号药共研细末,小米汤调拌为糊。2. 将西瓜绿皮片下 150 ~ 200 克,加入食盐 10 ~ 15 克,煎汤。

【用法】先用西瓜皮水为患儿洗澡,然后将药糊涂抹于两手心,每处用药末 3 克,胶布固定,敷贴 4 ~ 8 小时。用于小儿痱子。

【疗效】一般当时即愈,重者 2 ~ 3 日愈。

【出处】张晓莲祖传秘方。

【备注】1. 吃西瓜后,用新鲜瓜皮带瓤面擦拭痱子,效果立见。2. 小儿应注意防暑、防热、防日晒。3. 热天切忌为小儿穿衣,要多风浴,既能加强锻炼,又容易散热。4. 注意让小儿多饮水,勤洗澡。食物宜清淡,不可过饱。

十六、小儿疳积

1 方(小儿疳积膏)

【药物】水蛭、山楂(去核)、桃仁、山栀各 10 克,芒硝 20 克,大枣(去核)7 枚,生姜、葱白各 15 克,小麦面、白酒适量。

【制法】将前六味研细末,视患儿躯体及贴敷部位之大小,用药粉约 40 克,生姜、葱白各约 10 克,同捣如泥,再以白酒、面粉调成稠糊状,做成药饼如铜钱厚。

【用法】分贴于手心、足心、囟门、肚脐部,而后用伤湿止痛膏或胶布固定。用于 12 ~ 14 岁者,明显的形体消瘦,面色憔悴,毛发稀疏无泽,肚大青筋,腹有痞结,二便正常,食欲不振,精神萎靡,视物昏蒙,日久口舌疮裂,齿龈溃烂或烦躁不宁,面如老翁,经年发烧不退。

【出处】《当代中药外治临床精要》。

2 方

【药物】大黄 9 克,牵牛子 12 克,莱菔子 10 克。

【用法】将上药研碎,纱布包,握于手中,婴儿可用绷带固定。2 日 1 换,6 天为一个疗程。

【出处】《中华独特疗法大成》

【备注】适用于小儿疳证。

十七、小儿奶毒

1 方(清热败毒散)

【药物】1 号药:冰片 1 克,朱砂 2 克,珍珠粉 5 克,水牛角粉 6 克。

2 号药:冰糖、食盐各适量。

【制法】1 号药用鸡蛋清调拌成糊。2 号药以水煎汤。

【用法】将药糊涂抹于手足心,胶布固定,每日 4～8 小时。糖盐水内服。用于小儿奶毒。证见发热,口疮,大便干,小便黄;重者,身上多处生疮。

【疗效】1～2 日见效,5～15 日痊愈。

【出处】张晓莲祖传秘方。

【备注】1. 本病多为牛奶中兑水不足,或只喂奶,少喂水甚至不喂水所致。2. 母乳喂养者,母子饮水不足,亦能造成本病。

十八、小儿泄泻

1 方(三仁贴法)

【药物】桃仁、杏仁、生栀子仁、白胡椒、糯米各 9 克,面粉一茶杯。

【制法】共研细末和匀。

【用法】用鸡蛋清调敷手足心。用于小儿吐泻转惊风。

【出处】《郴州中医单方验方汇编》。

【备注】《中国民间疗法》中,该方的剂量为各 7 粒。《中医外治法》以本方治疗小儿吐泻,惊风转筋。

2 方

【药物】附子(盐水炒)、肉桂各 6 克。

【制法】上药共研细末,以醋调。

【用法】敷手足心,以肢暖为度。用于小儿久泻,面青肢冷者。

【出处】《中医外治法》。

3 方

【药物】附子(盐水炒)、肉桂各 9 克。

【制法】上药共研细末,醋调为糊状。

【用法】敷手足心,四肢转暖为度。用于小儿久泻,四肢发凉,颜面发青而嗜睡者。

【出处】《小儿疾病外治法》《中国民间疗法》。

4 方

【用法】取生山栀子(新鲜者尤佳)捣为泥,加少许食盐混匀,外贴于劳宫穴上,外用纱布包扎固定。每隔 12 小时换药 1 次直至吐泻完全停止。有脱水表现者加米汤频服,少数重度脱水者予以补液,纠正电解质紊乱。

【疗效】腹泻完全停止,8 小时以上未排便为治愈;腹泻次数明显减少为显效;症状无改变或加重为无效。本组中在 12 小时内治愈者 25 例,24 小时内治愈者 17

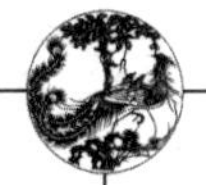

例,无效而改用他法者3例,总有效率为93.3%。

【**典型病例**】方某,女性,2岁,1997年9月11日初诊。患儿体质素虚,日前因洗澡受凉感寒,当夜腹泻4次,呕吐3次,夹有未化食物。诊见精神倦怠,大便黄绿,质稀,稍带臭味,小便黄少。体温38.5℃,囟门略凹陷,腹软,肛周皮肤红赤,指纹淡红色鲜,舌淡红,苔薄腻。大便检查脂肪球6,白细胞少许。证属湿热困脾,用生栀子外敷劳宫法治疗,6小时后腹泻停止。换药1次,患儿于当天夜里安静入睡,夜间仅腹泻1次。次日晨复诊时,精神、食欲及体温均已正常,嘱家属以米粥菜汤调养。

【**出处**】《中国民间疗法》。

5方

【**药物**】白胡椒7粒,桃仁7粒,生栀子7粒,糯米7粒,面粉一茶杯。

【**用法**】将上药共研细末和匀,用鸡蛋清调敷手心、足心,每日1次。

【**出处**】《简易疗法》。

十九、小儿二便不通

1方(通便丸)

【**药物**】巴豆霜、干姜、良姜、槟榔、甘遂、硫磺、白芥子、莱菔子各等份。

【**制法**】将上药共研细末,米饭为丸,再捏成厚为0.5厘米,直径为2厘米的药饼。

【**用法**】贴药时先将手掌洗净,擦干,掌心涂上麻油,再将药饼敷贴两手心,纱布包扎固定,大便通则将药洗去。用于小儿虚寒便秘。

【**出处**】《小儿外治疗法》。

2方(握宣丸)

【**药物**】巴豆4.5克,硫磺、良姜、附子、槟榔、甘遂各0.15克。

【**制法**】上药为细末,粟米饭和丸,绿豆大。

【**用法**】用花椒汤洗小儿手,男左女右手握之,用帛裹定,依次数多少,置药洗去,不用即止。用于小儿大小便难,呕吐,药食不下,命在顷刻。

【**出处**】《普济方》《民间治病小绝招》《中国医学大辞典》。

【**备注**】《中国医学大辞典》中,硫磺、良姜、附子、槟榔、甘遂各等份,用于治疗小儿腹胀闷乱,水肿,小便不利。

3方

【**用法**】急令妇人以温水漱口,吸咂儿前后心,并脐下、两手足心,共七处,每一处三五次。漱口吸咂,取红赤为度。用于新生儿二便不通,腹胀欲绝者,须臾自通。

【**出处**】《医方类聚》。

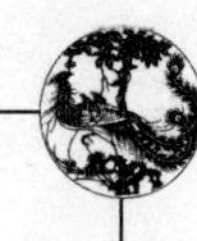

二十、小儿口疮

1方(硫磺散)

【**药物**】生硫磺适量。

【**制法**】上药为细末,新汲水调。

【**用法**】贴手心、足心,效,即洗去。用于小儿口疮糜烂,不能吮乳。

【**出处**】《普济方》《本草纲目》。

【**备注**】《医方类聚》本方尚涂头心。

二十一、小儿囟陷

2方

【**药物**】半夏10克。

【**制法**】上药为末。

【**用法**】涂手心,妙。用于小儿囟陷。

【**出处**】《医方类聚》。

二十二、小儿目赤

1方

【**药物**】胡黄连适量。

【**制法**】将上药研细末,用茶水调成糊状。

【**用法**】涂患儿手足心,即愈。用于婴儿赤目。

【**出处**】《济急仙方》。

2方

【**药物**】生鸡子清1个。

【**用法**】以上药涂掌中,徐徐涂之。用于小儿眼疳,睛肿欲垂落者。

【**出处**】《医方类聚》。

二十三、新生儿窒息

1方

【**用法**】两侧劳宫穴,压迫3~4秒,间歇3~4秒,一按一放。治疗28例,平均

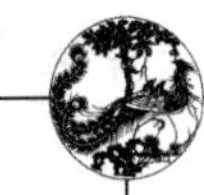

每例按 5.9 秒。有羽毛探鼻取嚏者,亦效。用于新生儿窒息。

【出处】《中医外治杂志》。

二十四、小儿丹毒

1 方

【药物】赤小豆五合。

【制法】水和取汁。

【用法】饮一合,良,滓涂五心。用于小儿丹毒。

【出处】《千金方衍义》。

2 方

【药物】赤小豆 20 克。

【制法】上药为末,加水五合和。

【用法】取汁饮一合,取滓涂五心。用于小儿大火毒,肉中有赤如丹色,大者如手,甚者遍身,或痛或痒肿。

【出处】《普济方》。

第七章 五官科病证

一、口 疮

1 方

【药物】草乌、南星、干姜各等份。

【制法】上药共为细末，以醋调糊。

【用法】敷于手心、足心。用于口舌生疮。

【出处】《外科大成》。

2 方

【药物】乌星末 30 克。

【用法】贴手足心。用于口舌壅热生疮，咽喉肿痛。

【出处】《医方类聚》。

3 方

【药物】草乌、南星各一个，生姜 1 大块。

【制法】上药为末，每服 6 克。

【用法】临睡时，用醋调作饼子，贴手心、足心。用于虚壅上攻，满口生疮。

【出处】《医方类聚》。

4 方

【药物】生硫磺 20 克。

【制法】上药为末，新汲水调。

【用法】贴于手心、脚心，效即洗去。用于口疮。

【出处】《医方类聚》。

5 方

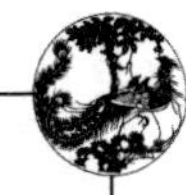

【用法】以艾柱或艾条灸双侧劳宫穴，每次25分钟，7～10天为一疗程。用于口疮。

【出处】《当代中药外治临床大全》。

6方

【用法】取双侧劳宫穴，针刺入3～4分，行较重手法，以酸麻感为好，留针20分钟。行针每日1次，1～3次即愈。用于口疮。

【出处】《常见病简易疗法手册》

7方

【用法】用艾条悬灸两掌心之劳宫穴，每穴每次15分钟，以穴位潮红为度，早晚各1次，7天为一疗程。

【典型病例】患者刘某某，男，39岁，司机。于1989年7月25日初诊。患者2年前开始口腔黏膜生疮，伴严重口臭，口腔疼痛难忍。曾服中西药治疗，效不显。症见口腔左、右两侧黏膜散见米粒大小溃疡数点，疮面发黄，四周潮红。伴口干苦欲饮，小便黄，大便时干，舌尖边红，苔黄略燥，脉细数。用上法治疗，第1疗程后，口臭明显好转，第2疗程后，口臭已消，溃疡点已愈，嘱继续治疗1疗程，以巩固疗效。

【出处】《临症验案》。

【备注】劳宫为手厥阴心包经之荥穴，荥穴可用于治疗热病，《难经·六十八难》有"荥主身热"。采用和灸之法，以火攻火，用从治法泻上炎之虚火，以达泻火除烦之效。

二、口　臭

1方（艾灸法）

【用法】用艾条灸双侧劳宫穴，每次25分钟，每日1次，7次为一疗程。用于口臭。

【验案】王某，男，25岁，工人。于1987年6月10日初诊。口臭5年余，深以为苦，曾经中西医多方治疗无效，特来我科治疗，取双侧劳宫艾灸25分钟，翌日患者即感口臭大减，继续施灸，共7次治愈。至今未见复发。

【出处】《上海针灸杂志》（2）：48，1988；《中国医学疗法大全》。

2方（针刺方）

【用法】劳宫穴针刺2～3分。用于口臭。

【出处】《中国针灸大辞典》。

3方（针刺方）

【用法】用无菌28号1.5寸毫针，快速直刺劳宫穴（双）0.3～0.8寸，进针后施大幅度捻转之泻法，产生局部酸胀或触电样针感上行于肘臂及前胸，留针30分钟，10分钟行针一次，行针时令患者短吸气深呼气10至20次，以感到口中清润、津液增多、臭味排除为佳。每日针刺1次，10次为1疗程。

【疗效】总有效率达100%。

【出处】《针灸临床杂志》(6)：47，1994。

三、牙 病

1方

【药物】旱莲草适量，食盐少许。

【用法】将上药放在患者手心内，两手揉搓，每日3次，每次10分钟，牙痛自止。用于风火牙痛。

【出处】《贵州民间方药集》。

2方

【药物】冰片1.2克，牙硝、硼砂各2.4克。

【制法】先以硝、砂为细末，再入冰片，研为面。

【用法】每用0.9～1.2克，左手掌心内，以指点搽痛处，及牙内外颊三处。每处擦三四十下，依次匀擦。轮转三次闭口，必俟涎沫满口吐出。候吐涎三口完，用温茶漱口，吐去不可吞。至临卧即不痛，仍要复照前擦一番，方永不发，此屡试验方也。用于齿痛。

【出处】《万病验方》。

四、目 暗

1方（掌心熨法）

【用法】鸡鸣时，以两手相摩极热，熨目三遍。仍以指甲掐两指头，觉有神光。妙。用于目暗。

【出处】《圣济总录》。

五、急性结膜炎

1方（拔毒丹）

【药物】黄连60克，姜黄15克，芒硝120克，牙皂30克，鸡蛋清、火葱汁、浓茶

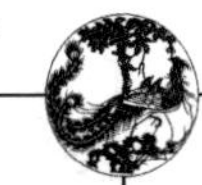

均适量。

【制法】前四味共研细末，与后三味合调均匀成膏。

【用法】敷少阳穴（疑为太阳穴之误）、两手心及双足心，如干以茶润湿，病愈为度。用于火眼初起，头目疼痛。

【用处】《眼科集成》《中医眼科历代方剂汇编》。

2 方（治火眼热毒方）

【药物】元明粉 6 ~ 10 克。

【用法】上药纳入手心，冷水湿化，以指搽手心，候其化净，如干再以冷水湿之。两手心皆如曳，再以两手心合之半时，再用药如前法行之，每日夜 3 ~ 5 次，自然邪火下消矣。用于热毒型火眼。亦可用于虚人手心潮热。

【出处】《眼科集成》《中医眼科历代方剂汇编》。

【备注】如无元明粉，芒硝亦可。

六、咽炎、扁桃体炎

1 方（硼盐握法）

【药物】食盐 100 克，珊砂 50 克。

【制法】两药拌匀。

【用法】令病人先将双手以热水洗 10 分钟，然后两手对搓 60 下，马上将药分握两手心 20 分钟。用于慢性咽炎。

【出处】《民间治病绝招大全》《古今外治灵验单方全书》。

【备注】掌面有破溃者不宜施用本法，以免刺激疮口。

2 方

【药物】食盐适量。

【用法】急以食盐搓手掌心，盐干复易新盐搓之，数刻即消。用于喉闭乳蛾，喉间方觉胀满起泡者。

【出处】《外治寿世方》。

3 方（姜豆丸）

【药物】姜黄 1 片，红枣 2 个（去核），巴豆 3 粒。

【制法】上药共捣如泥，口津调和，做 2 丸，用绢布扎紧。

【用法】男左女右，一丸握手心，一丸塞鼻，盖被汗出即愈。用于急慢性扁桃体炎、咽炎。

【出处】《串雅外编》《中国医学疗法大全》。

4 方

【药物】矾石30克。

【用法】与水三升,渍洗手足。用于喉痹。

【出处】《外治寿世方》。

5方

【药物】巴豆仁、朱砂各等份。

【制法】上药共研细。

【用法】贴于眉间或手心上。用于白喉、喉痹。

【出处】《常用中药八百味精要》。

6方(针刺手心法)

【用法】取双手劳宫穴,常规消毒后,毫针刺入0.5~1寸,针后有酸麻胀痛感,留针30分钟,10分钟拨弹针1次。用于慢性咽炎。

【验案】王某,工人。患慢性咽炎,咽部有异物感,予针劳宫穴后,咽部异物感消失,继针2次,3年后随访未再复发。

【出处】《全国中医疑难杂证临床经验与护理学术研讨会》。

七、鼻 血

1方

【药物】独蒜。

【制法】上药切片。

【用法】贴于手足心,即止。左鼻贴右,右鼻贴左。用于鼻出血。

【出处】《奇方类编》。

2方(鼻出血方)

【药物】1号药:自制血余炭适量。

2号药:云南白药一瓶(4克装)。

3号药:白芨、三七粉各3克,牡蛎12克,蜈蚣1条,食醋适量。

4号药:川连6克,地榆炭、茜草炭、黄芩炭各10克,生地15克,蒲公英20克。

【制法】1号药,现剪成年健康者的头发一束,一次性烧成炭(不能反复烧,以免失药性),研为末。3号药逐味研末,合在一起。

【用法】1.1号药做成后,即刻用消毒卫生纸包成长圆包,堵塞两鼻孔,待止血后由其慢慢脱落,不要硬性取出,以防擦伤鼻孔。2.2号药按说明书量加倍内服,用温水送下,每2小时服一次。血止后再加服一次。3.3号药末用食醋调为糊状,分为4份,两手足心分敷,以胶布固定,敷至6~10小时,如鼻孔仍有渗血,可照原方再做新药,重敷一次,以血止为度。4.4号药用凉水下锅,直接煎药,开锅15分钟

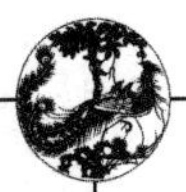

为第一遍,滤出药液,降温后立刻服下。药渣用水煎两遍,每遍均煎20分钟,两遍药液混在一起,分成3份,每2小时服一次。鼻血止后,再加服2天,日一剂,早晚饭后温服,以巩固疗效。用于鼻出血肝阳止亢型。

【疗效】此方用于急性鼻出血,立刻见效,次日可愈;个别患者延迟2~3日。如有条件,用3~4寸毫针,在条口穴深刺,提插捻转,配合诸药,疗效颇佳。

【出处】张晓莲祖传秘方。

【备注】1.本方各组药的应用,不分先后,以方便为宜。2.对慢性经常性鼻出血,可化裁本方,并配以补益药,疗效也较可靠。补益方如:人参4克,白术、山药、郁李仁各10克,焦山楂、生地各12克,龙骨、牡蛎各15克,麦冬20克,水煎服,日一剂。

八、急慢性鼻炎

1方(通鼻醒脑1方)

【药用】1号药:冰片4克,丁香10克,川贝母15克,生附子20克,蓖麻仁适量。

2号药:川芎、马兜玲、天麻、桔红各10克,辛夷、炒杏仁、牛蒡子、蛇床子、菟丝子各15克,生姜2片。

3号药:川椒、天南星、川楝子各10克,白芷、薄荷各15克。

【制法】1号药各自研末,合在一起拌匀,置入瓶中。2号药泡透,煎两遍合在一起,各内服。再煎第三遍,备烫洗。3克药泡透后煎两遍,开锅后头遍煎15分钟,二遍煎20分钟,带药渣合在一处。

【用法】1.用蓖麻油将1号药末调为糊状,贴敷手心,胶布固定,每处用药末5克。依病情轻重确定贴敷次数,可只敷左手心,也可将两手足心两部敷贴药糊。依次为左右手心,再左右足心。敷药糊应在晚间烫洗四肢后进行,每次敷8~16小时。2.2号药液分两份,于早、晚饭后半小时温服。第三遍应在晚间煎煮,带渣药液倾入盆中,再兑入适量凉水,烫洗四肢20~30分钟,如天冷应加热水,以保持温度。3.3号药液边加温边用热气熏鼻孔,15分钟后药锅离火,继续熏鼻,至温度适宜时用纱布蘸药液烫洗鼻部,至药液变凉。早(或午)、晚熏洗2次。用于慢性鼻炎。

【疗效】轻者3~5日见效,20~30日痊愈。

【出处】张晓莲祖传秘方。

2方(通鼻醒脑2方)

【药物】1号药:樟脑10克,雄黄15克,胡椒20克。

2号药:白芨3克,荆芥6克,佩兰、辛夷、马兜玲各10克,炒杏仁、板蓝根各15

克,生姜2片,55度以上白酒适量。

3号药:川椒6克,苦参、苍术、杭菊、桂枝各10克,桑叶15克。

【制法】1号药各自研末,合在一处拌匀,置入瓶中。2号药泡透后煎煮两遍,混合备内服。3号药泡透后煮两遍,连药渣倒入盆中。

【用法】1.1号药末用热小米汤调为糊状,趁热敷两手心,视病情可加敷足心1处或2处。每处用药末5克,每敷8~16小时。2.2号药液分两份,早、晚饭后半小时各服一份,温服。晚间再将2号药渣煎煮第三遍,将带渣药液倾入盆中,兑入适量凉水,再加入白酒30毫升,烫洗四肢20~30分钟,如冷应加热水,以保持温度。3.3号药液用热气熏鼻,边熏边加温,同时向药中滴白酒,每次几滴,3~5分钟滴一次。待药液温度适宜时,再用纱布蘸药液洗鼻部,冬季药液要反复加温,不得低于面部温度。每日早(或午)、晚熏洗2次。每次热气熏15分钟,烫洗20分钟。用于急性鼻炎。

【疗效】本方对因外感所致鼻炎或鼻不通气疗效较好。轻者2~3日显效,7~10日痊愈。病情较重者,15~20日也能痊愈。

【出处】张晓莲祖传秘方。

九、中耳炎

1方

【药物】1号药:冰片3克,苍耳子、乳香、没药各6克,蜈蚣1条,55度白酒适量。

2号药:牛黄粉0.2克,珍珠粉1克,三七粉、元胡粉各3克。

3号药:玉竹、杭菊、何首乌、肉苁蓉、薤白、白术各10克,火麻仁、丝瓜络、钩藤、生地、当归各15克,丹参20克,黄芪30克,生姜2片。

4号药:滴耳油适量。

【制法】1号药逐味研末,合于一处拌匀,置入瓶中备用。2号药末共置一处。3号药泡透煎两遍,合在一起备内服。再煮第三遍供烫洗。

【用法】1.1号药末中加几滴白酒,用热小米汤调为糊状,敷于手足心,用胶布固定,每次敷贴6~12小时,可敷贴1~4处,每次必有手心一处,每处用药末5克。2.2号药末饭后半小时服,每日3次,每次2克。3.3号药液分成两份,早、晚饭后半小时温服。晚间再煎煮第三遍,将带渣药液倾入盆中,兑入适量凉水,再加入白酒30毫升,如天冷再加热水,以保持温度。之后敷1号药糊。4.若耳道化脓,可滴入滴耳油。用于慢性中耳炎。

【疗效】少年儿童患中耳炎者,3~5日可见效,10~20日痊愈。

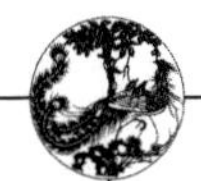

【出处】张晓莲祖传秘方。

【备注】1. 有条件者,可用1.5寸毫针,针刺听宫穴5~8分,进针和捻针时应张口,捻转3~5次,不提插,每次15~20分钟,隔日1次,健侧患侧可交替针刺。2. 成年患者应戒烟酒,忌过劳和性情急躁。3. 牛黄粉可用人工牛黄粉1.2克代。

2方(泻火通窍镇痛方)

【药物】1号药:朱砂1克,水蛭、冰片各3克,五倍子、毛诃子、苍耳子各6克,食醋适量。

2号药:天然牛黄粉0.1克,羚羊粉0.3克,珍珠粉0.5克,人工牛黄粉1克,大黄粉3克。

3号药:川连6克,生地、鸡血藤、山豆根、丹皮、元参各10克,双花、杭菊各12克,郁李仁、炒杏仁各15克。

4号药:55度以上白酒适量。

5号药:滴耳油适量。

【制法】1号药分别研末,合在一起,装入瓶中摇匀备用。2号药末混在一块,拌匀。如缺大黄粉,可不用,而在3号药中加入大黄10克。3号药制法同1方。

【用法】1. 1号药用食醋调为糊状,敷两手心、一足心,左耳病敷右足心,右耳病敷左足心,用胶布固定。1号药末共分6份,每日用3份,每处敷1份。2. 2号药粉共分4份,每3小时服1份,温水冲服。3. 3号药液分2份,早、晚饭后半小时内服,可温服,亦可冷服。若因服冷药液出现大便泄泻,不仅无碍,还可借以泻热。晚间再煎煮第三遍,将带渣药液倾入盆中,兑入适量凉水,再加入白酒30毫升,如天凉再加热水,以保持温度。之后敷1号药糊。4. 若耳道化脓,可滴入滴耳油。用于急性中耳炎。

【疗效】本方用于急性(化脓性)中耳炎,疗效迅速,药下即刻显效,5~7日痊愈。

【出处】张晓莲祖传秘方。

【备注】同1方。

3方(地黄汁滴耳方)

【药物】生地黄60克,甜面酱适量,冰糖30克。

【制法】1. 春、夏、秋三季现采生地黄,去掉茎叶和根毛,洗净切片捣烂,用纱布包紧,拧出地黄汁。2. 冰糖打碎,晚间用400~500毫升开水溶化,放在外窗台上,盖严过夜。

【用法】1. 将生地黄汁慢慢向耳内滴注,以布满耳道为准。2. 生地黄渣拌甜面酱,敷贴手心6~8小时,用胶布固定。左耳病贴右手心,反之亦然。3. 冰糖水于次日晨空腹喝下,胃气不足者应喝温糖水。以上各项每日1次。用于急性中耳炎内

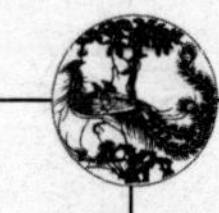

热炽盛型。

【疗效】本方对青少年患者疗效明显,2～3 日显效,7～10 日痊愈。

【出处】张晓莲祖传秘方。

【备注】忌食辛辣之物。

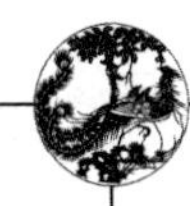

第八章　养生保健方

一、养身健体

1方

【药物】酒30克。

【用法】将酒擦足心、手心，以肤热为度。用于四肢痿痹、无力，防衰老。

【出处】《中国民间小单方》。

二、美容按摩

1方

【用法】用一手拇、食指指面抹另一手的手指，从指根抹向指尖，五指依序进行一遍，再用一个掌擦另一手之手背，双手交替进行，最后将两手相合，使两手劳宫穴相互摩擦至热。用于美容按摩。

【出处】《民间治病绝招大全》。

下　篇

手心疗法古文献选编

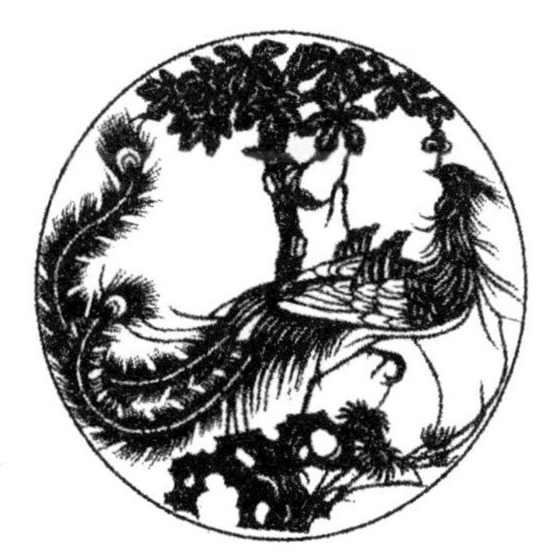

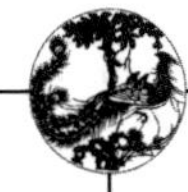

一、《马王堆古医书》论手心与手心疗法

——臂巨阴之脉　起于手掌中，出臂内阴两骨之间，上骨下廉，筋之上，出臂内阴，入心中。是动则病：心滂滂如痛。缺盆痛，甚则交两手而战，此为臂厥。是臂巨阴之脉主治。其所产病：胸痛、脘痛、心痛、四末痛、瘕，为五病。（《阴阳十一脉灸经》）

——婴儿索痉　索痉者，如产时居湿地久，其肯直而口□，痉挛难以伸，取封殖土治之，□□二，盐一，合挠而蒸，以遍熨直肯挛筋所，道头始，稍□手足而已。熨寒□□复蒸，熨干更为。（《五十二病方·婴儿索痉》）

——巢者　候天电而两手相摩，向电祝之，日："东方之王，西方□□□□主冥冥人星。"二七而□。（《五十二病方·巢者》）

——一方　白芷、白衡、菌桂、枯姜、新雉，凡五物等。已冶五物□□□取牛脂□□□细布□□，并以金铫熘桑炭，才沸，发歒，又复熘沸，如此□□□布杼取汁，即取水银磨掌中，以和药，傅。旦以濡浆细□□□之□□□□□。傅药毋食□、彘肉、鱼及女子。《五十二病方·痈》

——干瘙方　以雄黄二两，水银两少半，头脂一升，□雄黄，磨水银□手……雄黄，熟挠之，先熟洒瘙以汤，溃其灌，抚以布，令□□而傅之。（《五十二病方·干瘙》）

二、《黄帝内经》论手心与手心疗法

——三阳在头，三阴在手，所谓一也。（素问·阴阳别论）

——掌受血而能握，指受血而能摄。（素问·五脏生成）

——手太阳与少阴为表里，少阳与心主为表里，阳明与太阴为表里，是为手之阴阳也。（素问·血气形志）

——所谓从者，手足温也。所谓逆者，手足寒也……手足温则生，寒则死。（素问·通评虚实论）

——故阳受风气，阴受湿气。故阴气从足上行至头，而下循臂至指端；阳气从手上行至头，而下行至足。（素问·太阴阳明论）

——四支者诸阳之本也，阳盛则四肢实，实则能登高也。（素问·阳明脉解）

——寒厥何失而然也？……气因手中，阳气衰，不能渗营其经络，阳气日损，阴气独在，故手足为之寒也。……热厥何如而然也？……夫酒气盛而慓悍，肾气有衰，阳气独胜，故手足为之热也……三阴俱逆，不得前后，使人手足寒，三日死……手心主少阴厥逆，心痛引喉，身热，死不可治。（素问·厥论）

——寒鼽嚏嗌干，手坼皮肤燥……民病手足肢节肿满，大腹水肿，填臆不食，飧泄胁满，四肢不举。（素问遗篇·本病论）

——故曰：从腰以上者，手太阴、阳明皆主之；从腰以下者，足太阴、阳明皆主之。病在上者，下取之；病在下者，高取之；病在头者，取之足；病在腰者，取之腘。（灵枢·终始）

——肺手太阴之脉……入寸口，上鱼、循鱼际，出大指之端；其支者，从腕后直出次指内廉，出其端……是主所生病者……臂内前廉痛厥，掌中热。

小肠手太阳之脉，起于小指之端，循手外侧上腕，出踝中……

心主手厥阴心包络之脉，起于胸中，出属心包络，下膈，历络三焦；其支者，循胸出胁，下腋三寸，上抵腋，下循臑内，行太阴少阴之间，入肘中，下臂行两筋之间，入掌中，循中指出其端；其支者，别掌中，循小指次指出其端。是动则病手心热，臂肘挛急，腋肿，甚则胸胁支满，心中惮惮大动，面赤目黄，喜笑不休。是主脉所主病者，烦心，心痛，掌中热。

三焦手少阳之脉，起于小指次指之端，上出两指之间，循手表腕……一是主气所生病者，汗出，目锐眦痛，颊痛，耳后肩臑肘臂外皆痛，小指次指不用。

手太阴之别，名曰列缺。起于腕上分间，并太阴之经直入掌中，散入于鱼际。其病实则手锐掌热；虚则欠故，小便遗数。

手少阳之别，名曰外关，去腕二寸，外绕臂，注胸中，合心主。（灵枢·经脉）

——手太阳之筋，起于小指之上，结于腕，上循臂内廉，结于肘内锐骨之后，弹之应小指之上，入结于腋下……手少阳之筋，起于小指次指之端，结于腕，上循臂，结于肘……手太阴之筋，起于大指之上，循指上行，结于鱼后，行寸口外侧，上循臂，结肘中……手心主之筋，起于中指，与太阴之筋并行，结于肘内廉，上臂阴，结腋下。

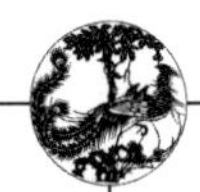

(灵枢·经筋)

——营气之道,纳谷为宝……故气从太阴出,注手阳明,上行注足阳明……上行注肾,以肾注心,外散于胸中,循心主脉,出腋,下臂,出两筋之间,入掌中,出中指之端,还注小指次指之端,合手少阳。(灵枢·营气)

——真头痛,头痛甚,脑尽痛,手足寒至节,死不治……真心痛,手足青至节,心痛甚,旦发夕死,夕发旦死。(灵枢·厥病)

——手之三阴,从脏走手;手之三阳,从手走头;足之三阳,从头走足;足之三阴,从足走腹。(灵枢·逆顺肥瘦)

——心主之脉,出于中指之端,内屈。循中指内廉以上,留于掌中……故诸邪之在于心者,皆在于心之包络。包络者,心主之脉也。(灵枢·邪客)

——掌中热者,腹中热;掌中寒者,腹中寒。(灵枢·论疾诊尺)

——其散者,从耳下手阳明,入大指之间,入掌中。(灵枢·卫气行)

三、《难经》论手心与手心疗法

——手三阳之脉,从手至头……手三阴之脉,从手至胸中……足三阳之脉,从足至头……足三阴之脉,从足至胸……经脉者,行血气,通阴阳,以荣于身者也。其始从中焦注手太阴阳明,阳明注足阳明太阴,太阴注手少阴太阳,太阳注足太阳少阴,少阴注手心主少阳,少阳注足少阳厥阴,厥阴复还注手太阴。(二十三难)

——有十二经,五脏六腑十一耳,其一经者,何等经也?然:一经也,手少阴与心主别脉也。心主与三焦为表里,俱有名而无形,故言有十二也。(二十五难)

——其五脏气相干,名厥心痛。其痛甚,但在心,手足青者,即名真心痛。其真心痛者,旦发夕死,夕发旦死。(六十难)

——虚则补其母,实则泻其子,当先补之,然后泻之。不虚不实,以经取之者,是正经自生病,不中他邪者,当自取其经,故言以经取之。(六十九难)

四、《千金要方》论手心与手心疗法

唐·孙思邈

——论曰:凡产难,或儿横生、侧生,或手足先出,可以针锥刺儿手足,入一二分许,儿得痛,惊转即缩,自当回顺也。

治横生及足先出者方……又方,取车缸中脂,书儿脚下及掌中。(卷二·逆生)

——犬痫之为病,手屈拳挛。灸两手心一壮,灸足太阳一壮,灸肋户一壮。(卷

五·惊痫）

——五物甘草生摩膏治少小新生，肌肤幼弱，善为风邪所中，身体壮热，或中大风，手足惊掣。甘草、防风各一两，白术、桔梗各二十铢，雷丸二两，上吹咀，以不中水猪脂一斤，熬为膏，以前药微火上煎。消息视稠浊，膏成去渣，取如弹丸大一枚，炙手以摩儿百过，寒者更热，热者更寒。小儿虽无病，早起常以膏摩囟上及手足心，甚辟风寒。（卷五·惊痫）

——少小中客之为病，吐下青黄赤白汁，腹中痛，及反倒偃侧，喘似痫状，但目不上插，少睡耳，面变五色，其脉弦急。若失时不治，小儿则难治矣。欲疗之方：用鼓数合，水拌令湿，捣熟，丸如鸡子大，以摩儿囟上、手足心各五六遍毕，以丸摩儿心及脐，上下行转摩之。

治小儿客忤，二物黄土涂头方：灶中黄土、蚯蚓屎等分，捣，合水和如鸡子黄大，涂儿头上及五心良。（一方云鸡子清和如泥）

——手心主之脉起予胸中，出属心包，下膈，历络三焦。其支者，循胸出胁，下腋三寸，上抵腋，下循臑内，行太阴、少阴之间，入肘中，下臂，行两筋之间，入掌中，循中指出其端。其支者，别掌中，循小指次指出其端。是动则病手心热，肘臂挛急，腋肿，甚则胸胁支满，心中憺憺大动，面赤目黄，善笑不休。

是主脉所生病者，烦心心痛，掌中热。为此诸病，盛则泻之，虚则补之，热则疾之，寒则留之，陷下则灸之，不盛不虚，以经取之。（卷十三·心脏脉论）

——鬼魅，灸入发一寸百壮，又灸间使、手心各五十壮。（卷十四·癫）

——治漏腋，腋下及足心、手掌、阴下、服里常如汗湿臭者，六物敷方：干枸杞根、干蔷薇根（肘后作畜根）、甘草各半两、商陆根、胡粉、滑石各一两，上件药，治下筛，以苦酒少少和涂，当微汗出，易衣复更涂之。不过三著便愈。或一岁复发，发复涂之。（卷二十四·胡臭漏腋）

——劳宫，在掌中央动脉……少商、劳宫，主呕吐……中冲、劳宫、少冲、太渊、经渠、列缺，主手掌热、肘中痛……劳宫，主热病，三日以往不得汗，怵惕。（卷二十九·明堂三人图）

五、《太平圣惠方》论手心与手心疗法

宋·王怀隐等

——治中风，吹著口偏方　上取蓖麻东西枝上子各七粒，研碎，手心中涂，用热水一瓷碗，安在手心上。良久，看口正便住。患左治右，患右治左。（卷十九·治中风口喎斜诸方）

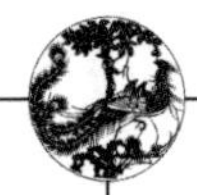

——治中风口㖞立效方　取巴豆七枚，去皮研烂，㖞左涂右手心，㖞右涂左手心，仍以暖水一盏安向手上。须臾即正，便洗去药，并抽掣中指，立效。（卷十九·治中风口㖞斜诸方）

——治小儿卒中客忤方　地龙粪、灶中黄土各一两，上件药，以水和如鸡子黄大，涂儿头上及五心，即愈。（卷八十二·治小儿客忤诸方）

——治小儿客忤，惊啼叫方　灶中黄土二两研，鸡子一枚去壳，上件药相和，入少许水调，先以桃柳汤浴儿后，将此药涂五心及顶门上。（卷八十二·治小儿客忤诸方）

——治小儿新生，肌肤嫩弱，喜为风所中，身体壮热，或忽中风，手足惊掣，宜摩生甘草膏方：甘草一两生用，防风一两去芦头，白术三分，桔梗三分去芦头，雷丸二两半，上件药捣罗为末，以不入水猪脂八两于铫子内，煎令溶，去滓，下前药末相和，不住手搅成膏，以瓷器中盛，每用一丸，如小弹许，炙手以摩儿囟上百遍，及所患处，每日早晨用之，及摩手足心，以辟寒风，极效。（卷八十三·治小儿中风诸方）

六、《儒门事亲》论手心与手心疗法

金·张子和

——心包络手厥阴……是动则病手心热，臂肘挛急，腋肿，甚则胸胁支满，心中惮惮大动，面赤目黄，喜笑不休。是主脉所生病者，烦心，心痛，掌中热，为此诸病。（卷十·心包络）

——握宣丸　槟榔、肉桂、干姜、附子、甘遂、良姜、韭子、巴豆，以上各等分，入硫磺一钱，上为细末，软米和丸，桐子大。早晨先椒汤洗手，放温揩干，用生油少许泥手心，男左女右磨令热握一丸，宣一二行。（卷十二·下剂）

——又方　牡蛎、干姜末，新水调涂手心，握外肾汗出为效。（卷十五·破伤风邪）

七、《世医得效方》论手心与手心疗法

元·危亦林

——握药宣积　巴豆、干姜、韭子、良姜、硫磺、甘遂、白槟榔各等分，上为末，研服为丸，如中指头大，用时早朝用椒汤洗手，麻油涂手掌中，握药一丸，移时便泻。欲得泻止，即以冷水洗手。（卷四·大方脉杂医科·诸积）

——通便法　初生大小便不通，腹胀欲绝者，急令妇人以温水漱口，吸咂儿前后心并脐下、手足心，共七处。每一处凡三五次漱口吸咂，取红赤为度，须臾自通，不尔无生意。有此证遇此法，可谓再生。（卷十一·小方科·初生）

——黄土散治小儿卒客忤　灶中黄土、蚯蚓粪各等分，研细，水调涂儿头上及五心良。（卷十一·小方科·客忤）

——口疮……又方　生硫磺为末，新汲水调贴手心、脚心，效即洗去。（卷十二·小方科·口疮）

——御风膏治口眼歪斜　用蓖麻子去壳碾碎，涂在手心，以一盂子置在手心蓖麻子上，用热水置盂中，口正则急取盂子，左瘫涂右手心，右瘫涂左手心。口眼才正，急洗去药。只随病处左右贴亦可。又治产难者，烂研涂两脚心，才生下便洗去。（卷十三·风科·虚证）

八、《本草纲目》论手心与手心疗法

明·李时珍

——诸风……巴豆，贴手掌心。……蜜蜡，暴风身冷如瘫，化贴并裹手足。（卷三）

——伤寒热病……代赭石，同干姜末热醋调，涂掌心合定，暖卧取汗。（卷三）

——风痰湿病……巴豆，安掌心取汗。（卷三）

——脱肛……蛱蝶研末，涂手心。（卷三）

——手足心毒……食盐，同椒末，醋涂。（卷四）

——惊痫……丹砂色赤入心，安神除热，月内惊风欲死，涂五心。……老鸦蒜，同车前子末，水调贴手足心，主急惊。（卷四）

——小儿惊痫……老鸦蒜，主急惊，同车前子末，水调贴手足心。（卷四）

——小儿诸惊……不省人事者，（灯火）淬其手足心，心之上下。手拳不开目往上者，淬其顶心、两手心。撮口出白沫者，淬其口上下、手足心。小儿惊风秘诀。（卷六·灯火）

——男女阴毒，银朱、轻粉各一钱(3克)，用五日独蒜一枚，捣和做饼，贴手心，男左女右，两手合定，放阴下，顷间气回，汗出即愈。但口中有微气，即活。唐瑶经验方。（卷九·银朱）

——初生儿惊，月内惊风欲死，朱砂磨新汲水涂五心，最验。斗门方。（卷九·丹砂）

——杨梅毒疮……又方　胆矾、白矾、水银各三钱半(10.5克)，研不见星，入

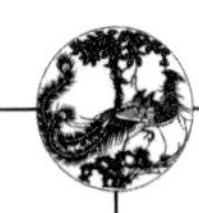

香油、津唾各少许，和匀，坐帐内，取药涂两足心，以两手心对足心摩擦，良久再涂擦，尽即卧。汗出，或大便去垢，口出秽涎为验。每一次，强者用四钱(12 克)，弱者二钱(6 克)，连用三日。外服疏风散，并澡洗。刘氏经验方。(卷十・石胆)

——妇人难产，代赭石、干姜等分为末，热醋调涂两手心，合掌握定，夹于大腿内侧，温覆汗出乃愈。伤寒蕴要。(卷十・代赭石)

——手足心毒，风气毒肿，盐末、椒末等分，醋和，傅之，立瘥。肘后方。(卷十一・食盐)

——小儿口疮糜烂，生硫磺水调，涂手心、足心，效即洗去。危氏得效方。(卷十一・硫磺)

——火黄身热，午后却凉，身有赤点。如出黑点者，不可治。宜烙手足心、背心、百会、下廉。内服紫草汤。三十六黄方。(卷十二・紫草)

——小儿惊风，大叫一声就死者，名老鸦惊，以散麻缠住胁下及手心足心，以灯火爆之。用老鸦蒜晒干、车前子等分，为末，水调贴手足心。仍以灯芯淬其手足心及肩膊、眉心、鼻心，即醒也。王日新小儿方。(卷十三・石蒜)

——婴儿赤目，茶调胡黄连末，涂手足心，即愈。济急仙方。(卷十三・胡黄连)

——鹅掌风病，蕲艾真者四五两，水四五碗，煮五六滚，入大口瓶内盛之，用麻布二层缚之，将手心放瓶上熏之，如冷再热，如神。陆氏积德堂方。(卷十五・艾)

——风牙疼痛，猢孙头草，入盐少许，于手掌心揉擦即止。集验方。(卷十六・鳢肠草)

——久冷反胃，用大附子一个，切下头子剜一窍，安丁香四十九个在内，仍合定，线扎，入砂铫内，以姜汁浸过，文火熬干为末。每挑少许，置掌心舐吃，日十数次，忌毒物、生冷。方便集。(卷十七・附子)

——虚壅口疮，满口连舌者，草乌一个，南星一个，生姜一大块，为末，睡时以醋调涂手心、足心。本事方。(卷十七・乌头)

——口眼㖞斜，用蓖麻仁七粒，研作饼，右㖞安在左手心，左㖞安在右手心，却以铜盂盛热水坐药上，冷却换，五六次即正也。一方用蓖麻仁七粒、巴豆十九粒、麝香五分，作饼如上用。妇人良方……肘后方云：产难，取蓖麻子十四枚，每手各握七枚，须臾立下也。(卷十七・蓖麻)

——咯血吐血，用蒲黄、黄药子等分为末，掌中舐之。百一选方。(卷十八・黄药子)

——手指掣痛，酱清和蜜，温热浸之，愈乃止。千金。(卷二十五・酱)

——手足皲裂，红糟、腊猪脂、姜汁、盐等分，研烂，炒热擦之，裂内甚痛，少顷即合，再擦数次即安。袖珍方。(卷二十五・糟)

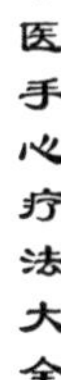

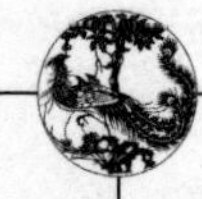

——手足冻疮，老丝瓜烧存性，和腊猪脂涂之。海上方……如手足麻痒，以羌活煎汤洗之。（卷二十八·丝瓜）。

——发散寒邪，胡椒、丁香各七粒，碾碎，以葱白捣膏和，涂两手心，合掌握定，夹于大腿内侧，温覆取汗则愈。伤寒蕴要方。（卷三十二·胡椒）

——手足心肿，乃风也。椒、盐末等分，醋和傅之，良。肘后方。（卷三十二·秦椒）

——手足皴裂，椒四合，以水煮之，去渣渍之，半食顷，出令燥，须臾再浸，候干，涂猪羊脑髓，妙极。深师方……肾风囊痒，川椒、杏仁研膏，涂掌心，合阴囊而卧，甚效。直指方。（卷三十二·蜀椒）

——中风口祸，巴豆七枚去皮研，左祸涂右手心，右祸涂左手心，仍以暖水一盏安药上。须臾即正，洗去。圣惠方……风湿痰病，人坐密室中，左用滚开水一盆，右用炭火一盆，前置一桌，书一册。先将无油新巴豆四十九粒研如泥，纸压去油，分作三饼。如病在左，令病人将右手仰置书上，安药于掌心，以碗安药上，倾热水入碗内，水凉即换，良久汗出，立见神效。病在右安左掌心。一云随左右安之。保寿堂经验方。（卷三十五·巴豆）

——风毒惊悸，用蜡半斤熔之，涂旧绢帛上，随患大小阔狭乘热缠脚，须当脚心，便着袜裹之，冷即易。仍贴两手心。图经。（卷三十九·蜜蜡）

——阴毒腹痛，露蜂房三钱(9克)烧存性，葱白五寸，同研为丸，男左女右，着手中，握阴卧之，汗出即愈。（卷三十九·露蜂房）

——小儿疳痢，羸瘦多睡，坐则闭目，食不下。用蚺蛇胆豆许二枚，煮通草汁研化，随意饮之，并涂五心、下部。杨氏产乳。（卷四十三·蚺蛇）

——劳疟瘴疟，野狐肝一具阴干，重五日更初，北斗下受气为末，粳米饭作丸绿豆大。每以丸绯帛裹，系手中指，男左女右。圣惠方……鬼疟寒热，野狐肝胆一具（新瓶内阴干），阿魏一分，为末，醋煮面糊丸为芡子大。发时男左女右把一丸嗅之。仍以绯帛包一丸，系手中指。圣惠方。（卷五十一·狐）

九、《万病验方》论手心与手心疗法

明·胡正心　胡正富

——又治口眼歪斜方　蓖麻子，去壳研碎，歪左涂右手心，歪右涂左手心。仍以滚水一盂安向手心，须臾即正，急洗去药。或随病涂左右边亦可，或用巴豆七枚，去皮烂研，如前法涂洗，并频抽掣中指……又方　蓖麻子十四粒，巴豆七粒，各去皮，同研如泥，加麝少许，如前法涂手心，仍以酒调药托歪处，正即去药……又方瓜

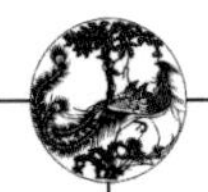

蒌汁和大麦面，作饼贴手心，右灸左手，左灸右手。（卷一·诸风证）

——治风湿痰疾　神效。令患者坐于无风静室中，左用滚水一盆，右用炭火一盆，以椅坐居其中，前置一桌，上置书一本，碗一只。将好巴豆拣择无油者四十九粒，捣烂如泥，用纸碾去油，分作三饼。如病在左，令病人将右手置书上，将一饼安置右掌心，上用碗足盖定，碗内倾热水，凉令换滚水，良久汗出，风邪彻透一身手足，立见神效。如病在右，则安置左掌心，治亦如之。（卷一·诸风证）

——掌中金散，治伤寒不论传经　苍术、干姜、飞白矾各等分，为细末，每服用五分，先吃绿豆汤一小盅，次将药男左女右摊手心内，搦紧，夹腿腕里，侧卧，盖被出汗，即愈。（卷二·伤寒）

——又治中寒阴证　口噤失音，四肢强直，兼治胃脘寒痰冷气，及小腹冷痛。用飞白矾不拘多少，以水调涂两手心，相合，大腿内夹住，良久汗出而愈。（卷二·伤寒）

——阴证伤寒　又方：胡椒四十九粒，黄丹、白矾各三钱，干姜、丁香各一钱，共为细末，酒调。男放左手心，合龟头上；女放右手心，合阴户上。仍炒黑豆、葱头，煎滚酒一茶盅，热服。盖被曲腿卧，汗出即愈。（卷二·阴证）

——治霍乱转筋，痛不可忍者又用大蒜捣烂，涂心上及两手心。（卷二·霍乱）

——横产逆产者……若手先露，气令产母仰卧，用细针刺儿手心一二分，深三四刺，以盐涂针处，以香油抹之，轻轻送入，儿得痛，惊转一缩，即正生矣。（卷十三·临产）

——治鹅掌风……外用童便洗手，以黄纸板和常山烧烟熏，手热为度。（卷十五·疥疮）

——二矾汤　治鹅掌风，皮肤枯厚，破裂作痛，宜用此汤熏洗，轻则不宜，越重越效。白矾、皂矾各四两、孩子茶五钱、柏叶半斤、水十碗，煎数滚候用。先用桐油搽抹患上，以桐油蘸纸捻点着，以烟焰向患上熏之片时，方将煎汤乘滚贮净桶内，手架上，用布盖，以汤气熏之。勿令泄之，待微热，倾入盆内蘸洗良久，一次可愈。七日忌下汤水，永不再发。

又方　铜青一两，研细，以好醋调染扁柏叶，阴干，先用皮硝汤洗手自干，又以桐油抹手，用炭火渐将柏叶置火上熏手，黄色为度，即愈。（卷十五·疥疮）

——治鹅掌风癣　核桃壳，鲜皮尤佳，鹁鸽粪等分，煎水频洗，立痊……又方，白豌豆一升，入练子同熬水，早午晚洗，每七次全愈。（卷十五·疥疮）

——治鹅掌风并癣　黑铅不拘多少，打成片，熬一炷香时，入绿豆一碗，再煮烂去渣。以水乘热洗数次，立效。或搽上亦可……又铅一两熔化，入硫磺五钱，为末，将生桐油涂手心熏……又方，槐枝、蕲艾、地骨皮、花椒，水煎，乘热先熏后洗，不四五次必退……又蕲艾（真者）四五两，水四五碗煮五六滚，入大口瓶盛之，用麻布二

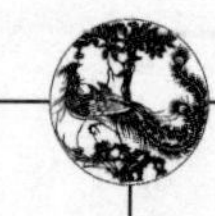

层缚之，将手心放瓶上熏之，如冷再热，如神……又槐枝、苦参、皮硝等分，砂罐煎洗，先熏后洗……又方，鲜韭菜、煎汤熏洗，十余次……又用，山楂根皮、枸杞根皮、石榴皮，煎水熏洗……又方，桑叶七片、砂仁三分，醋煮过。止用煮汁醋洗，愈……又方，番木鳖、土木鳖、杏仁各五个，轻粉一钱，为细末，用生桐油三钱，熟桐油五钱，共调之。先将荆芥煎水洗熏，后搽患处……又方，雄鸡屎聚四两，陈煮酒二斤，瓦罐煎滚，先熏后洗。熏时以布覆手背，勿走气。（卷十五·疥疮）

——治四块鹅掌风　千里光（即金钗草）一大握，苍耳草一中握，朝东墙头草一小握，共入瓶内，水煎自沸。以手心擦麝香，以瓶熏之。仍用绢帛系臂上，勿令泄气，熏三次，愈。（卷十五·疥疮）

十、《普济方》论手心与手心疗法

明·朱橚等编

——治小儿未满月，惊若似中风、欲死者。本草方。用朱砂以新汲水浓磨汁，涂五心上，两手心、两脚心、胸心，立瘥。最有神验。（卷三百六十·婴孩初生门）

——硫磺散　治小儿口疮，不能吸吮。用生硫磺为末，新汲水贴手心脚心，效即洗去。（卷三百六十五·婴孩唇舌口齿咽喉门）

——甘草摩膏　治小儿新生，肌肤嫩弱，善为风邪所中，身体热中风，手足惊掣，及中天风方。甘草炙、防风去叉各一两，白术、桔梗各三分，雷丸二两半，上为粗末，用不入水猪脂一斤，锅内火上先炼过，去津。入诸药末，更煎令成膏，新绵滤去滓，入瓷盒内贮之。每用时取少许，炙手以膏摩之百度。寒者更热，热者更寒效。小儿无病，每日以膏摩囟上及手足心良，辟风寒。一方无白术。（卷三百六十七·婴孩诸风门）

——又方　出全婴方，治小儿眼口㖞斜。以巴豆七粒，烂研，㖞左涂右手心，㖞右涂左手心。仍以暖水一盏安手心，须臾即正，便洗去药，并频抽掣中指立效。（卷三百七十四·婴孩惊风门）

——治小儿未满月惊着，似中风欲死者。出肘后方。用朱砂，以新汲水磨浓汁，涂五心上，立瘥。最有神验。（卷三百七十四·婴孩惊风门）

——治小儿眼疳，睛肿，欲垂落者。出圣惠方。以鸡子清除掌中，徐徐塌之，遂至渐瘥。（卷三百八十一·婴孩诸疳门）

——握宣丸　出济生拔粹方。治小儿大小便难，呕吐药食不下，命在顷刻。巴豆一钱半，硫磺、良姜、附子、槟榔、甘遂各半分，上为末，粟米饭和丸，绿豆大。用椒汤洗小儿，男左女右手握之，用绵裹定。看次数多少，置药洗去不用，即正。（卷三

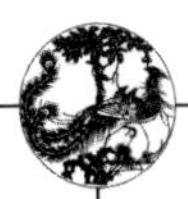

百八十八·婴孩大小便淋秘门）

——治小儿奶癖。幼幼新书。芫花一两醋浸三日净洗，大黄半两为末，蒜一斤，上研同药末，研烂令匀。男左女右，用药涂在乳母手心，熨搽癖上。时闻患人口中如有药气，即止，立效。（卷三百九十二·婴孩癖积胀满门）

——治小儿吐乳、四肢皆软。用桂心三两，水二升，煮取一升半，分三服；又以浓汁涂五心，常令温暖。（卷三百九十四·婴孩吐泻门）

——治小儿寒热，恶气中人。以湿豉为丸如鸡子大，以摩腮上及手心六七遍。又摩心脐上，旋祝之了，破豉，凡看有细毛，弃道中即瘥。（卷四百·婴孩杂病门）

——伏龙肝膏　出千金方。治小儿卒中客忤，惊啼大叫。伏龙肝研二两，鸡子去壳二枚，地龙粪研一两，上研匀，或干，更入少许水，调如膏，先用桃柳汤浴儿，后将药涂儿五心及顶门上。（卷四百一·婴孩杂病门）

——治小儿客忤病。出千金方。上用豉数合，水拌令湿，捣熟丸如鸡子大。以摩儿囟上、手足心，各五六遍。毕，以摩儿心及脐上下，行转摩之。食顷，破视其中，当有细毛，即掷丸道中，痛即止。（卷四百一·婴孩杂病门）

——治小儿客忤中人，吐下黄水。上为水一斗，煮钱十四枚，以浴之。又取水和粉及熟艾，各为丸鸡子大，摩小儿五心，良久，擘之毛出瘥。（卷四百一·婴孩杂病门）

——桂枝汤　治小儿客忤，吐青白沫及饭食皆出，腹中痛，气欲绝。上用桂一味，去粗皮，一两，粗捣筛。一二百日儿，每半钱匕，以水半盏，煎至三分，去滓，分温三服，空心午后，更量儿大小加减。或浓煎去滓，涂儿五心。（卷四百一·婴孩杂病门）

——伏龙肝方　灶中黄土和醋捣丸如球子大，摩儿头及五心。（卷四百一·婴孩杂病门）

——客忤夜啼。灶心土，蚯蚓屎，上研水傅头上、五心。（卷四百一·婴孩杂病门）

——治小儿客忤，惊啼叫方　灶中黄土二两研，鸡子一枚去皮，上件药相和，入少许水调，先以桃柳汤浴儿，后将此药涂五心及顶门上。（卷四百一·婴孩杂病门）

十一、《证治准绳》论手心与手心疗法

明·王肯堂

——不大便……急令妇人以温水漱口，吸咂儿前后心并脐下、手足心共七处，凡四五次。（幼科·卷一·生下胎疾）

——大小便不通：小儿初生，腹胀欲绝，大小便不通，亦如前法，吸咂胸前、背心、手足心、脐下七处，以红赤为度，须臾自通。（幼科·卷一·生下胎疾）

——胎惊……小儿未满月，惊搐似中风欲死者，用辰砂以新汲水浓磨汁，涂五心上，最效。（幼科·卷一·生下胎疾）

——掌中金　治小儿吃物与吃乳即吐下水乳，不得饮食。白豆蔻十四个，甘草一两半熟半生，砂仁十四个，上为末，遂旋安掌中，与他干啖牙儿干糁口中亦可。（幼科·卷七·吐）

——握宣丸　治小儿便难燥结或服涩药腹胀闷乱，命在须臾，可用此丸。不移时，大小便自利。巴豆一钱半，硫磺、良姜、附子、槟榔、甘遂各等分，上为细末，粟米饭和丸，如绿豆大。用椒汤洗小儿男左女右手握之，用绵裹定，看行数多少，置药洗去不用，即止。（幼科·卷八·大小便不通）

——黄土散　治小儿卒客忤。灶中黄土、蚯蚓屎各等分，上研匀和水，涂儿头上及五心，良。（幼科·卷九·悲哭）

——千金治小儿中马客忤法　用粉为丸如豉法，摩儿手足心及心头，脐上下，行转摩之。（幼科·卷九·客忤）

十二、《奇效良方》论手心与手心疗法

明·方贤

——蓖麻膏　治中风口眼歪不正：大蓖麻子十四个（正东南枝上取七个，正西枝上取七个），巴豆七个去皮，上为泥，成膏子后，加麝香半钱，一处和成膏子。左患安药于右手劳宫穴，内用纸七厘，盖定药饼上，以碗坐在药上，碗内热酒蒸之。如右患用左手，略坐一时辰，用手托起碗便正也。（卷二·风门）

——回生神膏　治男女阴毒伤寒外接法：牡蛎煅粉、干姜炮各一钱，上为细末，男病用女唾调手内，擦热紧掩二卵上，得汗出愈。女病用男唾调手内，擦热紧掩二乳上，得汗出愈。（卷十·伤寒门）

——神效手把丸　治鬼疟：猢狲头骨、猫儿头骨、砒霜细研，常山、朱砂细研，乳香细研，麝香细研，白芥子、阿魏各一分，蜈蚣一枚，上为末，研令匀，取五月五日午时炼蜜和捣三五百杵，丸如皂角子大，以绯绢裹一丸，男左女右，臂上系之。发时于净室内，焚香恭信、解下，男左女右，以手把之，时时就鼻嗅之，四五度效。（卷十二·疟门）

——治鬼疟神效方　砒霜细研，朱砂细研，乳香细研各半两，麝香细研，阿魏细研，安息香、绿豆末、猢狲头骨、虎粪中骨各一分，上为末研匀，以蒸饼和丸如梧桐子

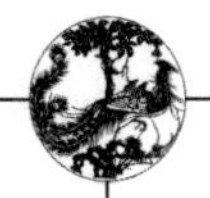

大,未发前,男左女右,手把一丸,便卧一炊时,久便瘥。(卷十二·疟门)

——掌中金　治吐血:真蒲黄、黄药子各等分,上为细末,用生芝麻油于手心内调,以舌舐之。(卷五十·诸血门)

——大蒜贴足方　治鼻衄不止,诸药不验者:上用大蒜一枚,去皮研细,摊作饼子如钱大,厚一豆许。若左窍出血贴于左脚心,以帛系定;右窍出血,即贴右脚心;两窍出血,俱贴之。血止,即以温水洗脚心,令去蒜气。一方摩手心亦效。(卷五十·诸血门)

十三、《针灸大成》论手心与手心疗法

明·杨继洲

——手厥阴心包之络,中冲发中指之奇。自劳宫、大陵而往,逐内关、间使而驰。叩郄门于曲泽,酌天泉于天池。(卷二·周身经穴赋)

——手足三阳,手走头而头走足;手足三阴,足走腹而胸走手。(卷二·标幽赋)

——手厥阴心包络经,配肾,属相水。起天池,终中冲。多血少气,戌时注此。是动病:手心热,肘臂挛急,腋肿。甚则胸胁支满,心中澹澹大动,面赤,目赤,喜笑不休。是主脉所生病:烦心、心痛、掌中热。(卷五·十二经病井荥俞经合补虚泻实)

——劳宫(一名五里,一名掌中)掌中央动脉。《铜人》屈无名指取之。《资生》屈中指取之。滑氏云:以今观之,屈中指、无名指两者之间取之为允。心包络脉所溜为荥火。"素注"针三分,留六呼。《铜人》灸三壮。《明堂》针二分,得气即泻,只一度,针过两度,令人虚。禁灸,灸令人息肉日加。

主中风,善怒,悲笑不休,手痹,热病数日汗不出,怵惕,胁痛不可转则,大小便血,衄血不止,气逆呕哕,烦渴食饮不下,大小人口中腥臭,口疮,胸胁支满,黄疸目黄,小儿龈烂。(卷七·手厥阴经穴主治)

——劳宫:主痰火胸痛,小儿口疮及鹅掌风。(卷七·治病要穴)

——劳宫:在掌心,屈无名指尖尽处是。针三分,灸三壮。(卷八·穴法)

——口有疮蚀龈、臭秽气冲人:灸劳宫二穴,各一壮。(卷八·小儿门)

——犬痫:两手心、足太阳、肋户(各灸一壮)。(卷八·小儿门)

——运劳宫:屈中指运儿劳宫也。右运惊,左运汗。(卷十·三关)

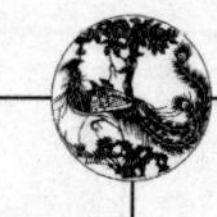

十四、《类经图翼》论手心与手心疗法

明·张介宾

——心包一脏，难经言其无形。滑伯仁曰：心包一名手心主，以藏象校之，在心下横膜之上，竖膜之下，其与横膜相连而黄脂裹者，心也；脂漫之外，有细筋膜如丝，与心肺相连者，心包也。此说为是，凡言无形者非。又按灵兰秘典论有十二官，独少心包一官，而多膻中者，臣使之官，喜乐出焉一节。今考心包藏居膈上，经始胸中，正值膻中之所，位居相火，代君行事，实臣使也。此一官者，其即此经之谓与？（卷三·经络一）

——手掌：手太阴之别，直入掌中……手少阴抵掌锐骨之端，入掌内后廉……手厥阴，入掌中。（卷五·经络三）

——劳宫，一名五里，一名掌中，在掌中央动脉，屈无名指取之。手厥阴所溜为荥。刺二分，灸三壮。主治中风悲笑不休，热病汗不出，胁痛不可转侧，吐衄噫逆，烦渴食不下，胸胁支满，口中腥气，黄疸手痹，大小便血热痔。

千金云：心中懊侬痛，刺入五分补之。

玉龙赋云：兼大陵，疗心闷疮痍。

灵光赋云：治劳倦。

百证赋云：兼后羚，可治三消黄疸。

通玄赋云：能退胃翻心痛。

捷径云：治忧噎。

一传癫狂灸此效。（卷七·经络五）

十五、《万病回春》论手心与手心疗法

明·龚廷贤

——治阴证方　胡椒三十粒、黄丹一两、干姜一块，上三味为末，用醋调涂放男左女右手心内，合在小便上一时，盖被出汗即已。（卷三·痼冷）

——治阴证方　老桑树皮烧存性、牡蛎火煅、干姜、胡椒各二钱，胆矾一钱，麝香少许，上为细末，用阴阳唾调涂于两手心内夹腿腋，不时遍身汗出即瘥。（卷三·痼冷）

——治鹅掌风癣，层层起皮、且痒且痛，用皮一洗立愈。川乌、草乌、何首乌、天

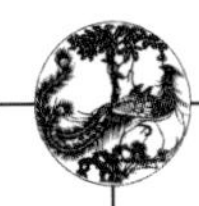

花粉、赤芍、防风、荆芥、苍术、地丁各一两，艾叶四两，上锉，煎水，先熏后洗立愈……又方　治鹅掌风癣　核桃壳鲜皮者佳，鹁鸽粪等分，煎水频洗，立愈。（卷八·癣疮）

——治鹅掌风并癣，用黑铅不拘多少，打成片，熬一炷香时，入绿豆一碗，再煮烂去渣，以水乘热洗数次立效，或搽亦可。（卷八·癣疮）

十六、《寿世保元》论手心与手心疗法

明·龚廷贤

——论小儿感风或冒寒，用老葱三四根，舂极烂，以手抹来，相搽满掌，烘温暖，向病者遍身擦之，通气处再遍擦几遍。暖处出汗，立愈。（卷八·小儿总论·感冒）

——拔毒膏　用黄连为末，水调敷脚心、手心自愈。如肿痛难开，加姜黄、牙皂、朴硝为末，同敷太阳穴、手心、足心，加葱捣烂敷之，尤妙。（卷八·初生杂症论·眼疾）

——小儿初生，大小便不通，腹胀欲死，急令人以温水漱口净，口吸咂小儿前后心，并脐下、手足心，共七处。每一处凡三五次，漱口吸咂，取红赤为度，须臾自通，不然则无生意。（卷八·初生杂症论·大小便闭）

十七、《卫生易简方》论手心与手心疗法

明·胡濙

——治卒中风口喎……又方　用巴豆七枚，去壳炼研。喎左涂右手心，喎右涂左手心，以暖水一盏，安向手心，须臾便正，洗去，并抽掣中指。（卷一·诸风）

——治小儿未满月惊似中风欲死者，用朱砂为末，新汲水调涂五心上立效……治小儿急慢惊风　用朱砂一豆粒大，僵蚕、全蝎各一枚，为末，乳汁调涂两太阳穴并五心、舌上。（卷十二·急慢惊风）

十八、《串雅内外编》论手心与手心疗法

清·赵学敏

——医者意也，用药不如用意，治有未效，必以意求。苟意入元微，自理有洞

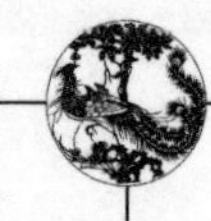

解,然后用药无不验。(内编·绪论)

——椒杏丸方　杏仁三十一粒,白胡椒三十一粒,共捣为末,生姜汁为丸,握手中一时,自然汗出。伤寒用此,于虚损人尤宜。(内编·卷一·截药总治门)

——拏疟　黄丹五钱(15克)(生用),白明矾三钱(9克)(生用),胡椒一钱五分(约5克)(为末),麝香半分(约0.2克),上药各为末。临发时对太阳坐定,将好米醋调药,男左女右敷于手掌心,外加绢帕紧扎,待药力热方可行走,以出汗为度。如阴天则以火炉烘脚。此药一料能治三人,年老身弱畏服药者,以此治之。(内编·卷一·截药内治门)

——三阴久疟立止方　庚生按:疟疾缠绵,往往致败。古方每用草果、常山以取速效,殊非善法。上元张立侯口传一方:用常山二三两为末,鸭蛋七枚,同药末入砂锅煮极热,病发时取蛋握于手中,冷即更换,仍将握过之蛋再煮再握,俟疟止方住。下次发时,照前煮握,二三次后即可止矣。不伤元气,大可用也。(内编·卷一·截药内治门)

——小儿惊死,大叫一声就死者,名老鸦惊。以散麻缠作胁下及手心、足心,灯火捻之。用老鸦蒜晒干、车前子等分为末,水调贴手心。仍以灯芯淬手足心,及肩膊、眉心、鼻心,即醒也。(外编·卷一·起死门)

——鹅掌风　真蕲艾四五两,将水三四碗,煮五六次,入大口瓶内盛之,用麻布双层缚瓶口,将手心放瓶上熏之,如冷再热,如神。(外编·卷二·熏法门)

——口眼歪斜　巴豆三粒,麝香三分(约1克),将热水二盅,药藏盅底,放手心。右斜放左手心,左斜放右手心。(外编·卷二·熏法门)

——手汗　黄芪一两(30克)、葛根一两(30克)、荆芥三钱(9克),水煎汤一盆,热熏而温洗,三次即无汗。(外编·卷二·熏法门)

——风湿痰病　人坐密室中,左用滚水盆,右用炭火盆,前置一书桌,书一册。先将无油新巴豆四十九粒,研如泥,纸压去油,分作三饼。如病在左,令病人将右手仰置书上,安药于掌心上,以碗安药上,倾热水碗内,水凉即换,良久汗出立效。病右安左,一云随左右按之。(外编·卷二·蒸法门)

——杨枝浴　治痘疮数日陷顶,浆滞不行,或风寒所阻。水杨枝叶(无叶用枝)五斤,流水一大釜,煎汤温浴之,如冷添汤……力弱者,只洗头面手足,如屡浴不起者,气血败矣,不可再浴。(外编·卷二·洗法门)

——单蛾　姜黄一片、红枣(去核)二枚、巴豆三粒,同捣如泥。用口津调和,分作二丸。用绢包好线扎。男左女右,一握手,一塞鼻,盖被出汗即愈。此药治三人。如干,用吐津拌匀,包扎,如法治之。(外编·卷二·吸法门)

——掌中取积　甘遂、巴豆、干姜、韭子、槟榔各等分,为细末,收米饭为丸,如弹子大。用时,早晨花椒汤净手,将香油涂掌中,次将药擦,一时便泻。欲止,以冷

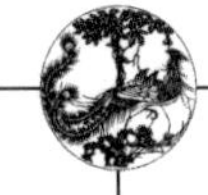

水净手即止。大小腹中有积皆治。（外编·卷二·杂法门）

十九、《验方新编》论手心与手心疗法

清·鲍相璈编辑　清·梅启照增辑

——又，喉间方觉胀满起泡者，急以食盐用搓手掌心，盐干复易新盐搓之，数刻即消，甚效。（卷一·咽喉）

——鹅掌风　生手掌上，紫白斑点，叠起白皮，坚硬干燥，甚则迭迭脱皮，血肉外露，或痒或痛，久则成癣难愈。用一大碗，以纸紧糊碗口，纸上用针刺破多孔，上铺细米糠二三寸厚，手钳燃炭放糠上缓缓烧之，烧至离纸三分光景，将炭与糠一并弃去，不可将纸烧穿。取碗中糠油时时擦之，数日断根，屡试神效。有人患此，筋肉现露，十余年不愈，照此医痊，永不复发……又方：真小磨香油一两，红砒一钱，敲细入油，煎至砒枯烟尽为度，去砒留油，冷透火气，用火烘油，擦三五次，十日即愈。血寒者最宜。此林屋山人极验方也……又方：铅弹子二个，如核桃大。每日在手内搓弄搓热，将铅弹子握紧，昼夜不歇，如此十余日即愈。愈后再搓一二月，则不复发。（卷二·手部）

——脾胃虚弱食不消化汤饮不下……又方　真橘皮去白研末，五更安五分于掌心，饫天之即睡，三日必愈。（卷四·噎膈）

——脚上转筋　黄醋半斤，熔化，摊旧绸上，随患大小，乘热缠脚，须当脚心，便着袜裹之，冷则即换。并贴两手心。（卷八·腿部）

——小儿外治法通脉法　凡小儿忽尔手足厥冷，此由表邪闭其经络，或风痰阻其营卫，又或大病后阳气不布散于四肢。速用生姜煨热捣汁半小杯，略入麻油调匀，以指蘸姜油涂儿手足，往下搓挪以通其经络，俟热回以指拭去。（卷十·小儿科杂治）

——稀痘并免惊风　小儿初生三月内，用鸡蛋一个，打放盘中，务于无风之处以手指蘸蛋清，自脑后风门骨，至尾闾骨，男左旋，女右旋，按背脊骨逐节轻揉，周而复始……六日、九日再揉，并揉前心、手足心、两肩井穴。（卷十·小儿科·杂治）

——夜啼不止……又方　朱砂磨新汲水，涂心窝及两手足心五处，最验。（卷十小·儿科·杂治）

——急惊……又方　甜杏仁六粒，桃仁六粒，黄栀子七个，上药研烂，加烧酒、鸡蛋清白、干面，量孩儿年岁，作丸如元宵样之大小，置于手足二心，布条扎紧。一周时，手足心均青蓝色，则病已除。但须切记男左女右，不可错置，是所至要，万应万验，真有起死回生之功。（卷十·儿科·惊风）

——又方 慢惊亦可治。用灯芯在手心、足心,男左女右各烧三燋,即愈。(卷十·小儿科·惊风)

——心经发痘忽然抽掣 此症与急惊相同,用桃树皮、葱子、灯心共捣烂,敷囟门、肚脐及手足心,限一炷香为度,则惊自醒而痘自出。又于手足合骨处,用灯火各烧一下,以散风痰。(卷十·小儿科·痘症)

——疥疮合掌散 硫磺一两,铁锈一钱,红砒六分,共研极细如灰面状,葱汁调敷大碗内,周围敷匀,匀厚匀薄。以碗复瓦上,取艾放碗下烧熏,熏至药干,敲之如空碗声为度。取药再研细,每药一钱,可敷数次。临用时,以右手中指粘满香油,再粘药搽入左手心,合掌摩擦,止有药气,不见药形。然后以两手擦疮,每日早晚两次,三日扫光。再擦三四日即不发矣,屡试如神。并治阴囊湿疹……又方:核桃仁连皮用一两,大枫子仁五钱,水银三钱,共捶极融烂。先用此药一二钱,不可过多,放在手心中擦匀,将右手心在肚脐眼上顺着摩擦,不可倒擦,擦至手心发热即止。再用此药一二钱,放右手心中擦匀,在肚脐眼上照前摩擦,擦至肚腹滚热即止,每日一次,疮上不擦。轻者二日即愈,至重三日而愈。(卷十一·痈毒诸证)

——阴疽无价活命仙丹 方用:顶上真麝香一钱(此药真者最贵,或三四五六分均可),火硝三钱,白矾三钱,净黄丹三钱,胡椒一两,以上共研细末,用熟蜜和为两丸,病在左放左手,病在右放右手,病在中男左女右。病在腰以下放脚心,仍分、右、中为要。孕妇忌用。阴疽多险证,必须早治方效。(卷十一·阴疽诸证)

——暴风身如冰冷 用蜡熔化摊新纸上,布亦可。随患大小贴之,并裹贴两手足心,冷则随换,甚效。(卷十四·感冒风寒)

——鼻衄不止……又,独蒜切开贴手脚心即止,左鼻贴左,右鼻贴右。(卷十七·鼻部)

——手掌心生毒……又方 用水藻如松毛者,用生蜜捣烂涂之,亦效。(卷十八·手部)

——穿掌毒 生手心中,新桑叶捣烂涂之,即愈。愈后戒食鹅肉为要。(卷十八·手部)

——鹅掌风癣 手掌脱皮,血肉外露,用豆腐热沫洗之,洗后拭干,涂以桐油,再用松毛烧烟熏之。愈后戒食鹅肉……又方,用密陀僧一两为末,取出笼内热蒸馒头一个,分为两开,将末撒在馒内合住,以两手把握馒头,使热气熏蒸良久,不过三四次即愈……又方:用青盐、防风、地骨皮、槐条各等分,煎水多洗,极效……又方:用苍耳子仁为末,将痂起去,香油调搽,神效。并治牛皮癣……又方:真蕲艾四五两,煎水入大口瓶内,瓶口上用粗麻布数层缚住,将手心放瓶口麻布上熏之,待温以手洗浸,如冷再热,再熏再洗,奇效……又方:雄黄、甲片,火烧熏之,数次自愈。此吕祖乩传之方……又方:艾叶、侧柏叶汤熏洗,一月即愈……又方:雄黄、甲片、五倍

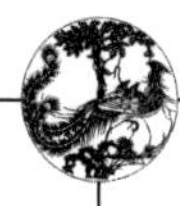

子去虫各五钱，研细，蕲艾四两，药和艾叶放瓦瓶内，将火烧烟熏之，立软……又方：治鹅掌风并面瘫诸癣，天麻叶煮浓之热洗，多擦之。如无叶，即用天麻子煮汁亦效……又方：五倍子研末，桐油调搽，以炭火烘之。（卷十八·鹅掌风癣）

——手足心突肿，乃风也。用川椒、盐各等分，研末醋和敷之。（卷十八·鹅掌风癣）

——小儿急惊风……又方：黄栀子、鸡蛋清、飞罗面、连须葱白，共捣数百下，敷脐下及手足心……又方：朱砂，用新汲水研涂顶心、前后心、手足心，均极神效。（卷十九·小儿科）

——异传经验稀痘奇方　蓖麻拣肥大者三十粒去壳去衣，朱砂拣明透者一钱，麝香五厘。先将朱砂、麝香研极细末，后入蓖麻子，共研成膏。于五月五日午时擦小儿头顶心、前心、背心、两手心、两脚心、两臂弯、两脚弯、两胁共十三处，俱要擦到，不可缺少。擦如钱大，勿使药有余剩，擦完不可洗动，听其自落。擦过一年，出痘极轻，次年端午再擦，出痘数粒，三年端午再擦，永不出痘。如未过周岁小儿，于七月七日，九月九日依法擦之更妙。男女皆用，传方之家，不出天花，令已十三世矣。（卷十九·小儿科）

——阴证腹痛欲死，并治阴证伤寒　枯矾一钱，火硝一钱，胡椒一钱，黄丹一钱，丁香五分，共研细末，用老醋调成团，握在手心，男左女右，以绵绢扎紧手。久之出汗而愈。（卷十九·急救门）

——杨梅疮　又，杨梅疮神效方：水银一两入乳钵中，用津唾乳成泥，再入顶高真麻油同乳，分为七份，每日取一份，以两手心搓之，七日之内须避风，禁油腻发物。（卷二十四·痈毒门）

二十、《急救广生集》论手心与手心疗法

清·程鹏程

——手足肿痛　伤寒时气毒攻手足，肿痛欲断。牛肉裹之，肿消痛止。范汪方。（卷二·手足诸病）

——手足心肿，乃风也。椒、盐末等分，醋和，敷之，良。肘后方。（卷二·手足诸病）

——风痹暖手　铁砂四两，硇砂三钱，黑脚白矾六钱，研末，以热醋或水拌湿，湿纸裹，置袋内，任意执之，冷再拌。圣济录。（卷二·手足诸病）

——手足为风湿所伤兼有脚气：用晚蚕砂以米醋拌抄，令热，以绵絮包熨之。存仁堂秘录。（卷二·手足诸病）

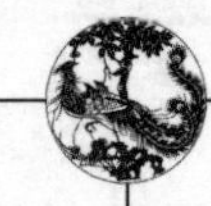

——手汗　黄芪、葛根各一两，荆芥、防风各二钱，水煎汤一盆，热熏而温洗三次即止。石室秘录。（卷二·虚汗）

——阴证肚痛　明矾、火硝、胡椒各一钱，真黄丹八分，共为细，陈醋为丸。男左女右，握在手心，以帛缚之，汗出而愈。奇方类编。（卷二·杂证·阴证）

——伤寒七十二证出汗法　红枣七个，胡椒、天麻子各七粒，入银朱一钱乳碎，男左手放右腿弯内，女右手放左腿弯内，将药放手心，盖被即有汗如雨。同寿录。（卷二·杂证·伤寒）

——速解法　凡患伤寒，元气不足，汗不能出，又不能大表者，用老生姜八两切片，舂碎炒热，用绵裹姜。用两人每持一团，与病人先擦两手心、两脚心，后擦前心、背心，如冷再换热姜，得身上火热，自然寒气逼出，或即汗，或发细细红累即愈。秘方集验。（卷二·杂证·伤寒）

——中风……一方用皂角五两，去皮为末。以陈醋和之，左㖞涂右手心，右㖞涂左手心，以暖水一盏，安向手心，须臾便正，即洗去药，并抽掣中指。用于口眼歪斜。医镜。（卷三·急症·中风）

——催生方　用蓖麻子研，敷产妇手足心，产毕速拭去。或以两手各执一枚，立下。慈惠小编。（卷五·妇科·临产）

——不大便　由胎下热毒，结于肛门，大便遂致闭塞。急令妇人以温水漱口，吸咂儿前后心、手足心并脐下，共七处，以皮见红赤为度，须臾自通。保幼良方。（卷六·幼科·初生）

——初生儿惊　初生，惊风欲死，朱砂磨新汲水涂手足心即愈。斗门方。（卷六·幼科·惊风）

——月内惊似中风　朱砂研末水调，涂心口、两手心、两脚心五处，即愈。传家宝。（卷六·幼科·惊风）

——老鸦惊　大叫一声就死者，名老鸦惊，用散麻缠住胁下及手心、足心，以灯火爆之。用老鸦蒜晒干，车前子各等分为末，水调，贴手心。仍以灯芯淬手足心及肩膊、眉心、鼻心即苏也。王日新小儿方。（卷六·幼科·惊风）

——一切诸惊　不省人事者，淬其手足心、心之上下。手拳不开，口往上者，淬其顶心、两手心。撮口，出白沫者，淬其口上下，手足心。惊风集验。（卷六·幼科·惊风）

——手裂　松毛扁柏叶、臭梧桐叶、冬青叶、棉花核，共捣烂作团，烧烟熏之自愈。月潭朱氏验方。（卷七·疡科·冻裂伤）

——鹅掌风　白果肉八两，水银五钱，共捣烂，将手掌先用火烘热，后用药擦之，一日三次，数日愈。（卷九·外治补遗）

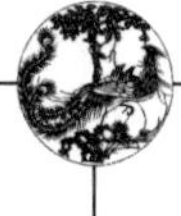

二十一、《外治寿世方》论手心与手心疗法

清・邹存淦

——伤寒无汗　椒、天麻、银朱、枣肉丸掌心，或用胡椒、丁香、葱白捣涂两掌心，夹腿内侧，取汗丫治阴寒证皆宜。又，代赭石、干姜等分为末，热醋调涂两手心，合掌握定，夹于大腿内侧，温覆汗出乃愈。（卷一・伤寒）

——伤寒感冒　两人各持姜一团，擦两手足心、两臂弯、前胸、后背、得汗解。（卷一・伤寒）

——阴证伤寒　胡椒四十九粒，飞矾、黄丹各一钱，共研细末，以好酒和为丸，男置左手心，女置右手心，正对阴眼合之，紧紧按定，少倾腹内燥热，不可摇动，即愈，妇女尤效。……又，胡椒一粒，捣碎，黄丹三分，火硝二分，男以左手心受药，用指研匀，即将药末封马口按住；女以右手受药，自按其阴。……又露蜂房三钱，烧存性，和葱白五寸，同研为丸，著手中，男左女右，握于阴口，静卧汗出即愈。……又健阳丹，亦名回春丹：胡椒、枯矾、火硝、黄丹各一钱，丁香五分，醋为团，握掌心，被盖取汗，忌饮茶水。（卷一・伤寒）

——伤寒遗毒　手足肿痛欲断，黄柏五斤、水三升煮，渍之。（卷一・伤寒）

——发散寒邪　胡椒、丁香各七粒碾细，以葱白捣膏，和涂两手心，合掌握定，夹于大腿侧，温覆取汗即愈。（卷一・感冒）

——风寒发汗　苍术、羌活、明矾、生姜汁丸，握手心，夹腿问，侧卧暖盖取汗，不汗热汤催之。（卷一・感冒）

——暴寒身如水冷　用蜡熔化摊旧绢上，绸布均可，随患大小贴之，并裹两手足心，冷则随换，甚效。（卷一・感冒）

——中风逆冷　声星、川乌二味同黄蜡熔化，摊两手足心，并治惊悸。（卷一・中风）

——熏药法　治左瘫右痪，半身不遂，手足腰肢疼痛，并酒风脚痛等证。真降香、真千年健、生草乌、闹羊花各一钱，生川乌三钱，真麝香要当门子三分，陈艾六钱，钻地风五分，百草霜即锅底烟二钱，共研细末，摊纸上，卷成筒，用面糊紧，外用乌金纸包好扎紧，以火点燃熏患处。熏时用绵袱隔住，渐熏渐痛，痛则风湿易出，越痛越好。务宜忍住。熏半小时后暂歇，用手在患处四周揉捻。如有一处捻之不甚痛者，即于此处再熏，风湿即从此而出，熏完此药一料即愈。愈后戒食鱼腥、生冷等物一月，体虚者功稍缓。（卷一・瘫痪）

——风毒攻注骨节痛　蓖麻子净肉研一两，乳香研一钱五分，生川乌去皮五

钱，三味同猪油研成膏，烘热涂患处，以手心摩之，觉热如火，效。（卷一·诸风）

——一切手足风痛，及酒脚风、漏肩风湿气作痛，神效方　用葱、蒜、生姜各取自然汁一碗，醋一小碗，共熬浓，入飞面二两，牛胶四两，熬成膏，用青布摊贴患处，或加凤仙花汁一盏。（卷一·诸风）

——鹅掌风癣　蕲艾和侧柏叶煎汤，乘热熏汤，一月愈。又豆腐泔水洗手，一月即愈。（卷一·诸风）

——瘾疹百疗不差　景天亦名慎火草一斤，捣绞取汁，涂上热炙，手摩之再三，即瘥。（卷一·瘾疹）

——治疟方　生黄丹五钱，生白明矾三钱，胡椒一钱五分，为末，麝香五厘，共研末，临发时对日坐定，将好米醋调药末，男左女右，缚手心，外加绢帕紧扎，待药力热方行，出汗为度。如无太阳，脚下用火。此药一料能治三人，年老体弱，怕服药者用之。（卷一·疟疾）

——小儿久疟不愈　赭石三钱烧红醋碎，朱砂五分，砒霜一豆大，各药用纸包七层，水浸湿，火中煨干研末，加麝香五厘，香油调搽鼻尖、眉心及手足心，神效。（卷一·疟疾）

——治瘟方　苍术、良姜、枯矾各等分为末，每用一钱，以葱白一大个，捣匀涂手心，男左女右，掩肚脐，手须高起，勿使药着脐。又，以一手兜住外肾，女子掩住前阴，煎绿豆汤一碗饮之，点线香半炷久，可得汗。如无汗。再饮绿豆汤催之，汗出自愈，并治大头瘟。（卷一·瘟疫）

——霍乱腹痛，两腿转筋　如转筋已死，心下尚温者，用朱砂二钱，黄蜡三两和匀，烧烟熏口鼻并脐，更贴手足取汗。（卷一·霍乱）

——治积聚及老人虚寒便秘　巴豆、干姜、良姜、白芥子、硫磺、甘遂、槟榔各等分，饭丸，清早花椒汤洗手，麻油涂掌心，握药一丸，少时即泻。欲止泻，清水洗手。（卷一·食积）

——开膈方　用牛口涎（以盐涂牛口即有涎）、狗涎（吊狗一脚即有涎出）、童便，煮大附子一个，先涂麝于掌心，俟附子脐发时，取弄嗅之，并嗅其汤，亦能开关。（卷一·噎膈）

——口疮　草乌、南星各一个，生姜一块，为末，临卧时贴两手足心，便愈。（卷二·口）

——喉闭乳蛾　喉间方觉胀满起泡者，急以食盐用搓手掌心，盐干复易新盐搓之，数刻即消。（卷二·咽喉）

——手指掣痛　用酱清，即酱上汁水和蜜，温热浸之，效。（卷三·手）

——手足心肿，风也，用花椒研末，和盐醋封之，自愈。（卷三·手）

——手足心中，忽然肿起，或痛或不痛，或烂或不烂，名穿掌。又名擎疽，又名

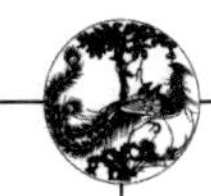

托盘。生附子切片贴之，或用生附子煎水泡之，更妙。数日后不痛者，必然作痛作痒，以不可用手搔，仍用附子泡之。或附子切片，加轻粉一分贴，必愈。又，溏鸡粪敷之，鲜桑叶捣敷，数次可愈。永戒鹅肉。又，未破者，用白盐、花椒末等分，醋和敷之。已破者，勿用。（卷三·手）

——手足软疼　吴茱萸三两煎汤，热洗三四次，避风即愈。（卷三·手）

——手足火烂疮　樟叶煎汤洗，仍以叶为末，敷之。（卷三·手）

——手足火烂疮　樟叶煎汤洗，仍以叶为末，敷之。（卷三·手）

——心腹卒然胀痛，急煮热汤。须百沸者，以渍手足，冷即易之。（卷三·心）

——痨病火动，阳物易举　皮硝放手心内，两手合住，其硝自化，阳物即不举矣。（卷三·前阴）

——疝气偏坠　用肥姜切片铺凑板上，上堆蕲艾一尖，点火烧之，候将光，即乘热带火连姜并艾捣极烂，将鲜菜叶一大片，放手掌内，即以姜艾摊匀菜叶上，用手向肾囊底下托之。初冷如冰，须臾滚热，通身出汗而愈。（卷三·前阴）

——夜啼不止　朱砂磨新汲水，涂心窝及两手足心五处，最验。（卷四·儿科）

——急惊风　甜杏仁、桃仁各六粒，黄栀子七个共研烂，加烧酒、鸡子清、白干面，量患者年岁作丸，如胡桃大小，男左女右，置于手足二心，用布条扎紧。一周时，手足心均青蓝色，则病已除矣，效甚。（卷四·儿科）

——蓐内赤眼　茶调胡黄连末，涂手足心即愈。（卷四·儿科）

——不出天花经验方　天麻子三十粒，去壳衣，拣肥大者，朱砂一钱，拣明透者，麝香五厘，拣真净者。右三味，先将朱砂、麝香研极细末，后入天麻子共研成膏，于五月五午时，擦小儿头顶心、前后心、两手心、两足心、两脚弯、两胁共十三处，俱要擦到，不可短少。擦如钱大，勿使药有余剩，擦后不可洗动，听其自落。本年擦过一次，出痘数粒，次年端午再擦一次，出痘三粒；再次年端午再擦一次，永不出痘。如未过周岁，小儿于七月七日、九月九日依法擦之更妙。男女治法皆同。传方之家不出天花三世矣。（卷四·痘）

——控涎丸　治风痰、热痰、湿痰、食积痰及痰饮、流注、痰毒等证，唯阴虚之痰与冷痰勿用。苍术、生南星、生半夏、甘遂各二两，白术、芫花、大戟、大黄、葶苈、黄柏、黄芩、黄连、栀子、枳实、陈皮、青皮、香附子、灵脂各一两，连翘、桔梗、薄荷、白芷、赤苓、川芎、当归、前胡、郁金、瓜蒌、槟榔、灵仙、羌活、防风、苏子、皂角、明矾、白芥子、萝卜子、僵蚕、全蝎、木鳖仁、延胡索、细辛、菖蒲、雄黄各七钱，白附子、草乌、木香、官桂、黑丑、吴茱萸、巴仁、红花、干姜、厚朴、轻粉、炮甲各四钱，研，姜汁、竹沥各一碗，牛胶一两，水煎和丸，朱砂为衣，临用姜汁化开，擦胸背手足心，痰自下，或加党参、犀角。（续编·卷上·控涎丸）

二十二、《理瀹骈文》论手心与手心疗法

清·吴师机

——凡病多从外入，故医有外治法。经文内取外取并列，未尝教人专用内治也。若云外治不可恃，是圣言不足信矣。矧上用嚏（吐法），中用填（填脐、罨脐、敷脐），下用坐（下法），尤捷于内服。

——外治之理，即内治之理；外治之药，亦即内治之药，所异者法耳。医理药性无二，而法则神奇变幻，上可以发泄造化五行之奥，下亦扶危救急层见叠出而不穷。且治在外则无禁制，无窒碍，无牵掣，开沾滞。世有博通之医，当于此见其才。

——外治必如内治者，先求其本。本者何？明阴阳，识脏腑也。……今无名师，是即师也。通彻之后，诸书皆无形而有用。操纵变化自我，虽治在外，无殊治在内也。外治之学，所以颠扑不破者此也。所以与内治并行，而能补内治之不及者此也。

——膏中所用药味，必得通经走络，开窍透骨，拔病外出之品为引，如姜、葱、韭、蒜、白芥子、花椒，以及槐、柳、桑、桃、蓖麻子、风仙草、轻粉、山甲之类，要不可少，不独冰、麝也……须知外治者，气血流通即是补，不药补亦可。

——膏药治太阳外感，初起以膏贴两太阳、风池、风门、膻中穴，更用药敷天庭，熏头面、腿弯，擦前胸、后背、两手心，分杀其势，即从刺法推出。诸经可仿此推。

——至上焦之病，尚有涂顶、覆额、罨眉心、点眼、塞耳、擦项及肩，又有扎指、握掌、敷手腕、涂臂之法……掌亦属心，心主汗，故握药能发汗。治积聚及老人虚寒便秘，握药又能下积，中风用蓖麻仁半粒捣烂涂掌上，摊掌于纸薄，掌上置碗中静坐片时亦汗。

——此三法虽分上、中、下三焦，而凡上焦之证下治，下焦之证上治，中焦之证上、下分治，或治中而上、下相应，或三焦并治，其治俱不出于此。不独可代内服，并可助膏药之不及。凡古方之有效者，视证加减无不可为吾用。只须辨证分明，一无拘牵顾忌。医有数不治，外治则见得到即行得到，是诚至善者。

——医者，意也；药者，疗也。医不能活人，虽熟读《金匮》《石室》之书无益也；药不能中病，虽广搜橘井、杏林之品无当也。

——苍术、羌活掌摊……风寒发汗，苍术、羌活、明矾、生姜汁丸，握手心，夹腿间，侧卧暖盖取汗。不汗，热汤催之……又方，并治头瘟，苍术、枯矾、良姜、葱白炒热，涂手心，掩脐静卧，手须窝起，勿使药着脐，一手兜住外肾前阴。女子亦如之。服绿豆汤催汗。此即神术散、羌活汤意。心主汗，掌属心，故发汗。

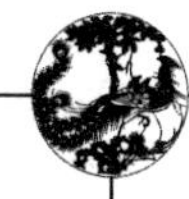

——伤寒感冒……又令两人各持姜渣一团擦两手足心、两臂弯、前胸后背、得汗解。

——伤寒不汗，胡椒、天麻、银珠、枣肉丸，握拳心。或胡椒、丁香、葱白捣涂两掌心，夹腿内侧取汗。治阴寒证皆宜。

——健阳丹亦名回春丹，治伤寒阴证，用胡椒、枯矾、火硝、黄丹各一钱，丁香五分，醋为团，握掌心，被盖取汗，忌吃茶水……按治落头疽、骨槽风、耳后锐毒、阴对口、阻发背、乳岩、恶核、石疽、失荣、鹤膝风、鱼口、便毒、瘰疬、流注、诸阴疽，即前健阳丹去丁香易麝香，用胡椒一两，明矾、火硝、黄丹各三钱，麝一钱，蜜调作两丸，病在左握左手，在右握右手，在中分男左女右……不论如何肿痛溃烂，数丸总能收口生肌。用过丸埋土中，忌口并房事一年。此蒙古名医秘方，贵重无价，其这亦即阴证之方而推之耳。乃知治病能通阴阳之理，则诸方无不可移借者，不必拘于某证、某方、某经络、某部位。善悟者其参之。

——按女劳证二便不能，牡蛎、陈粉、炮姜各一两，如上法（男以女唾调涂肾上，女以男唾调涂乳上，汗解）。掌上先擦热再涂。此男女之根蒂，坎离之分属也，二方一理。

——逆冷，南星、川乌同黄蜡熔化摊手足心，并治惊悸。

——生血者气，气结成痰，幻增百怪，擦控涎丸而运之，水泛则制其水……控涎丸：治风痰、热痰、湿痰、食积痰及痰饮、流注、痰毒等证，惟阴虚之痰与冷痰勿用。苍术、生南星、生半夏、甘遂各二两，白术、芫花、大戟、大黄、葶苈、黄柏、黄芩、黄连、栀子、枳实、陈皮、青皮、香附、灵脂各一两，连翘、桔梗、薄荷、白芷、赤苓、川芎、当归、前胡、郁金、瓜蒌、槟榔、灵仙、羌活、防风、苏子、皂角、明矾、白芥子、萝卜子、僵蚕、全蝎、木鳖仁、延胡、细辛、菖蒲、雄黄各七钱，白附子、草乌、木香、官桂、黑丑、吴萸、巴仁、红花、干姜、厚朴、轻粉、炮甲各四钱，研，姜汁、竹沥各一碗，牛胶一两，水煎和丸，朱衣。临用姜汁化开，擦胸背手足心，痰自下。

——攻积巴霜堪握……治积聚及老人虚寒便秘，巴霜、干姜、良姜、白芥子、硫磺、甘遂、槟榔等分，饭丸，清早花椒汤洗手，麻油涂掌心，握药一丸，少时即泻。欲止泻，冷水洗手。

——手足出为逆……如手出者，放盐于儿手心即顺，俗名“讨盐生”。

——儿初生二便不通，用咂吸法。大人漱口，咂吸儿前后心、两足心、手心、脐下，红赤为度。

——厥冷者，用煨姜捣汁，和麻油涂儿手足心，往下搓挪以通经络，名通脉法。

——凡热证及麻毒等，面赤、口渴、五心烦热，用水粉、鸡清调涂胃口及两手心，更以酒曲研烂，热酒和为二饼，贴两足心，名解烦法。水粉即铅粉，或用宫粉，或绿豆粉同。

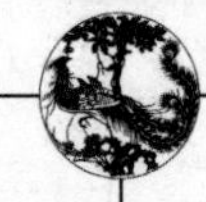

——心经发痘,忽然抽掣与急惊同,用桃皮、葱子、灯心捣敷囟门及肚脐、手足心。

——痘证发热,胡言乱语,以冷水拍其手足心,更用吴萸末热醋调敷两足心,引热下行。

——小儿初生三日内,以手指蘸鸡蛋清,自脑后风门骨节(即颈窝处高拱骨是)至尾间节(即脊骨尽处是),男左旋,女右旋,按背脊骨逐节轻揉,周而复始。不可由下擦上,有黑毛出如发,愈揉愈出,务令揉尽,可以稀痘.且免惊风。六七日再揉,并揉前心、手足心、肩头有窝处(以手平抬窝即见)……此方预免惊风却妙。

——或握之于指掌……三阳皆起于手指,大指属脾。外侧属肺,食指属大肠,中指属胞络,无名指属三焦,小指属心,外侧属小肠。一云大指脾、二指肝、中指心、四指肺、小指肾。掌心属心胞络,掌心热则腹中热,掌心寒则腹中寒。伤寒,手背热者邪在表,手心热者邪在里。小儿惊搐,以男左手、女右手,男大指在外,女大指住内为顺,反是逆。

——一方用食盐擦胸背、手足心,见斑点则松。一切痧胀、中暑、霍乱并治。

二十三、《鲟溪外治方选》论手心与手心疗法

清·陆晋笙

——小儿发热,不拘风寒、饮食、时行痘疹,并宜用之。以葱涎入麻油,纳手指蘸油摩擦小儿五心、头面、项背诸处。(卷上·发热门)

——小儿疟疾,不能服药,以黄丹五钱,生矾三钱,胡椒二钱半,麝香五厘,共末,好醋调敷男左女右手心,绢包手掌,药热汗出而愈。一方可救三人。(卷上·疟门)

——肿毒初起,麻油煎葱黑色,趁热通手涂,并内服一二斤。(卷上·肿胀门)

——手足心肿,乃风也,椒盐末等分,醋和敷之。(卷上·肿胀门)

——阴冷……又方　干姜、牡蛎各一两,为末,火酒调涂两手上揉外肾。(卷下·前阴门)

——小便不通……又方　葱白细切炒热包熨小腹,冷即易,仍以手擦掌心、足心。(卷下·小便门)

——梦遗,临睡以朴硝少许放手心,用唾和,将龟头一擦效。(卷下·遗精门)

——大便不通……又方　巴豆仁、干姜、韭子、良姜、硫磺、甘遂、槟榔等分研末,饭丸,鸡子大。早晨先以花椒汤洗手,麻油调涂手掌,男左女右,握药一丸,移时便通。欲止,则开握去药,以冷水洗手。(卷下·大便门)

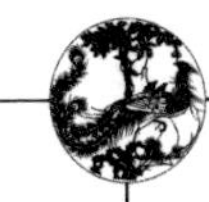

——小儿大便不通，以温水漱口，吸咂小儿前后心并手足心，得红赤即通。（卷下·大便门）

——阴冷　干姜、牡蛎各一两，为末，火酒调稠涂两手上，揉两乳。（卷下·女阴门）

——横生难产　两手各握滇南槟榔二枚，恶水自下。（卷下·胎孕门）

——手足先出者，以盐半分，多则恐上冲心，涂儿手心或足心，仍抹油轻轻送入，推上扶正，待儿身转即顺矣。（卷下·胎孕门）

——小儿惊风欲死，朱砂磨新汲水涂手足心。（卷下·小儿初生门）

——手足心肿，乃风也，椒盐末等分，醋和敷良。（卷下·四肢门）

——掌痛，椒盐末等分，醋和涂。（卷下·手门）

——鹅掌风，艾汤热洗。又方：豆腐泔水洗。又方：鸽屎、白雄鸡屎，炒研煎水，日洗。（卷下·手门）

——鹅掌风癣，雄黄、穿山甲片，火烧熏数次。（卷下·手门）

——手掌心生毒，名拓盘，又名擎疽，烂溏鸡屎涂，效。（卷下·手门）

——麻脚寒痧，两人各持姜渣一团，擦手足心、两臂腿弯、前胸、后背。（卷下·足趾门）

——感冒寒邪，令两人各持姜渣一团，擦两手足心、两臂弯、前胸、后背，得汗解。（卷下·寒门）

——发散寒邪，胡椒、丁香各七粒，碾碎，以葱白杵膏，和涂两手心，合掌握定，夹于大腿内侧，卧，温覆取汗。（卷下·寒门）

——伤寒不汗，胡椒、丁香、葱白，捣涂两手心，夹腿内侧，卧，勿动取汗。（卷下·伤寒门）

——鹅掌风癣，雄黄、甲片，火烧熏之数次。又方豆腐泔水洗手一月。（卷下·癣疥门）

二十四、《幼幼集成》论手心与手心疗法

清·陈复正

——解烦法　凡小儿实热之证，及麻疹毒盛热极。其候面赤口渴，五心烦热，啼哭焦扰，身热如火，上气喘急，扬手掷足，一时药不能及。用水粉一两，以鸡蛋清调匀，略稀。涂儿胃口及两手掌心，复以酿酒小曲十数枚，研烂，热酒和作二饼，贴两足心，布扎之，少顷，其热散于四肢。心内清凉，不复啼扰。（卷三·发热证治·神奇外治法）

——通脉法 凡小儿忽尔手足厥冷……速用生姜煨热、捣汁半小杯,略入麻油调匀,以指蘸姜油,摩儿手足,往下搓挪揉捩,以通其经络。俟其热间,以纸拭去之。凡小儿指纹滞涩,推之不动,急以此法推豁之。盖此法不论阴阳虚实,用之皆效。(卷三·发热证治·神奇外治法)

二十五、《种福堂公选良方》论手心与手心疗法

清·叶天士

——治鹅掌风方 用白鸽粪为末,夜间先用生桐油涂患处,将鸽粪烧烟熏之,用旧吊桶去底,罩火上,以手架桶上,手上用物遮蔽,勿使烟泄去。熏至黄色为度,熏后勿洗手,须过一夜,二三次即愈……又方:用紫背浮萍,不拘多少,晒干,瓦上烧烟将患处熏之,到热时,用扁柏捣之涂之。极重者,三次必愈……又方:将豨莶草一把、藏糟一小块,煎汤洗手,将生桐油搽患处,用青松毛扎紧,炭火上烧烟熏手,勿见汤水。次日再洗再搽再熏,如此七日全愈,指甲坏者俱效。屡试屡验,真神方也。六月伏中治之,更便除根。……又方:用大黄鳝一条,去肠与头尾,切一寸一段,以香油一两,入锅内,将鳝鱼竖起煎之,将枯,去鱼留油,入瓷罐内,将穿山甲烧为末,用少许,以此油调搽患处,将炭火炙……又方:并治一切手足风,用香樟木打碎煎汤,每日早晚温洗三次,洗半年必愈。

——种痘神方 传方之家已十三代未出天花矣。蓖麻子三十六粒(去壳,拣白色者去衣用,黄色者不用),朱砂一钱(须透红劈砂,另研细末),真麝香五厘,将三味于乳钵内研烂如泥。每年端午日午时,用手指蘸药,搽儿头顶心、前心、后心、两手心、两足心、两手弯、两腿弯、两腋下共搽十三处,如铜钱大,约半分厚。搽药后,任其自干自落,不可洗去。即端阳前半月,初生儿亦可至期搽用。

二十六、《家用良方》论手心与手心疗法

清·龚自璋

——鹅掌风 凡手掌及指、层皮剥落,血肉外露,用豆腐汁,熟洗甚效。或鸽屎、白雄鸡屎,炒研煎水,日日洗之。(卷一·治身体各症)

——手心肿毒足同 白盐及花椒末等分,醋和敷之。(卷一·治身体各症)

——小儿夜啼辨证 凡小儿夜啼不安,有寒热惊滞四因。寒啼者,脾气寒冷,阴盛于夜,腹中作痛,面青手冷,腰曲而啼也……外治以伏龙肝、蚯蚓泥各一两,水

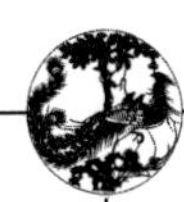

调，涂儿头顶及五心之上最良（两手心两足心及心窝谓之五心）……或用朱砂磨新汲水，涂在心窝及两手足心五处，亦验。（卷三·治小儿各症）

——胎惊　凡儿生月内，壮热翻眼，握拳抽搐惊啼，此胎惊也。因妊娠调摄乖常所致……或以新汲水研辰砂，浓汁调五心上最妙。（卷三·治小儿各症）

——小儿中恶……或用灶心土五钱，蚯蚓粪（研细）五钱，水调乳儿头上及五心处。（卷三·治小儿各症）

——发汗方　干姜、黄丹、枯矾、胡椒各三钱，共为末，用滴烧酒为丸。一服分作二丸，男左女右，置手心上，按会阴穴片时，即出汗，足心有汗方止，去药。凡一切病不能发汗者，皆可用此方。会阴穴在谷道前、肾囊后，正中间即是。（卷四·治各种痧症疫疠中寒中暑等症急救解毒附）

——鹅掌风癣　以陈艾、侧柏叶汤乘热熏洗一月愈……或以雄黄、甲片火烧熏之愈……或以豆腐泔水洗手愈。（卷五·治外伤各症并跌打损伤）

——手足出汗　以枫树所结累块，煎汤频洗愈。（卷六·各种补遗）

——虚人伤寒不能大表　用老姜半斤切片，舂碎，炒热，以绵裹姜，两手各持一团，先擦病人两手心、两脚心，次及前心、背心。如冷再换，得身上火热，寒气自出，或汗、或发细红瘰，即解。（卷六·各种补遗）

二十七、《华佗神医秘方真传》论手心与手心疗法

——阴证伤寒　胡椒四十九粒，飞矾一钱，黄丹一钱，共研细末，以好酒和为丸，男置左手心，女置右手心，正对阴眼合之，紧紧按定。少顷腹内燥热，不可摇动，即愈。女人尤效。（伤寒门·伤寒病方）

——鹅掌风　手掌白皮，坚硬干燥，层层脱皮，血肉外露，或痛或痒，久则难愈。用鸽屎及白雄鸡屎炒研，煎水洗之，忌入口。（内科门·中风病方）

——夜啼不止　朱砂磨新汲水涂心窝，及两手足心，五处最验。（幼科门·初生儿病方）

——心经发痘　心经发痘，忽然抽制，此证与急惊相同。用桃树皮、葱子、灯芯，共捣烂敷额门、肚脐及手心、足心，限一炷香为度，则惊自醒。（幼科门·痘疹方）

——掌中突起　患者掌心忽高起一寸，不痛不痒，是为阳明经之火不散，郁于掌中使然也。治用附子一枚煎汤，以手握之，至凉而止。如是者十日首觉剧痛，继乃觉痒。终而突起者，渐归平复矣。（急救门·奇病秘方）

二十八、《近代中医珍本集》论手心与手心疗法

陆拯主编

——五厘散　专治胃气疼痛。如遇病发,只须用药五厘,男放左手心,女放右手心,以舌舐服,口津咽下。禁饮茶水,重者问时连服一二次即愈。官桂五分,五灵脂二钱五分,炒,丁香五分,陈枳壳二钱五分,醋炒,木香五分,红花二钱五分、酒拌炒,胡椒五分,明雄黄六分,巴豆霜五分,用层纸压研除油尽净。以上共研极细末,收贮瓷瓶,勿令泄气。(《良方集腋·卷上·气闭门》)

——回春散　治男妇中寒阴证,取汗即愈。外治之法,此为神效。白矾一钱、胡椒一钱、黄丹八分、芒硝一钱,上四味共研细末,用陈米醋和匀,摊于手心内,男左女右,以手合阴处,侧身蜷卧,顷之,汗出淋漓即愈,勿食冷水等物。如不愈,再如法治一次,无不愈矣。(《良方集腋·卷上·阴证中寒》)

——惊风吊手足法　不论急慢惊风皆效:杏仁、桃仁、山栀各七粒,各研末,再用鸡子清一个、飞面一文、好滴花烧酒一杯,调和前药,男左女右,扎手足心,用布缚住,过一时,视手足心皆青黑色,则中病矣。(《良方集腋·卷下·惊风门》)

——炎黄身热,午后却凉。身有赤点或黑点者,不治。宜烙手足心、背心。百会下廉,内服紫草汤。紫草、吴蓝一两,木香、黄连一两,水煎服。(《怪疾奇方》)

——手掌凸起,忽高起寸余,不痛不痒,此阳明经火郁于腠理,水壅于皮毛也。当用附子一个,轻粉一分,煎汤,渍至十日后知痛,再渍作痒,又渍而凸者自平矣。(《怪疾奇方》)

——治小儿初生不小便方　凡小儿初生大小便不通,腹胀欲绝者,急令妇以温水漱口,咂儿前后心并脐下、手足心,共七处,以红赤为度,即通。(《金不换良方·上卷》)

——治心胃气痛神效方　飞腰黄四两、上肉桂七钱、五灵脂二两、结子红花二两、炒炽壳二两、白胡椒四钱、巴豆霜四钱、广木香四钱、公丁香四钱,右药各研细末,每服五厘。服法:男子将药放在左手心,用舌舐咽下,女子将药放在右手心,用舌舐咽下,均是干吃,不用茶汤送下,服后方停,一二点钟方可吃茶,不论远近心胃气痛证发时,轻者一服,重则二三服,屡试屡验,孕妇忌用。(《孟河丁氏秘方录·内科杂病》)

——治伤手疮　黑豆熬水,常常洗之,即愈。(《历验单方·外科》)

——治小儿急慢惊风　朱砂用新汲水研,涂顶心、两手足心、前后心,立效。(《历验单方·幼科》)

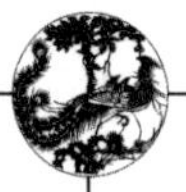

——稀痘奇方　蓖麻子三十粒（要肥大者，去壳衣），朱砂一钱（拣透明者），麝香五厘（拣真净者）。先将朱砂，麝香研极细末，后入蓖麻子共研成膏。于五月五日午时擦小儿头顶心、前心后心、两手心、两足心、两臂弯、两脚弯、两胁共十三处，俱要擦到，不可缺少。擦如钱大，勿使药有余剩，擦完不可洗动，听其自落。本年擦过，出痘数粒；次年端午再擦，出痘三五粒；又次年端午再擦，永不出痘。如未过周岁小儿，于七月七日、九月九日依法擦之更妙，男女皆同。传方之家不出天花已十三世矣。（《历验单方·附·笔记药方》）

——鹅掌风　用猪胰一具去油勿经水，花椒三钱，用好酒煨热，将二味入酒中，同浸三五日，取胰不时擦手，微火烘之，自愈……又方：用葱一把锤破，再用花椒一握，同入磁瓦罐中，加好醋一碗，后以滚汤冲入熏洗数次即愈。或用雄黄同穿山甲，火烧熏之，数次自愈，乃吕祖法也。集验方……又方：朱砂、明雄各一钱，轻粉五分，共为细末，用桐油调涂患处，以微火烘一炷香为度，年远者五七次，年近者二三次即愈，屡试屡验……一用真艾四两，水四碗煮数滚入大口瓶内，用麻布二层盖扎，将手心放瓶口熏之。如冷再热再熏，无不应效。（《观心书屋经验良方》）

——横生倒生治法　一将产错用力，有手先出，名曰横生；足先出名曰倒生。相传手出者为觅盐生，此亦有理。盖盐主收敛紧缩，儿手得盐，且痛且缩，自然转身产下。其治法：如手足先出者，急令产母仰卧，略以盐半分，涂儿手足心，仍以香油抹之，轻轻送入推上扶正，直待儿身转头正，然后服催生方药，以助精力。渴则以蜜小半盏饮之，可以润燥滑胎；饥则食以稀粥，令其中气不乏。审其儿欲出来，方扶挟起身，用力一送，儿即出矣。（《观心书屋经验良方》）

——阴囊湿痒　用下方研膏涂掌心，合阴囊而卧，甚效：川椒、杏仁各三十粒。（《验方类编·内科验方》）

——手掌风、足底风灵方　凡手掌、足底生紫白斑点，干燥开裂，甚则层层脱皮，血肉外露，或痒或痛，久则成癣难愈。用大碗一只，以皮纸紧糊碗口，纸上用针刺破多孔，上铺糯米细糠，堆满令失，手钳燃炭，引烧糠上。已灼待其缓缓燃之。自然有糠油漏入碗中，烧至离纸三分光景，将糠轻轻弃去。切勿将纸烧穿，注意！然后，取碗中糠油，时时擦患处，数日断根。惟搽油之日，切弗着水，着则无效。吉人屡验。（《吉人集验方》）

——疮症擦摩膏　用广中番打马并包吃槟榔的芦叶，二物各五钱，研为末。疮初起将药末擦摩手脚心，须不住擦之，三五日后自消，妙不可言。（《集验良方拔萃·卷一·风癣诸疮漏管类》）

——心胃气痛良方　专治九种心胃气痛，受寒而痛者更妙。五灵脂二钱，公丁香四分不见火，研末，明雄黄四分，研末，巴豆霜四分，去油净末，白胡椒四分，广木香四分，不见火，研末，子红花二钱，枳壳二钱。上药八味，各研细末，称准分量，和匀,再共研极细,收贮瓷瓶,幸勿泄气。每服五厘,男以左手,女以右手心盛药,舌失舐咽下,一个时辰不可饮茶。不论远年近日,发时服二三服,皆可除根。(《集验良方拔萃·卷二·杂症类方》)

二十九、《珍本医书集成》论手心与手心疗法

裘吉生原编

——发汗方 干姜、黄丹、枯矾、胡椒各三钱,共为末,用滴烧酒为丸。一服分作二丸,男左女右,置手心上,按会阴穴,片时即出汗。足心有汗方止,去药。凡一切病不能发汗者,皆可用此方。会阴在谷道前、肾囊后正中间即是。(《惠直堂经验方·卷一·感冒门》)

——合掌散 专治癞疥、阴囊疮效方:硫磺一两、铁锈一钱、红砒六分,共研极细如面,取葱汁调和,涂入粗大碗内,勿使厚薄,以碗覆于瓦上,取艾置碗熏药,药得熏干,敲药碗声同空碗无异为度,取药再研极细。每遇每身疥疮及绣球风,用药一钱,可敷数次全愈。临用以右手中指罗门粘满香油,然后蘸药,涂入左手心,合掌而摩,止有药气,不见药形,将两手擦疮。每日早晚擦二次,三日扫光,再擦三四日不发。(《绛囊撮要·外科》)

——回春散 治阴症,取汗即愈。白矾一钱、黄丹八分、胡椒二分、芒硝一分,用陈酽醋和糊涂手心,男左女右,侧身蜷腿,手合阴处,出汗即解,勿吃冷水。如不愈,用双料则效。(《古方汇精·卷一·内症门》)

——人忽然手足心齐凸肿硬,此心脾肾三经,冷热不和所致,以花椒、盐、醋敷之即愈。(《古方汇精·卷五·奇急门》)

——治鹅掌风 用皂角为粗末,将鹅卵石烧红、小瓦一块,盛在升中,上加皂角末烧烟熏之,其皮痒甚,再熏数次自愈。(《回生集·卷上》)

——治小儿初生大小便不通,腹胀欲绝者,急令妇人以热水漱口,吸咂儿前后心并脐下、两手足,共七处。第一处凡三五次漱口吸咂,取红赤色为度,须臾自通,不尔无生。若遇此症,按法治之,可得再生也。(《医便·卷四》)

——手足心肿,风也,用花椒、盐、醋和敷之。(《春脚集·卷二·肩手部》)

——又治阴症神方 白明矾一分,胡椒二分,芒硝一分,共为细末,用盐、醋调和,摊男左女右手心,紧合阴处,盖暖出汗即愈。其效如神。

又治阴症方名回春散歌曰:

一钱白矾八分丹,二分胡椒细细研。

芒硝一分共四味,陈醋和来手内摊。

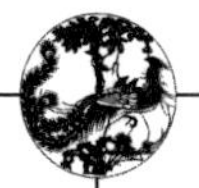

男左女右合阴处，浑身出汗透衣衫。

阴症此方如神效，不遇真人不与传。（病甚重者宜加料治之。）（《春脚集·卷二·脐腹部》）

——治疥疮如神方　巴豆一两、微炒去壳，合麻油篦子三两，同捣极烂，用磁罐收贮。遇有患疥者，必须长过一月之后，临睡时以两手巾指各挑药一指头肚，互相涂在两手心，内对将两心背一擦匀。已不见药形，只有药味耳。然后将周身用此药手细细摸擦之。切忌头脖以上及小便处，妇女两乳处，不可见此药。男子忌两处，妇女忌三处，千万不可着手。擦完将手用白布包裹严密再睡。次早先用水洗净手，再另用水净面。如此摸擦三晚，将周身俱表出如子形即愈矣。（《春脚集·卷三·皮肤部》）

——手足痛风冷痛如虎咬者　樟木屑一斗，以急流水一担煮沸，将樟木屑入大桶内，用沸水泡之。桶内安以一踏脚凳，桶边放一兀凳，患处坐桶边，以脚在桶内熏之，候温洗，外夹以布单围之。勿令汤气入目，恐致坏眼。其功甚捷，一切风湿脚气肿大者俱宜。（《文堂集验方·卷二·痿痹》）

——鹅掌风　穿山甲、雄黄二味，火烧烟熏之，数次自愈。吕祖传方……鸡脑髓乘热掌心搓数次即愈。……真蕲艾四五两，水煮五六滚，入大口瓶内盛贮，将手心放在瓶口熏之，如冷再煮热即效……活蟹煮汤，洗手即效。（《文堂集验方·卷二·痿痹》）

——小儿歪嘴　蓖麻子七粒，去壳，麝香少许，共捣成一团，安于手心，内用滚水半碗，将碗足坐在手心药上，左歪放右手，右歪放左手，久久行之，正即止。（《文堂集验方·卷三·儿科》）

——俗传小儿惊风　桃仁、杏仁、生黄栀各七枚，面粉、鸡子去黄用白捣和贴男左女右手足心，布缚一昼夜，青出愈。（《疑难急症简方·卷一·猝死惊风胎毒》）

——腹胀欲绝者，急令温汤漱净口，吸咂儿之前后心及脐下、两手足心，共七处，吸咂五七口，取红赤色气透为度，气透则便自通。（《疑难急症简方·卷三·大小便不通》）

——手足心忽肿，或痛或不痛，或烂或不烂，名穿掌，又名擎疽，又名托盘。生附子，热水泡，贴数日后不痛者，必然作痛作痒，切不可用手抓，仍用附子泡贴，或附子上加轻粉一分，贴之必愈。（《疑难急症简方·卷四·外科》）

——手足心肿　川椒研末、盐等分，醋和敷。

手足底心烂如蚁窝，鹅掌皮煅末掺，鸭掌皮亦可。（《疑难急症简方·卷四·风气风毒》）

——龙虎丹治疟，端午午时制：龙骨、虎骨等分，上二味为末，水丸如弹子大，朱砂为衣。临发日，预握男左女右手心内即止。（《鲁府禁方·卷一·疟疾》）

——治阴症搅肠痧 胡椒末五钱、黄丹炒三钱、枯矾三钱、细面一撮,上研细或好酒或酽醋调匀作膏,放手心,合在外肾上,即时汗出愈。或摊厚纸上或布绵上贴脐,大能起痿。(《鲁府禁方·卷二·痼冷》)

——治伤寒阴症方 艾一撮、干姜、甘松、细辛、胡椒,上药各等分为细末。每用三钱,好醋调匀,入男左女右手心,男朝马口,女朝阴门,汗出为效。(《鲁府禁方·卷二·痼冷》)

——口目㖞斜 妇人良方。蓖麻仁七七粒,即作饼,左㖞安右手心,右㖞安左手心,即以铜盂盛热水坐药于上,冷即换,四五次即正。(《喻选古方试验·卷二·口舌》)

——手足心毒,风气毒肿,盐末、椒末等分,醋和傅之,立瘥。肘后。(《喻选古方试验·卷二·手足》)

——小儿诸惊……不省人事者,(以灯草)淬其手足心、心之上下。惊风秘诀。

初生小儿,月内惊风欲死,朱砂磨新汲水,涂五心:手心、足心、顶心,最验。斗门方。(《喻选古方试验·卷四·小儿惊痫》)

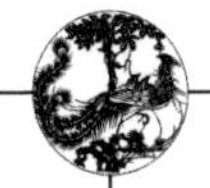

主要参考书籍和刊物

1.《中华独特疗法大成》
2.《中国民间疗法》
3.《百病妙治》
4.《生活科》
5.《奇治外用方》
6.《手穴点穴去病术》
7.《临证验案》
8.《简易疗法》
9.《民间疗法》
10.《中国针灸》(7):426,1999
11.《针灸临床杂志》(6):47,1994
12.《中医研究》(1):39,1995
13.《内蒙古中医药》(18):76,1999
14.《安徽中医学院学报》(4):31,1994

图书在版编目(CIP)数据

中医手心疗法大全 / 高树中等主编. —修订本. —济南：济南出版社，2008.5(2020.10 重印)

ISBN 978 - 7 - 80710 - 423 - 0

(中国传统医学独特疗法丛书 / 高树中主编)

Ⅰ.①中… Ⅱ.高… Ⅲ.①外治法 Ⅳ.R244.9

中国版本图书馆 CIP 数据核字(2007)第 034192 号

责任编辑 苗静娴
装帧设计 张　倩

出版发行 济南出版社
地　　址 济南市二环南路 1 号
邮　　编 250002
电　　话 (0531)86131722
网　　址 www.jnpub.com
经　　销 各地新华书店
印　　刷 山东华立印务有限公司
版　　次 2008 年 5 月修订版
印　　次 2020 年 10 月修订版第 2 次印刷
开　　本 710 毫米 ×1000 毫米　1/16
印　　张 17.25
字　　数 349 千字
定　　价 69.00 元